最新改訂版

順天堂大学
医学部附属 **順天堂医院**が教える

毎日
おいしい **糖尿病**レシピ
420

順天堂大学名誉教授
河盛隆造

監修 順天堂大学医学部附属
浦安病院栄養科課長
髙橋徳江

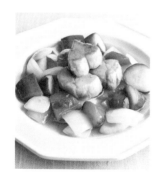
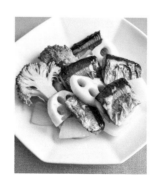
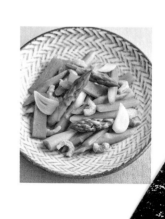

Gakken

今こそ食事療法に取り組み、血糖値の改善を目指しましょう

最近マスメディアで流行っているのが健康に関すること。その中には「これさえ食べなければ病気は治る！」「これを多く食べると病気にならない！」など、実は「まったく科学的根拠がないどころか、医学的に完全に誤っている」情報すら、報じられています。しかし一般の方々はそれらを信じて実践するため、かえって病状を悪化させていることも多く、最前線の臨床現場で大きな問題になってきています。

糖尿病はありふれた病気です。しかし健康診断などで糖尿病になっていると告げられても、「症状などない」「好きなものが食べられなくなるのは嫌だ」「仕事が多忙で運動する時間がない」といった理由で、治療を受けても中断する、家族にも内緒にし、治療を受けようとしない、治療を受けても中断する「糖尿病放置病」の方がとても多く見受けられます。そのような方が血管合併症などに悩まされ、長い人生の予後を不良にしてしまっています。

この問題を解決するには、すべての方々に「糖尿病」という病気を正しく理解してもらうことが必須です。「今まで正常だったのに、なぜ糖尿病になったのか？」「どうすれば、病気に

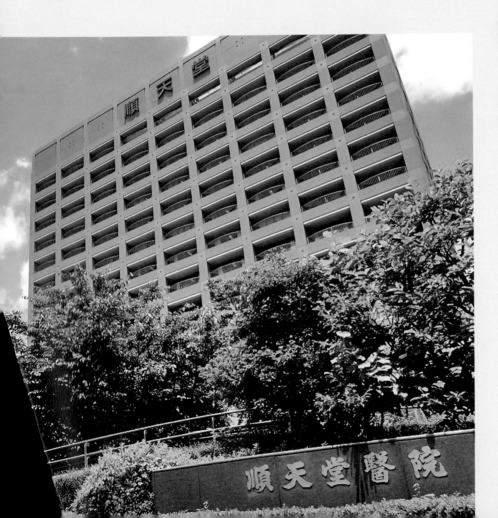

順天堂醫院

2

なる前の状況に復帰できるのか？」。これまでの生活習慣を振り返り、正しい食事療法を実践してください。

糖尿病は、血液中のブドウ糖濃度、すなわち血糖値が高いことから診断されます。だからといって、「ブドウ糖に変わる炭水化物を食べなければいい」というのは医学的に間違いです。

なぜ、血糖値が高いのでしょうか？　全身の臓器は、ほぼ唯一の貴重なエネルギー源として常にブドウ糖を必要としています。その量、実に1日約500gにもなります。そのブドウ糖をうまく利用できなくなってしまい、血液中にだぶついている状態が高血糖です。ですから、脳や筋肉では、「ブドウ糖が足りない」状況になっているのです。エネルギー不足のため認知症や筋肉が減る虚弱にならないように、脳や筋肉にブドウ糖を取り込ませるインスリンの働きを正常にし、その結果として血糖値が正常域になるようにするのが、糖尿病の治療なのです。

本書で詳しく説明しているように、糖尿病の治療では、食べてはいけないものは何もありません。ぜひ、「美食家」になり、バランスよく、適切な量をおいしく食べてください。さらに、日常生活で絶えずこまめに体を動かす「まめな人」になって、積極的に血糖値を改善してください。

順天堂大学医学部名誉教授　河盛隆造

順天堂大学医学部附属浦安病院
栄養科課長　髙橋德江

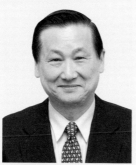

髙橋德江（たかはしとくえ）

管理栄養士。日本糖尿病療養指導士、病態栄養専門管理栄養士、糖尿病病態栄養専門管理栄養士、サプリメントアドバイザー。
1980年、女子栄養大学栄養学部実践栄養学科卒業。順天堂大学医学部附属順天堂医院栄養科勤務を経て、現職。糖尿病をはじめとする生活習慣病などの栄養相談・栄養管理業務に従事する。

河盛隆造（かわもりりゅうぞう）

医学博士。順天堂大学大学院医学研究科・文部科学省事業　スポートロジーセンター センター長。カナダ・トロント大学医学部生理学教授。1968年、大阪大学医学部卒業。専門は糖尿病・代謝内分泌学、動脈硬化学。治療の重要性のみならず、まだ病気ではないが正常でもない「未病」の概念を提唱し、「未病を本当の病気にさせないための、健康管理の重要性」を説く。

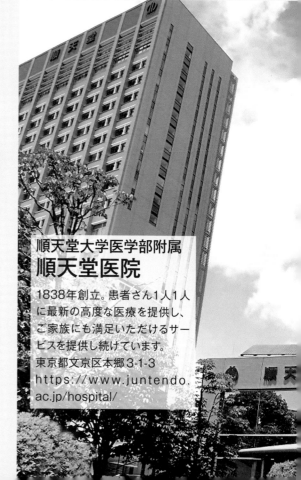

順天堂大学医学部附属
順天堂医院

1838年創立。患者さん1人1人に最新の高度な医療を提供し、ご家族にも満足いただけるサービスを提供し続けています。
東京都文京区本郷3-1-3
https://www.juntendo.ac.jp/hospital/

7つのポイント

1

「今までどおりの おいしさ」を大切にしました

糖尿病の食事療法の第一歩は、食べる量や塩分を適量にすることから。この本では、1日の適量がわかり、しっかりおいしく味つけできる工夫が盛りだくさん！ しかも簡単に実践できます。

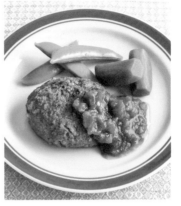

肉だねにたっぷりの玉ねぎを混ぜ、グリルでこんがりと焼けば、つなぎも油も使わずにふっくらジューシーなハンバーグが作れます。

ポイント 2
身近にある材料で 塩分・カロリーを コントロールできます

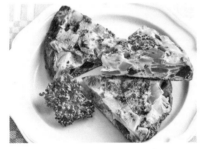

いつもの食材で作れるレシピで塩分とカロリーをラクにコントロール。

近所のスーパーで買える、いつもの食材や調味料で作れるレシピを紹介。この本のレシピを組み合わせるだけで、塩分は1食2.5g未満、1日8g未満に抑えられます。カロリーも1食500〜550kcal、1日1600kcal（→p.19)をラクラク達成。

ポイント 3
同じ作り方で食材や味つけを アレンジできるレシピも豊富。
毎日飽きずに続けられます

同じ作り方で、材料や味つけを少し変えるだけで簡単に作れるアレンジレシピも多数紹介しています。毎日飽きずに続けることができ、料理のレパートリーがぐんと増えます。

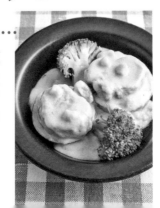

たとえば豚ヒレ肉のコーンクリーム煮なら、ささみのコーンクリーム煮にアレンジ可能。マンネリにならず、料理のレパートリーが増えるのがうれしい！

高血糖が続いたり、糖尿病と診断されたりすると、治療のひとつとして食事療法がスタートします。無理なく長く続けられるように、この本では7つのことに重点をおいています。

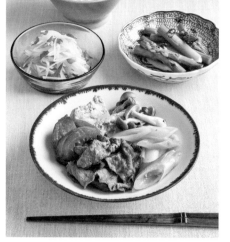

Part1では、1日3食×1週間分の献立例を紹介しています。献立を考えるときの参考に。

ポイント 4
1週間の献立例や食材別の索引で
メニュー選びにもう迷いません

エネルギー、塩分、食材の適正量を考えながら献立を作るのは大変！ そこで、この本では、「主菜＋副菜＋汁もの（または副菜2品）＋主食」の献立例を朝昼晩×1週間分紹介しています（→p.28）。巻末には食材別索引も掲載しているので、冷蔵庫にある食材から献立を考えるときに役立ちます。

ポイント 5
「材料を混ぜるだけ」「お湯を注ぐだけ」のレシピも！
料理が苦手な方でも安心です

主食のごはんでは材料を混ぜるだけ、汁ものではお湯を注ぐだけで食べられる簡単レシピも紹介しています。材料を揃えるだけでできるので、料理が苦手な方でもすぐに作れます。

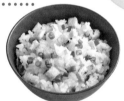

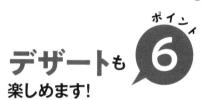

だしが出る食材を使えば、お湯を注ぐだけで汁ものが完成。うまみのある食材なら、味つけいらずで簡単に混ぜごはんができる！

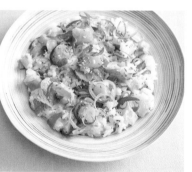

食べられないものはありません。和洋中の定番レシピから、混ぜずしなどのごはんメニューまでOK！

ポイント 6
デザートも
楽しめます！

デザートは「週に2～3回、適量まで」など目標を決め、食べすぎないことが大切。家庭で簡単に作れて、ほとんどが1食80kcal以下のレシピを揃えました。1日の摂取エネルギーの目安の中で調整しながら楽しんで。

ポイント 7
ひとりでも家族でも
おいしく食べられます！

紹介しているのは、肉じゃがやハンバーグなどの定番をはじめ、人気のメニューが中心。材料の分量を守り、少し調理法を工夫するだけで、家族全員同じメニューが食べられます。材料は1人分で紹介しているので、人数に合わせて材料を増やしてください。

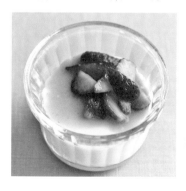

和菓子から洋菓子まで、フルーツや野菜を使ったものなど、さまざまなスイーツを紹介しています。

毎日の食事がこの1冊で おいしく簡単に作れます!

肉は、もも肉やヒレ肉など脂身が少ない部位を選ぶのがポイントです。肉の外側に脂身がついていたら取り除きましょう。鶏肉は皮なしを選ぶとベター。

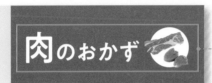

肉のおかず

にんにくの香りでパンチがあるスタミナメニューに

牛肉のトマト炒め

材料（1人分）

牛もも肉薄切り	60g
トマト	100g（²/₃個）アレンジ可
スナップえんどう	50g（5本）
オリーブ油	小さじ1（4g）
にんにく	1g（⅛片）
しょうゆ	小さじ1½（9g）

作り方[調理時間15分]

1 牛肉とトマトはそれぞれひと口大に切る。スナップえんどうは筋を取り除き、色よくゆでる。にんにくはつぶす。

2 フライパンにオリーブ油とにんにくを入れ、中火で熱し、牛肉を炒める。火が通ったらしょうゆをからめトマトを炒める。トマトがくずれ始めたらスナップえんどうを加え、さっと炒める。

エネルギー	炭水化物	塩分	食物繊維
166kcal	10.9g	1.4g	2.4g

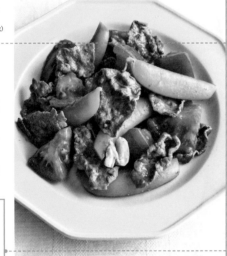

ボリュームアップのコツ

薄切り肉と大きめ野菜を合わせる
牛肉や豚肉は、同じ分量なら厚切り肉より薄切り肉を使うほうが、見た目のボリュームが出ます。さらに、合わせる野菜を大きめに切れば、食べごたえが出て、お腹も満足の一品になります。

アレンジレシピ トマトをセロリにかえて　　　**牛肉のセロリ炒め**

作り方 「牛肉のトマト炒め」と作り方は同様。作り方2でトマトのかわりに4～5mm幅の斜め切りにしたセロリ50g（½本）を加える。

エネルギー	炭水化物	塩分	食物繊維
147kcal	7.4g	1.1g	2.2g

44

食材別にレシピを紹介

主菜は「定番のおかず」「肉のおかず」「魚介のおかず」「大豆のおかず」「卵のおかず」の5つに、副菜は「緑黄色野菜」「根菜・いも類」「淡色野菜」「きのこ」「海藻」「豆類」「もち麦」の7つに分け、食材カテゴリ別のページ構成になっています。

材料は1人分で表示

材料の分量は1人分を表示しています。人数に合わせて分量を増やして調理ができるので、ひとりでも家族でも同じメニューを食べられます。調味料の分量は、必ず、小数点以下まで計量できるデジタルキッチンスケールを使って量ってください。

調理時間の目安がすぐわかる

調理にかかる時間の目安を示しています。下ごしらえや調味液に漬ける時間、冷蔵室や冷凍室で冷やす時間などは含まれていません。

減塩のコツや 血糖値を上げないコツを紹介

塩分や油脂分を減らしてもおいしく食べられるコツ、血糖値を上げないポイントなどがわかります。いずれも、ほかのレシピに応用が可能です。

材料や味つけをかえられる アレンジレシピを紹介

材料や作り方に「アレンジ可」のマークがあるものは、ほぼ同じ作り方で材料や味つけをかえるアレンジレシピを紹介しています。おきかえる材料には、波線が引いてあります。

・この本の料理写真はすべて、1日に必要なエネルギーが1600kcalの人向けの1食分の量で撮影しています。

・食材の量（にんじん½本など）はあくまで目安です。g表記を参照して、必ず計量してください。

・計量の単位は基本、大さじ1＝15ml、小さじ1＝5ml、1カップ＝200mlです。

・調味料の分量の表記は小さじ⅙までとしています。小さじ⅙以下の調味料は、「少々」と表記していますが、g数が併記してあるものは、デジタルキッチンスケールで計量してください。「こしょう少々」などは、親指と人差し指の指2本でつまんだ量を目安にしてください。「適宜」と記載してある材料は、なくてもかまいませんが、好みで適量を加えてください。

・電子レンジの加熱時間は600Wの場合です。500Wの場合は1.2倍、700Wの場合は0.8倍の時間を目安に加熱してください。

・魚焼きグリルの火加減は機種によって違いがあるので表示していません。レシピの加熱時間を目安に、焼き加減を確認しながら調理してください。

・本書では特に表示がないかぎり、「だし」はかつお昆布だしを使っています。

・栄養成分は「日本食品標準成分表2020年版（八訂）」をもとに算出し、小数点2位以下を四捨五入しています。

・「塩分」は、「食塩相当量」を表示しています。

インデックスつきでレシピが探しやすい

左ページ上には食材名のインデックスがついています。そのページでおもに使われている食材名が表示されているので、レシピが探しやすく、家にある材料から献立を考えるときなどに便利です。

糖尿病の食事療法に必要な3つの栄養成分とエネルギー量を表示

1人分の「エネルギー」のほか、「炭水化物」「塩分（食塩相当量）」「食物繊維」の栄養成分を示しています。糖尿病の食事療法では、この4つをチェックするようにしましょう。

エネルギー

内臓のまわりに脂肪がたまると血糖値が上がりやすくなります。肥満を予防するためにも、自分に必要なエネルギー量を守るようにしましょう。

炭水化物

体内で血糖に変わる糖質を含む炭水化物は、食べすぎず、自分の体格に見合う量をとることが大切。そうすることで血糖値が安定します。

塩分 （食塩相当量）

塩分が濃いとごはんが進み、炭水化物のとりすぎにつながります。すると、摂取エネルギーが増えて、血糖値が上がりがちに。日ごろから減塩を心がけましょう。

食物繊維

炭水化物の分解をおだやかにして、食後の血糖値の上昇を抑えてくれます。積極的にとるようにしましょう。

主菜　肉のおかず（牛肉）

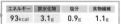

ツンとくるわさびの香りがきいた一品

牛肉のアスパラ巻きわさび蒸し

材料（1人分）
牛もも肉薄切り ……… 60g（3枚）
塩 ………………… 少々（0.8g）
アスパラガス ……… 50g（3本）
おろしわさび ……… 少々

作り方 [調理時間 15分]
1 牛肉は塩をふる。
2 アスパラガスは長さを半分に切り、2本一組にして1を巻きつける。
3 おろしわさびを塗り、蒸気の上がった蒸し器で3～4分蒸して火を通す。

エネルギー	炭水化物	塩分	食物繊維
93kcal	3.1g	0.9g	1.1g

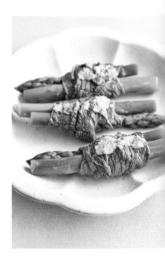

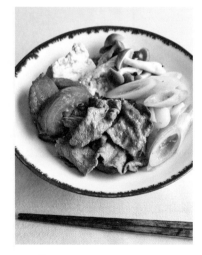

トマトの酸味とだしの風味が好相性

牛肉のすき煮

材料（1人分）
牛もも肉薄切り ……… 70g
木綿豆腐 ………… 50g（⅙丁）
しめじ …………… 40g（約½袋）
長ねぎ …………… 40g（⅖本）
A｜トマト ………… 50g（⅓個）
　｜だし ………… ¼カップ
　｜しょうゆ …… 小さじ1½（9g）

作り方 [調理時間 15分]
1 しめじは石づきを切り取りほぐす。長ねぎは斜め切り、Aのトマトはくし形に切る。
2 鍋にAを合わせ中火にかける。煮立ったら牛肉を加え、火を通しあくを取り除く。豆腐をひと口大に手で割って加え、しめじ、ねぎも加える。ふたをし、野菜がしんなりするまで3～4分煮る。

エネルギー	炭水化物	塩分	食物繊維
130kcal	9.5g	1.4g	3.5g

45

保存できるものは、作りおきできる期間を表示

作りおき	保存
冷蔵で3～4日間	冷凍で2週間

作りおきが可能な副菜やデザートのレシピには、保存期間の目安を表示しています。

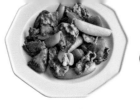

CONTENTS

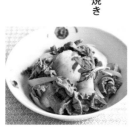
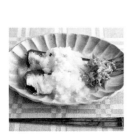

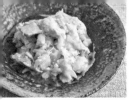

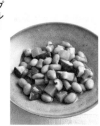

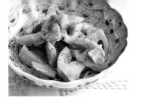
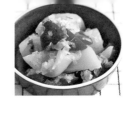

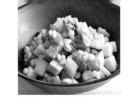

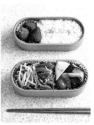

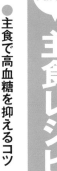
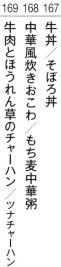
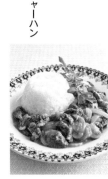

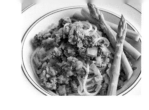

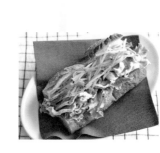

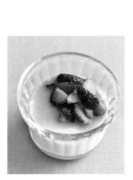

Part 1

正しい知識が体を守る!

糖尿病の
基礎知識

まずは病気を知ること。これが治療の第一歩です。
順天堂大学医学部附属順天堂医院で実際に患者さんに指導している内容と、
基本的な情報を紹介します。

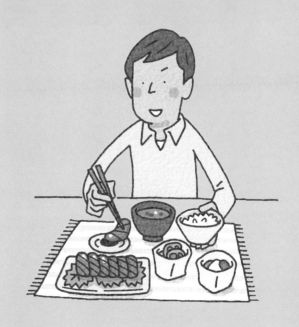

そもそも「血糖値」ってどういうもの？

血液検査で調べる血糖値。健康な人の血糖値は、常に正常域に保たれています。

健康な人の血糖値は一定に保たれている

1 食事によって栄養を取り込む

ごはんやパンなどの主食、いも類、果物などに含まれる炭水化物は、小腸でブドウ糖に分解・吸収され、血液中に入って肝臓を経て全身に運ばれる。これにより血糖値が上がる。

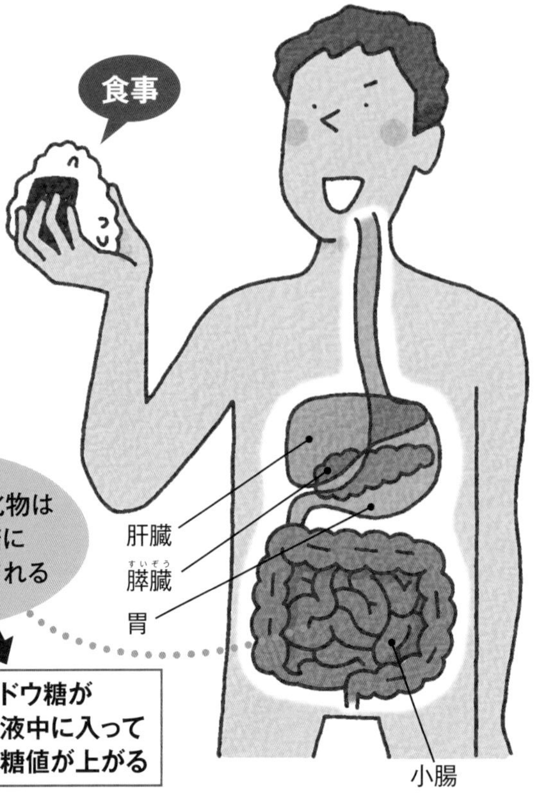

食事

取り込んだ炭水化物は小腸でブドウ糖に分解され、吸収される

肝臓
膵臓
胃
小腸

ブドウ糖が
血液中に入って
血糖値が上がる

！ 糖質と炭水化物はどう違うの？

炭水化物から食物繊維を差し引いたものが糖質。糖質はその構造から「単糖類」「少糖類」「多糖類」に分かれる。ブドウ糖は最小単位の「単糖類」の一種。「少糖類」は砂糖や牛乳など、「多糖類」はでんぷんなどに含まれ、いずれも小腸でブドウ糖に分解される。

血液中のブドウ糖の濃度を表す数値が「血糖値」

ブドウ糖は全身の臓器で利用される、ほぼ唯一のエネルギー源です。

私たちの体は、普通に生活をしているだけで、毎日300～700gものブドウ糖を消費し、活動しています。夜、寝ている間であっても、脳や心臓が1時間に10gものブドウ糖を使っているのです。ブドウ糖は肝臓が絶えず放出しているため、就寝中、長時間の絶食であっても血糖値は下がることなく70～100mg/dlを維持することができます。この調節は膵臓から分泌されるインスリンがつかさどっています。私たちは朝起きると、手足を動かし始めます。すると筋肉は多量のブドウ糖を利用し、活動をします。体内では、この繰り返しが1日中起こっているのです。

2 膵臓がインスリンを分泌する

血糖値が上がると、それを合図に膵臓が「インスリン」というホルモンをすばやく分泌する。

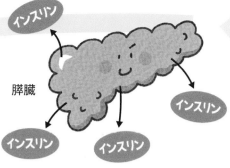

膵臓

3 肝臓や筋肉などにブドウ糖が取り込まれる

インスリンの働きにより、ブドウ糖が肝臓に取り込まれて蓄えられたり、筋肉に取り込まれてエネルギーとして使われたりする。また、余分なブドウ糖は脂肪として蓄えられる。

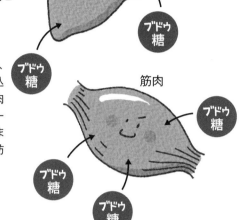

肝臓

筋肉

1～5の"ブドウ糖の流れ"が正常だと、血糖値は安定する

4 ブドウ糖が全身で使われ、血糖値が下がる

全身の臓器でブドウ糖が利用されることで、上がった血糖値がすぐにもとに戻る。健康な人であれば食後でも血糖値が150mg/dlを超すことはない。

5 空腹になっても血糖値を維持できる

健康な人であれば空腹になっても血糖値は必要以上に下がらず、70～100mg/dlを維持する。

膵臓から分泌されるインスリンが血糖値をコントロールする

おいしい食事を見るだけで五感が脳に働き、さらに食事をすることで胃腸への刺激が脳に伝わり、脳は膵臓からインスリンを分泌させます。

食事でとった炭水化物は小腸でゆるやかにブドウ糖に分解・吸収されます。すると血糖値が上昇し、インスリンの分泌を強く促します。同じように脂肪やたんぱく質も分解・吸収されます。そして、ブドウ糖もインスリンも、門脈という太い静脈からすべて肝臓に流れ込みます。肝臓はインスリンの働きで、大半のブドウ糖を取り込みますが、取り込まれなかったブドウ糖は全身に運ばれて血糖値が上昇します。このブドウ糖を脳、筋肉や脂肪細胞などがインスリンの働きで取り込み利用するので、血糖値はすぐに食前の値に戻ります。したがって健康な人なら、暴飲暴食しても、たとえ検査で75gものブドウ糖液を一気に飲んでも、血糖値が150mg/dl以上を超えることはないのです。

「糖尿病」になったらどうしたらいい？

初期は自覚症状を伴いませんが、徐々にインスリンの分泌量が低下し、放置するとやがて目、腎臓や足の病気を招きます。

軽度の食後高血糖を無視しているとさらなる高血糖を招く

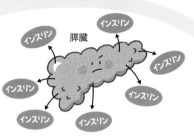

食べすぎや運動不足が続くと……

2 膵臓はインスリンを分泌しようとする

肝臓や筋肉でのインスリンの働きが低下し、ブドウ糖が血管内にだぶつくので、膵臓はより多くのインスリンを分泌しようと努力する。

脂肪がたくさんついていると"ブドウ糖の流れ"が正常でなくなるため血糖値は高いままに

1 肝臓や筋肉に脂肪がたまる

過剰に摂取した栄養素は、脂肪として肝臓や筋肉に蓄えられる。

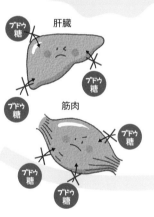

3 生活習慣が改まらないとますます全身に脂肪がたまる

インスリンの働きで肝臓がブドウ糖や脂肪を取り込むがやがてそれも無理になる。

4 全身でブドウ糖が使われないので、1日中高血糖のまま

夜間も肝臓はブレーキがきかずブドウ糖を放出するので、早朝の血糖値が高くなる。

■治療として大切なのは食事と運動

糖尿病になるありふれた原因としては、

■だぶついたブドウ糖を脳や筋肉に利用させる

「血糖値が異常に高くなった状態（高血糖）が続いている」場合、糖尿病と診断されます。血液中のブドウ糖が多いのだから、ブドウ糖となる糖質をとらなければいい、と思われてしまうことがありますが、それは間違いです。

高血糖とは、大切なブドウ糖が全身の臓器で利用されないため、血液中にだぶついている状態のこと。ブドウ糖が欠乏している脳や肝臓、筋肉で利用させ、その結果として血糖値を正常域に維持することが、糖尿病の治療なのです。

高血糖が続くとインスリンが分泌されなくなる

インスリン

膵臓

高血糖だ！

インスリン

インスリン

インスリン

インスリン

疲れた…
これ以上はムリ…

アーッ

この状態が
短期間でも
続くと

膵臓は健気で常に
血糖値を認識している

膵臓は、血糖値の異常な上昇を感知すると、インスリンをより多く分泌して血糖値をよくしようと健気に努力する。

疲労困ぱいになり、
インスリンを分泌しなくなる

膵臓にあるインスリンを分泌している膵β細胞が疲労困ぱいし、インスリンを分泌できなくなる。

血糖値を十分に下げられなくなり、
高血糖状態が続き
糖尿病と診断されることになる

診断基準

血糖値が
いずれか1つ以上当てはまる

空腹時血糖値	126mg/dl以上
随時血糖値	200mg/dl以上
ブドウ糖負荷後2時間値	200mg/dl以上

検査前日や当日の朝から食事を抜いて測る「空腹時血糖値」、食事に関係なく測る「随時血糖値」、「ブドウ糖負荷試験の2時間値」などから判断する。

＋

HbA1cが
下記に当てはまる

HbA1c	6.5%以上

血液中の赤血球に含まれるヘモグロビンのうち、ブドウ糖と結合したグリコヘモグロビンの割合を表した数値。2カ月前から採血までの間の血糖値の平均を示す。

"無意識に脂肪の多い食事を常にとり続けた""デスクワークが多忙でじっと座っている時間が長い"などの不健康な生活があげられます。このような生活を続けたために、肝臓や筋肉に脂肪がたまり、インスリンの働きが低下し、ブドウ糖を利用できなくなるのです。すると、食後にブドウ糖が肝臓に取り込まれても、ブドウ糖とインスリンが肝臓に流入し身に流れ込み、高血糖になります。そのときにはすでに筋肉などにもブドウ糖を取り込めなくなっているため、血糖値がなかなか下がらなくなるのです。

治療としては、食事療法と運動療法がとても大切で、確実に効果を発揮します。

脂っこい食事をできるだけ減らすようにし、炭水化物、たんぱく質、脂肪の摂取目安（→p.19食品構成表）を守り、かつ1日に必要なエネルギー量（→p.18）を理解し、実践することが必要です。

そのためにも間食を止め、3回の食事で必要な栄養をとりましょう。家事や仕事で体をまめに動かし、消費エネルギーを増やすことも効果的です。

栄養指導5つのポイント

糖尿病の食事療法では、〝自分にとってちょうどいい量〟を、具体的に目で見て覚えると実践しやすくなります。

Point 1 体格や活動量に合わせて 1日の必要エネルギー量を算出

1 自分の身長に合った理想の体重をチェック

身長		身長	BMI	理想の体重
m	×	m	×22 =	kg

BMIは肥満度を表す数値で、体重(kg)÷身長(m)÷身長(m)から求められる。
65歳未満は22で、65歳以上は22〜25で評価する。

2 ふだんの身体活動量は?

座っていることが多く 動きが少ない ▼	デスクワーク中心で 通勤や家事などの軽い運動 ▼	力仕事が多い ▼
25〜30kcal／kg	30〜35kcal／kg	35kcal〜／kg

ふだんどのくらい体を動かすかによって、人それぞれ必要となるエネルギー量が異なる。
自分の身体活動量を振り返ってみよう。

3 1日に必要なエネルギー量を算出する

〈2で、軽い運動をしている=身体活動量がふつうの人の場合〉

この範囲に収まるよう食事内容を調節する

理想の体重	身体活動量	1日に必要なエネルギー量
kg	×30 =	kcal／日

身体活動量がふつうの人の場合、順天堂医院では30kcal／kgをベースにすることが多い。治療開始後は、血糖値や体重の変化をみて調整する。

1日に食べていい量を知ることが食事改善の第一歩

糖尿病の食事療法で必須なのが、自分

ふだんの食生活を振り返り改善ポイントを探す

糖尿病の患者さんへの栄養指導は、ふだんの食生活の聞き取りから始まります。

「昨日は何を食べましたか?」といった直近の食事内容から、「毎日何時ごろに食べていますか」「料理の味つけは濃いか、薄いか」「外食や間食の頻度はどのくらいか」「料理は誰が作るのか」など、管理栄養士がひとつずつ丁寧に聞いていきます。そして食生活の全体像をつかんだうえで、〝真っ先に直したほうがよさそうなところ〟を中心に、患者さんに実践できそうな改善策を提案します。

食品構成表（1日に必要なエネルギー量が1600kcalの人が、1日に食べていい量の例）

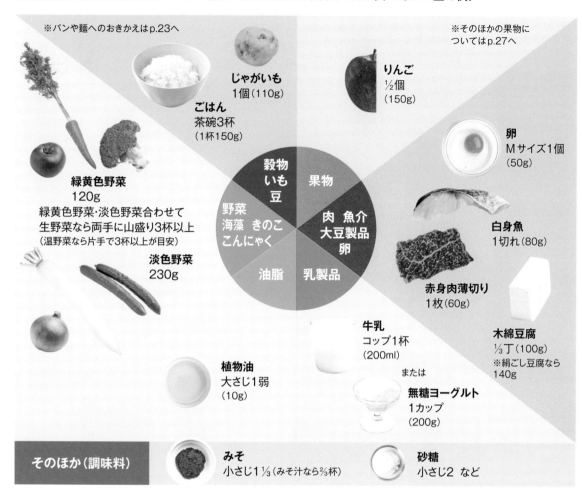

※パンや麺へのおきかえはp.23へ

※そのほかの果物については p.27へ

じゃがいも
1個（110g）

ごはん
茶碗3杯
（1杯150g）

りんご
½個
（150g）

緑黄色野菜
120g
緑黄色野菜・淡色野菜合わせて
生野菜なら両手に山盛り3杯以上
（温野菜なら片手で3杯以上が目安）

淡色野菜
230g

穀物
いも
豆

果物

野菜
海藻 きのこ
こんにゃく

肉 魚介
大豆製品
卵

油脂

乳製品

卵
Mサイズ1個
（50g）

白身魚
1切れ（80g）

赤身肉薄切り
1枚（60g）

木綿豆腐
⅓丁（100g）
※絹ごし豆腐なら
140g

牛乳
コップ1杯
（200ml）

植物油
大さじ1弱
（10g）

または

無糖ヨーグルト
1カップ
（200g）

そのほか（調味料）

みそ
小さじ1⅓（みそ汁なら⅔杯）

砂糖
小さじ2 など

が1日にどのくらい食べていいのかを知ることです。多くの患者さんは適量より食べすぎていたり、食事内容が偏ったりしがち。そのため、①1日の必要エネルギー量を計算し（→右ページ）、それを②具体的な食材におきかえ、食べていい量を目で見て覚えます（→上図）。

重要なのが②です。1日に食べていい量をエネルギー量の数値（kcal）で知っても、ピンとこない場合が多いもの。そこで順天堂医院では上図の「食品構成表」を使い、「ごはんだと1日に茶碗3杯分」「りんごなら半分」など、目安量を見た目で覚えられるよう指導します。献立を考えるときはそれを3食に割り振ればいいのです（→p.22）。各食品のグループからまんべんなく選んで組み合わせれば、自然と栄養バランスが整います。

野菜は多めに食べることが勧められるので、③野菜の摂取量を増やすコツなども指導します。そのほか、④塩分の摂取量を抑えるコツ、⑤外食やコンビニ食を利用するときのコツなどを、患者さんに合わせて伝えていきます（→p.20〜21）。

これも野菜のおかずにカウントしてOK

具だくさんの汁もの

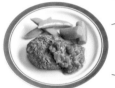

野菜のつけ合わせが70g以上

野菜がたっぷり入った汁ものや、つけ合わせに野菜が70g以上ある主菜などは「野菜のおかず」として数えてよい。食事のときは血糖値の急激な上昇を防ぐために野菜から食べるのがポイント。

副菜を2〜3品にすると野菜をとりやすい

野菜は1日に両手で山盛り3杯（温野菜なら片手で3杯）は食べたい。「主菜だけ」「丼ものや一皿料理だけ」は避け、1食につき野菜のおかずを2品以上、具体的には副菜を2〜3品とるとよい。さらに、野菜から食べると、食物繊維の働きでその後に食べるごはんなどの糖質の吸収がゆるやかになり、食後高血糖の予防につながる。

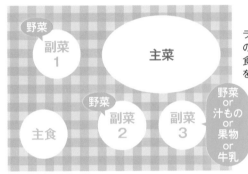

ランチョンマットの上に、主菜、主食、副菜2〜3品を並べるイメージ。

日本人の食事摂取基準（2020年版）によると……

塩分摂取量の目標値は
男性 **7.5**g未満／日　女性 **6.5**g未満／日

➡ **男女ともに 7.5gを超さないよう 調節する**

味つけの濃いおかずはごはんが進んでしまうので、血糖値をコントロールするうえで減塩は重要。とはいえ塩分を抑えすぎても味気なく、食事全体の満足度が下がってしまう。そこで順天堂医院では、塩分摂取量は「日本人の食事摂取基準」をもとに7.5gを超さないように食事の指導をしている。調理時、調味料は計量スプーンやキッチンスケールで必ず量って使うようにすること。

減塩のコツ

かけずに小皿に出してつける	減塩タイプの調味料を使う	だしをしっかりとる

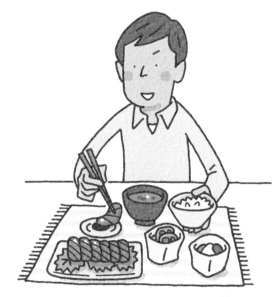

食卓でソースやしょうゆを使うときは、料理にじかにかけるのではなく小皿に少量出し、つけて食べよう。

落とし穴に注意！

ノンオイルドレッシングは塩分高めのものが多い

サラダなどにノンオイルドレッシングをたっぷりかける人がいるが、大さじ1あたり約0.8〜1gの塩分が入っていることも多い。小皿に少量出してつけるか、酢やレモン汁で割るなど使用量を抑える工夫を。

Point 5 外食もコンビニ食品も、エネルギー量と主食、おかずの割合に注目

1日に食べていいエネルギー量を3等分する

1日に必要なエネルギー量

$$kcal \div 3$$

1食あたり

$$= \qquad kcal$$

外食ならメニュー表、コンビニ食品なら栄養成分表示をチェックし、エネルギー量（kcal）を確認。1日の必要エネルギー量（→p.18）から1食あたりのエネルギー量を割り出し、それを超さないように組み合わせる。

&

ごはんなどの主食と主菜・副菜のバランスをチェックする

外食もコンビニ食品も、「ごはんが多くておかずが少ない」「揚げものが多くて野菜が少ない」など、糖質・脂質の割合が多くなりがち。1日に食べていい量（→p.19）を思い出し、各グループからバランスよくとれるように組み合わせる。

コンビニ弁当なら

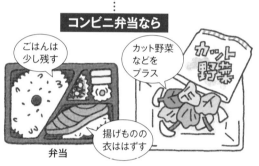

ごはんは少し残す

カット野菜などをプラス

揚げものの衣ははずす

弁当

コンビニ弁当のごはんは250gを超えているものが多いため、半分くらいにしておく。おかずは下味がついているので付属のソース類は使わない。サラダ用のカット野菜を買い、弁当のふたにのせて"即席サラダ"を作るのもよい。

外食なら

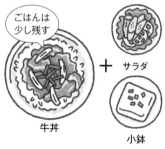

ごはんは少し残す

牛丼 ＋ サラダ／小鉢

主菜・副菜（野菜のおかずや汁もの）・主食がそろう定食を選ぶか、サイドメニューを組み合わせて定食"風"にする。ごはんが自分の適量より多いときは、できれば少し残す。

落とし穴に注意！

ナトリウム表示は食塩相当量におきかえを

エネルギー量とともに塩分もチェック。「ナトリウム」で表示されているときは、「ナトリウム量（mg）× 2.54÷1000」で食塩相当量（g）を割り出せる。

お酒もおやつもたまにはOK！ただし、適量は守ること

気になるのが、お酒や甘いおやつなどの扱いです。「糖尿病になるとどちらも禁止されるのでは？」と心配になる患者さんもいるでしょう。

しかし、血糖値のコントロールが良好であれば、禁酒にはなりませんし、おやつも適量を守れば食べて大丈夫です。ただし、これ以上病状を悪化させないために、量や頻度には注意が必要です。

お酒は1日の適量を守って楽しみましょう。おやつを毎日食べていた人は、週3回にするなど減らす工夫を（→P.192）。「もう少し食べたいな」くらいで止めておき、次回のお楽しみに回しましょう。

お酒の適量の目安（1日）

ビール	500ml缶1本
日本酒	1合（180ml）
ワイン	2杯（240ml）
焼酎	0.6合（110ml）
ウイスキー	ダブル1杯（60ml）

適量を超えて飲んでいる人がほとんど。まずは今より少しでも減らすため、「間に飲まない日をはさむ」「薄めて飲む」など、実践できそうな目標を定めることが大切。

Step 1 "1日に食べていい量"を3食に振り分ける

	朝食	昼食	夕食
穀物 いも 豆	ごはん茶碗1杯　じゃがいも½個	ごはん 茶碗1杯	ごはん茶碗1杯　じゃがいも½個
果物	りんご½個		
肉 魚介 大豆製品 卵	卵Mサイズ 1個	白身魚1切れ（80g）	赤身肉 薄切り1枚（60g）　木綿豆腐⅓丁（100g）
乳製品	牛乳 コップ1杯		
油脂		植物油 1日使用量・大さじ1弱	
野菜 海藻 きのこ こんにゃく	1食 110g以上	1食 120g以上	1食 120g以上
調味料	みそ小さじ1⅓ （みそ汁なら⅔杯）	砂糖 小さじ2	

1日の 献立の 立て方

食品構成表をもとに主食・主菜・副菜を組み合わせる

1日に必要なエネルギー量、塩分摂取量の目標値から、1回の食事で食べられる量を算出すれば、料理を選ぶだけで献立が作れます。

必要エネルギー量別「食品構成表」を見本にする

p.19の「食品構成表」を3食に分けて考えれば、誰でも簡単に献立を立てられます。たとえば1日に1600kcalとっていい人の場合、「食品構成表」の食品群をなるべく均等に3食に振り分けます（上図）。これをもとに主食、主菜を決め、最後に副菜を組み合わせます。本書に掲載しているレシピを組み合わせた献立例をp.24〜26、p.28〜30で紹介しているので、参考にしてみてください。

必要エネルギー量が1600kcalより多い人や少ない人の場合は、主食の量、肉・魚介・大豆製品・卵の量、油脂の量などで調節します（→p.27）。

Step 2 | 主食を決める

1食あたり

ごはん

茶碗1杯150g
234kcal
塩分0g

or

パン

食パン
6枚切り1枚半
（8枚切り2枚）90g
223kcal
塩分1.1g

麺類の場合

うどん（ゆで）　1玉240g
228kcal/塩分**0.7g**

そば（ゆで）　1玉180g
234kcal/塩分**0g**

中華麺（蒸し）　1玉120g
194kcal/塩分**0.4g**

※麺類にするときの献立についてはp.27へ

主食は糖質を多く含んでいて血糖値に影響しやすいため、あらかじめ量を固定する。ごはん、パン、麺類から選ぶ。

Step 3 | 主菜（たんぱく質がとれるおかず）を決める

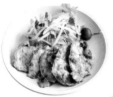
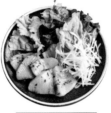
定番のおかず
→p.34～43

卵のおかず
→p.86～91

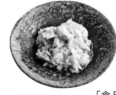

肉のおかず
→p.44～59

魚介のおかず
→p.60～75

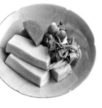

大豆のおかず
→p.76～85

「食品構成表」の「肉・魚介・大豆製品・卵」のグループからメインでとりたい食品を選び、主菜を決める。つけ合わせに野菜を使うと、野菜の摂取量が増やせておすすめ（→p.20）。

Step 4 | 副菜、汁ものから2～3品選び、エネルギー量に余裕があればデザートをプラスする

［例1］副菜を2～3品つける

副菜で野菜をしっかり補う。海藻やきのこ、こんにゃくを使ったものも含めて計2～3品選ぶ。

副菜 →p.96～142

［例2］副菜1～2品に汁ものをつける

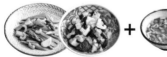

全体の塩分量に応じて、汁ものはあってもなくてもOK。塩分量に余裕があれば汁ものを1品つけ、副菜は1～2品に。汁ものも具だくさんのものを。

汁もの →p.150～162

［例3］副菜2品にデザートをつける

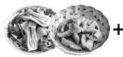

本書のデザートのレシピはほとんど80kcal以下。全体のエネルギー量に余裕があれば、こういった低カロリーのデザートをつけてもよい。

デザート →p.192～201

献立を立てたら、3食全体のバランスをチェック

☑ エネルギー量は1600kcal前後におさまっているか？

☑ 塩分は7.5g未満におさまっているか？

☑ 野菜のおかずは1食につき2品以上あるか？（主菜のつけ合わせ含む）

本書のレシピではすべてエネルギー量と塩分を表示している。主食・主菜・副菜を組み合わせたら、上限を超えていないかざっくりと足し算してみよう。1日1600kcalの人の場合、1食あたり550kcal前後となるのが理想。

●550kcal ●塩分1.9g

1日1600kcalの人の 朝食例

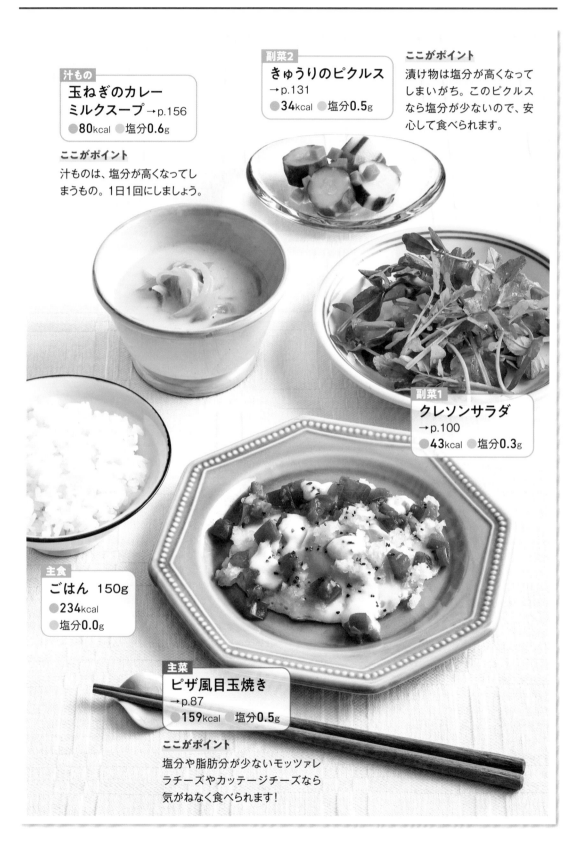

汁もの
玉ねぎのカレーミルクスープ →p.156
●80kcal ●塩分0.6g

ここがポイント
汁ものは、塩分が高くなってしまうもの。1日1回にしましょう。

副菜2
きゅうりのピクルス →p.131
●34kcal ●塩分0.5g

ここがポイント
漬け物は塩分が高くなってしまいがち。このピクルスなら塩分が少ないので、安心して食べられます。

副菜1
クレソンサラダ →p.100
●43kcal ●塩分0.3g

主食
ごはん 150g
●234kcal
●塩分0.0g

主菜
ピザ風目玉焼き →p.87
●159kcal ●塩分0.5g

ここがポイント
塩分や脂肪分が少ないモッツァレラチーズやカッテージチーズなら気がねなく食べられます!

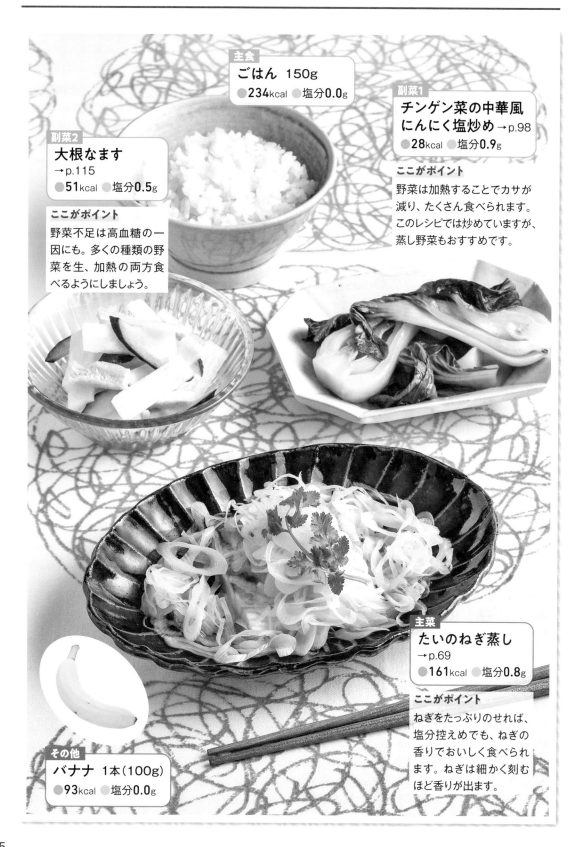

主食
ごはん　150g
●**234**kcal　●塩分**0.0**g

副菜1
チンゲン菜の中華風
にんにく塩炒め →p.98
●**28**kcal　●塩分**0.9**g

ここがポイント
野菜は加熱することでカサが
減り、たくさん食べられます。
このレシピでは炒めていますが、
蒸し野菜もおすすめです。

副菜2
大根なます
→p.115
●**51**kcal　●塩分**0.5**g

ここがポイント
野菜不足は高血糖の一
因にも。多くの種類の野
菜を生、加熱の両方食
べるようにしましょう。

主菜
たいのねぎ蒸し
→p.69
●**161**kcal　●塩分**0.8**g

ここがポイント
ねぎをたっぷりのせれば、
塩分控えめでも、ねぎの
香りでおいしく食べられ
ます。ねぎは細かく刻む
ほど香りが出ます。

その他
バナナ　1本(100g)
●**93**kcal　●塩分**0.0**g

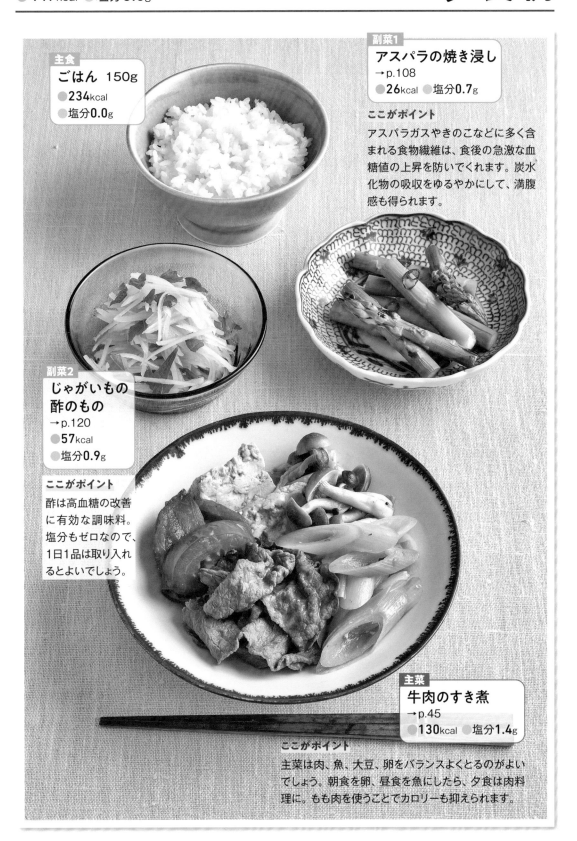

副菜1

アスパラの焼き浸し
→p.108
●**26**kcal ●塩分**0.7**g

ここがポイント

アスパラガスやきのこなどに多く含まれる食物繊維は、食後の急激な血糖値の上昇を防いでくれます。炭水化物の吸収をゆるやかにして、満腹感も得られます。

主食

ごはん　150g
●**234**kcal
●塩分**0.0**g

副菜2

じゃがいもの酢のもの
→p.120
●**57**kcal
●塩分**0.9**g

ここがポイント

酢は高血糖の改善に有効な調味料。塩分もゼロなので、1日1品は取り入れるとよいでしょう。

主菜

牛肉のすき煮
→p.45
●**130**kcal ●塩分**1.4**g

ここがポイント

主菜は肉、魚、大豆、卵をバランスよくとるのがよいでしょう。朝食を卵、昼食を魚にしたら、夕食は肉料理に。もも肉を使うことでカロリーも抑えられます。

極端な制限は必要ない。自分の〝適量〟を知ることが大切

糖尿病の食事療法というと、「好きなものが食べられなくなる」という先入観がありますが、それは誤解です。ごはんもパンも、デザートも食べられますし、外食をしてもかまいません。大切なのは、自分の体格などに見合った〝適量〟を知り、ちょうどよく食べることなのです。

順天堂医院では、糖尿病の患者さんに対し、外来での治療とともに栄養指導を続けていきます。治療開始から半年ほど経つころには、体重が減ったり、血液検査で数値の改善が見られたりと成果が出始めます。糖尿病は、適切な治療と食事改善によって、健康だったときの状態に戻ることが十分に可能なのです。

糖尿病と診断されたなら、それをきっかけに、おいしいものをちょうどよく食べる〝美食家〟になりませんか。毎日の食事を楽しみながら、血糖値のコントロールに取り組んでいきましょう。

そのほか、献立作りで押さえておきたいポイント

● 1日の必要エネルギー量が
1600kcalより多い（少ない）場合

➡ **ごはんや主菜（たんぱく質）、油脂の量を増減する**

栄養素の中で、エネルギー量を左右するのは「糖質」「たんぱく質」「脂質」の3つ。よって、糖質を多く含む主食や、主菜に使うたんぱく源となる食材、そして植物油などの油脂の量を増減して対応する。

[例1] 1日1400kcalの人の場合
`ごはん` ➡ 1食130gに減らす
（食パンなら6枚切り1⅓枚）
ほかは1日1600kcalの人と同じでOK

[例2] 1日1800kcalの人の場合
`ごはん` ➡ 1食200gに増やす
（食パンなら6枚切り2枚）
`主菜` ➡ 魚を1切れ増やす（1日2切れ）
`油脂` ➡ 大さじ1½までとってOKにする

● 果物やデザートを食べる場合

➡ **朝食or昼食に取り入れる**

朝食か昼食の後に取り入れるのがおすすめ。日中なのでエネルギーを消費しやすく、血糖値の上昇を防ぐことができる。間食や夜のデザートは避けて。適量の目安は下記のとおり。メロンやすいかなど極端に大きいものや、いちごやさくらんぼなど極端に小さいものはいずれも片手におさまる量を。

1日の適量の目安

大きめのもの
（りんごなど）
½個

中くらいのもの
（バナナなど）
1本

小さいもの
（みかんなど）
2個

● 丼ものや麺類を選ぶ場合

➡ **副菜として野菜のおかずを1〜2品足す**

丼ものや麺類などは糖質が多いため、適量（→p.23）を守ること。献立を考えるときは1品で「主食＋主菜」ととらえ、副菜で野菜のおかずを1〜2品足すとバランスがとれる。全体の塩分量に余裕があれば、汁ものをプラスしてもよい。

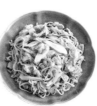
塩焼きそば
（→p.174）

ブロッコリーの
タルタルサラダ
（→p.102）

+

トマトと卵の
スープ
（→p.159）

1週間の献立例

本書のレシピを組み合わせた1週間分の献立例を紹介します。
献立は朝食、昼食、夕食に分けてありますが、
1日のなかであれば、入れかえてもOKです。
フルーツは朝食または昼食後に、おやつは週2～3回までに。

● 献立のポイント ●

1日の エネルギー摂取量 を 1600kcal 前後に

1日の適正エネルギー摂取量が1600kcalの場合を想定し、1食のエネルギー量を500～600kcal設定にしています。多少の誤差は前後の食事で調整し、1日の食事のなかで収まるようにしましょう。1日の適正エネルギー摂取量が1400kcalの人は1食のごはんを130gに、1800kcalの人は1食のごはんを200gにします。

塩分 は1献立 2.5g 前後に

糖尿病の患者さんの場合、1日の塩分摂取量は7.5g未満が目標なので、1献立の塩分を2.5g前後にしています。1献立の塩分が2.5gを少し超えてしまっても、3食で7.5gを超えなければ問題はありません。

できれば1食で 野菜料理 を 2品以上食べる

多くの野菜や海藻、きのこに含まれる食物繊維は、食後の血糖値の急激な上昇を抑える効果があります。また動脈硬化を防いだり、便のカサを増やして便秘を防ぐ効果も。できれば1食で野菜料理を2品以上選び、食物繊維の摂取量を積極的に増やしましょう。

日曜日

休日の朝食はお粥と副菜2品の献立でゆっくり楽しんで

3食合計の栄養成分	エネルギー	炭水化物	塩分	食物繊維
	1543kcal	231.8g	6.9g	28.5g

朝食

[副菜]
にんじんのツナ炒め
→ p.112

[副菜]
大根の中華風
甘酢和え　→ p.115

[主食]もち麦中華粥
→ p.168

[その他]ヨーグルト(無糖)　120g
キウイ　100g(1個)

▼この献立の栄養成分

エネルギー	炭水化物	塩分	食物繊維
463kcal	67.3g	2.2g	6.6g

昼食

[主菜]
さんまの甘酢あん
→ p.62

[副菜]
ごぼうのハーブ煮
→ p.117

[副菜]
おくらの白和え
→ p.109

[主食]ごはん　150g

▼この献立の栄養成分

エネルギー	炭水化物	塩分	食物繊維
538kcal	86.8g	2.1g	11.9g

夕食

[主食]
ボロネーゼ　→ p.177

[副菜]
かぼちゃの洋風煮
→ p.114

[副菜]
トマトサラダ → p.104

▼この献立の栄養成分

エネルギー	炭水化物	塩分	食物繊維
542kcal	77.7g	2.6g	10.0g

月曜日 朝食は卵、ランチは魚、夜は肉とバラエティ豊かに

3食合計の栄養成分	エネルギー	炭水化物	塩分	食物繊維
	1570kcal	247.5g	7.7g	26.3g

朝食 ➡

[主菜]
厚焼き卵　　　→ p.91

[副菜]
いんげんの梅肉和え
　　　→ p.110

[汁もの]
沢煮椀　　　→ p.153

[主食]ごはん　　150g

[その他]りんご（皮つき）　80g（⅓個）

▼この献立の栄養成分

エネルギー	炭水化物	塩分	食物繊維
469kcal	83.6g	2.6g	10.2g

昼食 ➡

[主菜]
あじのくるみみそ焼き
　　　→ p.66

[副菜]
小松菜の煮浸し
　　　→ p.100

[副菜]
ゆで玉ねぎの甘酢和え
　　　→ p.124

[主食]ごはん　　150g

▼この献立の栄養成分

エネルギー	炭水化物	塩分	食物繊維
453kcal	71.1g	2.4g	7.7g

夕食

[主菜]
ハンバーグ
　　　→ p.34

[副菜]
いんげんのヨーグルト
サラダ　　→ p.110

[副菜]
里いもの粒マスタード
炒め　　　→ p.121

[主食]ごはん　　150g

▼この献立の栄養成分

エネルギー	炭水化物	塩分	食物繊維
648kcal	92.8g	2.7g	8.4g

火曜日 朝はパン食、昼は麺類に副菜をプラスして

3食合計の栄養成分	エネルギー	炭水化物	塩分	食物繊維
	1598kcal	230.8g	7.7g	27.1g

朝食 ➡

[主食]
キャロットラペサンド
　　　→ p.180

[副菜]
もち麦とサーモンの
わさびサラダ　→ p.142

[副菜]
ミニトマトの
ピクルス　　→ p.105

[その他]バナナ　　100g（中1本）
　　　　牛乳　　　200g

▼この献立の栄養成分

エネルギー	炭水化物	塩分	食物繊維
608kcal	79.0g	2.5g	9.4g

昼食 ➡

[主食]
カレーうどん
　　　→ p.178

[副菜]
キャベツの
コールスローサラダ
　　　→ p.126

[副菜]
ブロッコリーと
じゃこ炒め　→ p.102

[その他]ヨーグルト（無糖）　120g

▼この献立の栄養成分

エネルギー	炭水化物	塩分	食物繊維
527kcal	82.3g	3.1g	10.7g

夕食

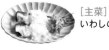
[主菜]
いわしのおろし蒸し
　　　→ p.64

[副菜]
水菜と油揚げの
おかか和え　→ p.99

[副菜]
にんじんの白酢和え
　　　→ p.113

[主食]ごはん　　150g

▼この献立の栄養成分

エネルギー	炭水化物	塩分	食物繊維
462kcal	69.5g	2.1g	7.0g

水曜日 副菜を2品ずつとって野菜をしっかり食べる

3食合計の栄養成分	エネルギー	炭水化物	塩分	食物繊維
	1514kcal	246.8g	6.5g	24.0g

朝食 ➡

[主菜]
豆腐の照り焼き
　　　→ p.78

[副菜]
ほうれん草としらすの
お浸し　　　→ p.99

[副菜]
きゅうりとほたての
スープ煮　　→ p.131

[主食]ごはん　　150g

[その他]バナナ　　100g（中1本）

▼この献立の栄養成分

エネルギー	炭水化物	塩分	食物繊維
544kcal	94.8g	2.3g	10.0g

昼食 ➡

[主食]
牛肉とほうれん草の
チャーハン　→ p.169

[副菜]
ブロッコリーと桜えび
のくず煮　　→ p.103

[副菜]
焼きねぎの
粒マスタード和え
　　　→ p.132

▼この献立の栄養成分

エネルギー	炭水化物	塩分	食物繊維
478kcal	69.1g	2.0g	7.2g

夕食

[主菜]
いか大根　　→ p.74

[副菜]
春菊とゆばの煮浸し
　　　→ p.98

[副菜]
たたき長いもと
グレープフルーツ和え
　　　→ p.122

[主食]ごはん　　150g

[その他]ヨーグルト（無糖）　120g

▼この献立の栄養成分

エネルギー	炭水化物	塩分	食物繊維
492kcal	82.9g	2.2g	6.8g

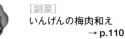

木曜日 緑黄色野菜は、さまざまな調理法で毎食欠かさずに

	エネルギー	炭水化物	塩分	食物繊維
3食合計の栄養成分	1549kcal	222.1g	6.9g	24.9g

朝食

[主食] ピザトースト → p.181

[副菜] パプリカのスープ煮 → p.107

[副菜] かぶのサラダ → p.116

[その他] 牛乳　200g

▼この献立の栄養成分

エネルギー	炭水化物	塩分	食物繊維
498kcal	54.9g	2.3g	6.3g

昼食

[主菜] 鮭のねぎマヨ焼き → p.60

[副菜] オクラとなめこの煮浸し → p.109

[副菜] ラーパーツァイ → p.127

[主食] ごはん　150g

[その他] キウイ　100g（1個）

▼この献立の栄養成分

エネルギー	炭水化物	塩分	食物繊維
564kcal	80.4g	2.2g	9.7g

夕食

[主食] ハッシュドビーフ → p.171

[副菜] にんじんサラダ → p.112

[副菜] ゆでキャベツの黒こしょうマリネ → p.126

▼この献立の栄養成分

エネルギー	炭水化物	塩分	食物繊維
487kcal	86.8g	2.4g	8.9g

金曜日 ときにはランチをイタリアン風にしても

	エネルギー	炭水化物	塩分	食物繊維
3食合計の栄養成分	1519kcal	237.0g	6.9g	27.3g

朝食

[主菜] 温泉卵 青菜あんかけ → p.89

[副菜] なすの田舎煮 → p.130

[副菜] さつまいもの黒酢サラダ → p.119

[主食] ごはん　150g

[その他] ヨーグルト（無糖）　120g

▼この献立の栄養成分

エネルギー	炭水化物	塩分	食物繊維
511kcal	86.6g	2.4g	7.0g

昼食

[主食] トマトリゾット → p.170

[副菜] 赤パプリカのグリルマリネ → p.106

[汁もの] ビシソワーズ → p.157

[その他] りんご（皮つき）　80g（⅓個）

▼この献立の栄養成分

エネルギー	炭水化物	塩分	食物繊維
485kcal	80.1g	2.4g	11.4g

夕食

[主菜] ささみのチーズ焼き → p.54

[副菜] 小松菜のくるみ和え → p.100

[副菜] きのこの黒こしょう炒め → p.135

[主食] ごはん　150g

▼この献立の栄養成分

エネルギー	炭水化物	塩分	食物繊維
523kcal	70.3g	2.1g	8.9g

土曜日 休日の朝食はちょっと手の込んだメニューで

	エネルギー	炭水化物	塩分	食物繊維
3食合計の栄養成分	1581kcal	218.2g	6.9g	21.0g

朝食

[主菜] ベトナム風オムレツ → p.90

[副菜] カリフラワーサラダ → p.133

[主食] トースト　6枚切り1枚半

[その他] 牛乳　200g
　　　　 グレープフルーツ　100g（½個）

▼この献立の栄養成分

エネルギー	炭水化物	塩分	食物繊維
565kcal	71.9g	2.7g	8.1g

昼食

[主食] フォー風ビーフン → p.175

[副菜] しそとししとうの唐辛子炒め → p.111

[副菜] 長いもの薬味煮 → p.122

▼この献立の栄養成分

エネルギー	炭水化物	塩分	食物繊維
548kcal	81.5g	1.8g	6.2g

夕食

[主菜] たいのカルパッチョ → p.68

[副菜] ほうれん草のトマト煮 → p.99

[副菜] もやしハムきゅうり炒め → p.129

[主食] ごはん　150g

▼この献立の栄養成分

エネルギー	炭水化物	塩分	食物繊維
468kcal	64.8g	2.4g	6.7g

Part 2

しっかり味で食べごたえ抜群！

主菜レシピ

肉じゃが、しょうが焼き、魚の煮つけなどのよく食卓に上るメニューから、
とんかつ風パン粉焼きなど、おいしくカロリーオフできるひと工夫メニューまで、
血糖値のコントロールに役立つレシピが満載。
食材や調味料をかえるだけで簡単に作れるアレンジレシピや
ソース・ドレッシングも合わせて、全部で136レシピを紹介。

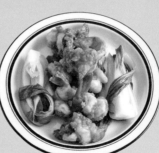

豚肉の山椒焼き（p.48）

えびチリ（p.43）

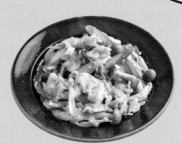

中華風卵炒め（p.88）

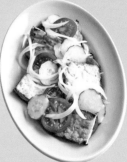

厚揚げマリネ（p.77）

主菜で使うメイン食材の選び方

たんぱく源となる主菜で使うメイン食材は、肉、魚、大豆製品、卵から偏らないように選びます。
血糖コントロールのため、肉の脂はなるべく避け、DHAやEPAが豊富な魚を積極的にとりましょう。

 肉は脂を減らす工夫を

●部位の選び方

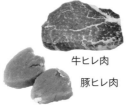

牛ヒレ肉

豚ヒレ肉

牛肉や豚肉の場合
ヒレ、もも、かた肉がおすすめ

肉は比較的高カロリーなので、脂肪の少ない部位を選んで摂取エネルギー量を抑えましょう。牛肉や豚肉ならロースやバラ肉などはできるだけ避けること。ヒレ、もも、かた肉がおすすめです。

鶏むね肉

鶏ささみ肉

鶏肉の場合
むね肉、ささみがおすすめ

鶏肉は牛肉や豚肉に比べると全体的に低カロリーですが、できれば脂の多い手羽先やもも肉よりも、ヘルシーなむね肉やささみを選びましょう。皮を取り除けば、よりカロリーオフに。

●調理法の工夫
焼いたり蒸したりして余分な脂を落とす

肉の脂は動物性脂肪を多く含んでおり、とりすぎると血液中に余分な脂質を増やし、動脈硬化につながります。焼く、蒸すといった調理法で、うまみは残しつつ余分な脂を減らしましょう。脂身や皮を取り除くのも効果的です。

おすすめの調理法

脂身や皮を取り除く

＋

オーブン焼き

網焼き

蒸し焼き

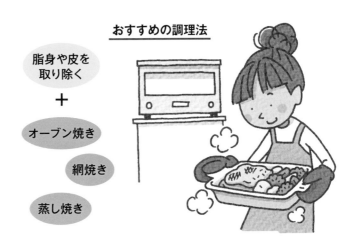

• Check!

肉には糖質の代謝に役立つビタミンB₁が豊富

ビタミンB群の一種である「ビタミンB₁」は、体内で糖質をエネルギーに変えるときに働く栄養素です。玄米や胚芽米、雑穀などに豊富ですが、実は豚肉をはじめとする肉類にも多く含まれます。1日1食は献立に肉料理を入れるとよいでしょう。食べるときは玉ねぎやにんにく、長ねぎなど、「硫化アリル」という辛み成分を含む食材と一緒にとると、ビタミンB₁の吸収率がアップします。

▶ **100gあたりのビタミンB₁含有量**

 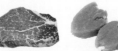 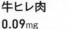 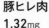

牛ヒレ肉	豚ヒレ肉	鶏むね肉（皮なし）
0.09mg	**1.32**mg	**0.10**mg

（数値は「日本食品標準成分表2020年版（八訂）」を参考）

2 青背魚を選んでEPA・DHAをとる

　良質なたんぱく質と脂を含んでいる魚は、糖尿病の食事療法の強い味方です。なかでもおすすめは青背魚。不飽和脂肪酸のDHA（ドコサヘキサエン酸）やEPA（エイコサペンタエン酸）が豊富で、血液中の余分な脂質を減らしたり、血栓という血のかたまりをできにくくする作用が

あります。血糖値が高いと動脈硬化が進みやすくなりますが、その予防に役立ちます。
　脂を逃がさないよう生で食べられるものはさしみで、加熱する場合はホイル焼きや煮込みなど溶け出た脂ごととれる調理法がおすすめです。

魚介にはインスリンの材料となるミネラルが豊富に含まれる

　かきやいか、しじみなどの魚介類には、ミネラルの一種である「亜鉛」が多く含まれています。亜鉛は血糖値をコントロールするインスリンの材料でもあるため、毎日の食事に積極的に取り入れましょう。亜鉛の1日の必要量は微量なので、これらの食材を意識してとるだけで十分にまかなえます。

▶100gあたりのEPA・DHA含有量

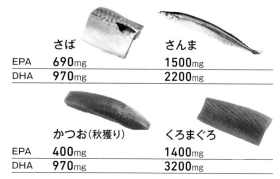

	さば	さんま
EPA	690mg	1500mg
DHA	970mg	2200mg

	かつお（秋獲り）	くろまぐろ
EPA	400mg	1400mg
DHA	970mg	3200mg

（数値は「日本食品標準成分表2020年版（八訂）」を参考）

3 大豆製品も組み合わせてカロリーオフ

　「畑の肉」とも呼ばれる大豆・大豆製品は、良質なたんぱく質が豊富です。不飽和脂肪酸の「オレイン酸」や「αリノレン酸」といった良質の脂も含んでおり、動脈硬化の予防効果も。さらに、豆類にはインスリンの働きを促す「クロム」というミネラルが多く含まれます。糖尿病の食事改善に一役買ってくれる優秀食材といえるでしょう。

　また、料理に豆腐を混ぜてカサを増せば、エネルギー量を抑えつつ全体のボリュームを増やせます。食事の満足度を高めるのに効果的です。

豆腐と肉を組み合わせると「アミノ酸スコア」がアップする

　アミノ酸はたんぱく質を構成する成分。全20種類中、体内で合成できない9種類のアミノ酸を「必須アミノ酸」といい、食品から補う必要があります。そして、食品に含まれる必須アミノ酸のバランスを点数化したものが「アミノ酸スコア」です。実は、豆腐は肉や卵に比べるとアミノ酸スコアが低いのですが、肉とともに調理するとこれが高まることがわかっています。肉の使用量を抑えてそのぶん豆腐を増やせば料理全体のエネルギー量も抑えられるので、うまく活用しましょう。

豆腐、おから
ピーマンの肉詰めやハンバーグ、ドライカレーなどひき肉に混ぜると◎

納豆、ゆで大豆
インスリンの働きを促すクロムも豊富

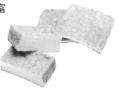

油揚げ、厚揚げ
料理にコクをプラスしてくれるが、油を吸っているので、使うときは少量に抑えよう

玉ねぎをたっぷり使って、つなぎなしでもくずれずボリューム満点

ハンバーグ

材料（1人分）

牛赤身ひき肉	………	60g
玉ねぎ	………………	50g（¼個）
塩	………………	少々（0.6g）
こしょう	………	少々
スナップえんどう	……	20g（3本）
にんじん	……………	20g（小⅙本）
トマト	………………	50g（⅓個）
A｜トマトピューレ	……	小さじ2（10g）
｜レモン汁	………	小さじ2（10g）
｜塩	………………	少々（0.5g）

作り方［調理時間**20分**］

1 スナップえんどうは筋を取り除き、ゆでる。にんじんはひと口大に切ってゆでる。

2 玉ねぎはみじん切りにする。ひき肉と合わせて塩、こしょうを加え、よく混ぜて形を作る。魚焼きグリルで8〜10分こんがりと焼いて火を通す。　アレンジ可

3 トマトは1cm角に切り、Aと混ぜる。

4 器に**2**を盛り、**1**を添えて**3**をかける。

エネルギー	炭水化物	塩分	食物繊維
199kcal	12.5g	1.2g	2.5g

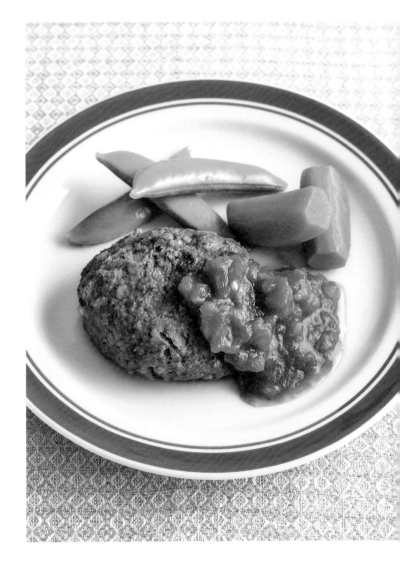

アレンジ レシピ	焼かずに電子レンジで加熱

ミートローフ

作り方　「ハンバーグ」と同様に作り、作り方**2**で、材料をよく混ぜたら直方体に形をととのえラップで巻く。耐熱皿にのせて電子レンジ（600W）で2〜3分加熱。取り出してさらにラップで覆い3〜4分蒸らす。

エネルギー	炭水化物	塩分	食物繊維
199kcal	12.5g	1.2g	2.5g

お肉と一緒に野菜もしっかりとれる

チンジャオロースー

材料（1人分）

牛もも肉薄切り ……… 60g
A｜オイスターソース … 小さじ1⅕（6g）
　｜こしょう ………… 少々
　｜ごま油 ………… 小さじ½（2g）
長ねぎ ……………… 40g（⅖本）
ピーマン …………… 50g（1½個）
赤パプリカ ………… 10g（⅒個）
塩 ………………… 少々（0.2g）

作り方［調理時間**10分**］

1 牛肉は1.5cm幅に切り、Aをもみ込む。

2 長ねぎは縦半分に切り、5mm幅の斜め切りにする。ピーマン、パプリカは、それぞれ5mm幅に切る。

3 フライパンを中火で熱し**1**を入れ炒める。火が通ったら**2**を加え炒め合わせ、塩を加える。

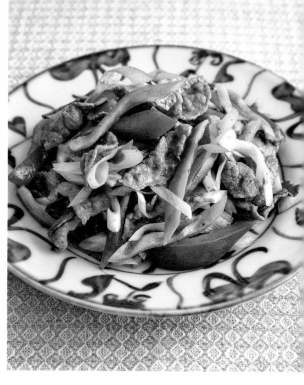

エネルギー	炭水化物	塩分	食物繊維
157kcal	8.2g	1.0g	2.4g

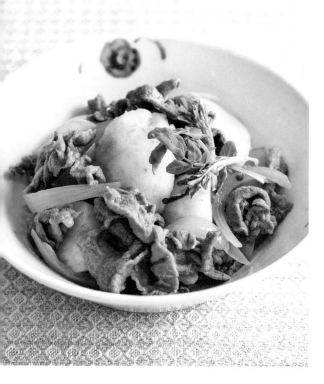

エネルギー	炭水化物	塩分	食物繊維
141kcal	18.6g	1.0g	6.1g

だしをきかせて塩分控えめでもおいしく

肉じゃが

材料（1人分）

牛もも肉薄切り ……… 40g
じゃがいも ………… 60g（½個）
玉ねぎ ……………… 50g（¼個）
A｜だし …………… ½カップ
　｜砂糖 …………… 小さじ1（3g）
　｜しょうゆ ……… 小さじ1（6g）
クレソン …………… 少々

作り方［調理時間**15分**］

1 じゃがいもはラップで包み、電子レンジ（600W）で2分〜2分30秒加熱する。皮をむいて、ひと口大に切る。牛肉はひと口大に、玉ねぎは7〜8mm幅に切る。

2 鍋にAを合わせて中火にかけ、煮立てる。牛肉を加えて火を通し、あくを取り除く。玉ねぎ、じゃがいもを加えときどき混ぜ、ほとんど汁けがなくなるまで煮る。

3 器に盛り、クレソンを飾る。

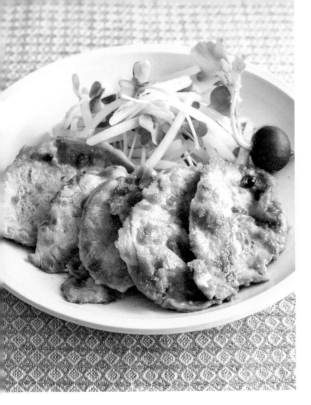

しょうがだれで野菜もおいしく食べられる

豚のしょうが焼き

材料（1人分）

豚ロース肉薄切り（脂身なし）	60g
サラダ油	小さじ½（2g）
A おろししょうが	小さじ2（10g）
酒	小さじ2（10g）
しょうゆ	小さじ1（6g）
砂糖	小さじ1（3g）
もやし	40g（⅕袋）
貝割れ菜	5g（1/10袋）
ラディッシュ	10g（1個）

作り方［調理時間**15分**］

1 もやしはひげ根を取り、ゆでる。貝割れ菜は根を切り、もやしと混ぜ合わせる。

2 フライパンにサラダ油を中火で熱し、豚肉を広げ入れソテーする。Aを混ぜ合わせて加え、全体にからめる。

3 器に1、2を盛り、ラディッシュを添える。

エネルギー	炭水化物	塩分	食物繊維
140kcal	6.1g	1.6g	0.4g

しっかり味をからめてからキャベツを加えて

ホイコーロー

材料（1人分）

豚もも肉薄切り	80g
キャベツ	100g（2枚）
ごま油	小さじ½（2g）
A 甜麺醤（テンメンジャン）	小さじ2（12g）
豆板醤（トウバンジャン）	小さじ⅓（2g）
おろしにんにく	小さじ⅕（1g）
おろししょうが	小さじ⅖（2g）

作り方［調理時間**20分**］

1 豚肉はひと口大に切る。

2 キャベツはひと口大に切り、さっとゆでてざるにとる。

3 フライパンにごま油を中火で熱し、豚肉を炒める。火が通ったらAを混ぜ合わせて加え、炒め合せる。2を加えなじませる程度に炒める。

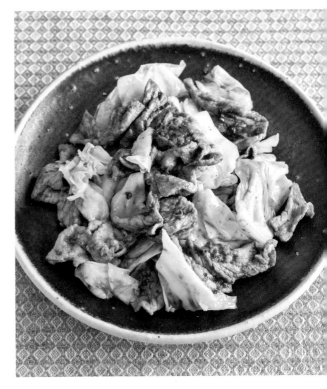

エネルギー	炭水化物	塩分	食物繊維
163kcal	10.7g	1.2g	2.6g

トースターで簡単にサクサク揚げもの風

とんかつ風パン粉焼き

材料（1人分）

豚ヒレ肉 ……………	90g **アレンジ可**
塩 ………………	少々（0.4g）
こしょう ………	少々
溶き卵 ……………	小さじ1（5g）
パン粉 ……………	大さじ3強（5g）
サラダ油 …………	小さじ1（4g）
トマト ……………	50g（⅓個）
リーフレタス ………	10g（½枚）
練りからし ………	少々

作り方［調理時間 **15分**］

1 豚肉は全体をたたいて、塩、こしょうをふり、溶き卵にくぐらせ、パン粉をつける。

2 アルミホイルにのせてサラダ油をかけ、オーブントースターで8〜10分焼いてこんがり火を通す。

3 ひと口大に切ったリーフレタス、トマト、練りからしを添えて器に盛る。

エネルギー	炭水化物	塩分	食物繊維
194kcal	8.3g	1.0g	0.9g

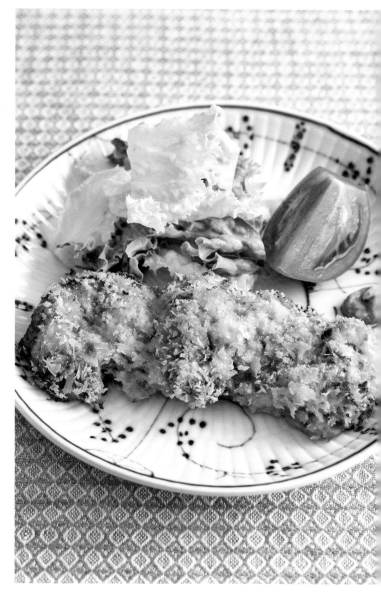

ボリュームアップのコツ

ヒレ肉は、たたいて薄くする

肉をたたいて薄くのばすことで、見た目にボリュームが出て、満足感がアップします。また、たたくことで調味料の味が入りやすくなるので、少ない塩分でもしっかり味に。

アレンジレシピ　　豚ヒレ肉を鶏むね肉にかえて　　# チキンかつ風パン粉焼き

作り方　「とんかつ風パン粉焼き」と作り方は同じ。作り方**1**の豚肉のかわりに鶏むね肉（皮・脂身を除いたもの）100gの厚さを1cmくらいに揃えたもので作る。

エネルギー	炭水化物	塩分	食物繊維
186kcal	8.1g	0.7g	0.9g

ボリューム満点のあったか料理
クリームシチュー

材料（1人分）

鶏むね肉（皮・脂身を除いたもの）…	80g
こしょう …………………	少々
玉ねぎ …………………	50g（¼個）
にんじん …………………	30g（⅙本）
さやいんげん …………………	20g（3本）
サラダ油 …………………	小さじ½（2g）
小麦粉 …………………	小さじ2（6g）

A
湯 …………………	120g
固形コンソメ（減塩タイプ）…	⅙個
ローリエ …………………	¼枚
タイム …………………	少々

牛乳 …………………	大さじ3⅓（50g）
塩 …………………	少々（0.6g）
こしょう …………………	少々

作り方［調理時間**30分**］

1 鶏肉は1cm厚さのそぎ切りにし、こしょうをふる。玉ねぎは1cm幅のくし形、にんじんは7〜8mm厚さのいちょう切りにする。さやいんげんは3cm長さに切り、ゆでる。

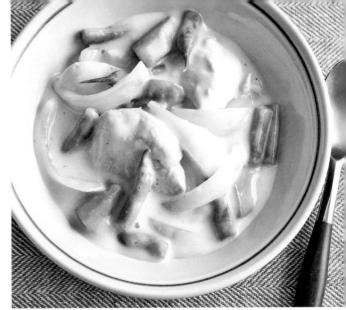

2 フライパンにサラダ油を中火で熱し、玉ねぎ、にんじんを炒める。小麦粉をふり入れて炒め、なじんだらAを加えよく混ぜ、ふたをして7〜8分煮る。とろみがついたら、鶏肉を加えて火を通し、牛乳、さやいんげんを加えて混ぜ、ひと煮し、塩、こしょうで味を調える。

エネルギー	炭水化物	塩分	食物繊維
186kcal	15.4g	1.1g	2.2g

食物繊維がしっかりとれて食べごたえあり
炒り鶏

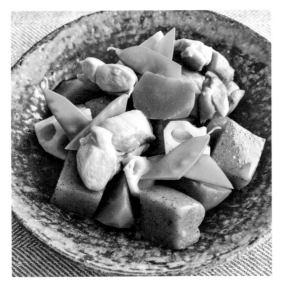

材料（1人分）

鶏もも肉（皮・脂身を除いたもの）…	60g
こんにゃく …………………	40g（⅙枚）
れんこん …………………	50g（¼節）
にんじん …………………	30g（⅙本）
絹さや …………………	10g（3本）
サラダ油 …………………	小さじ½（2g）

A
だし …………………	¼カップ
しょうゆ …………………	小さじ1（6g）
砂糖 …………………	小さじ1（3g）

作り方［調理時間**25分**］

1 鶏肉はひと口大に切る。

2 こんにゃくはひと口大に切り、下ゆでする。れんこん、にんじんはそれぞれひと口大の乱切りにし、下ゆでする。

3 絹さやは筋を取り除いて色よくゆでる。

4 フライパンにサラダ油を中火で熱し、鶏肉を炒め火を通す。**2**も加えて炒め、Aを加え混ぜながら汁けがなくなるまで煮る。

5 器に盛り、半分に切った絹さやを添える。

エネルギー	炭水化物	塩分	食物繊維
152kcal	15.8g	1.2g	2.9g

主菜
定番のおかず

豆腐たっぷりで良質のたんぱく質が豊富

マーボー豆腐

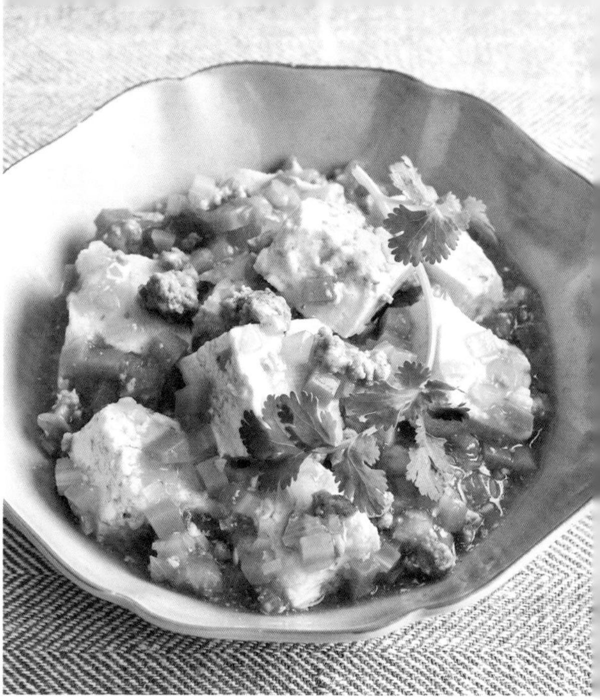

材料（1人分）

木綿豆腐	150g（½丁）
豚ひき肉	20g
サラダ油	小さじ½（2g）
A 長ねぎ	20g（⅕本）
セロリ	20g（⅛本）
にんじん	20g（1/10本）
豆板醤	小さじ½（3g）
B 湯	½カップ
塩	少々（0.4g）
砂糖	小さじ⅙（0.5g）
固形コンソメ（減塩タイプ）	⅛個
片栗粉	小さじ1（3g）
パクチー	少々

作り方［調理時間**20**分］

1 Aの野菜はそれぞれ5㎜角に切る。

2 フライパンにサラダ油を中火で熱し豚ひき肉、1、豆板醤を炒めてBを加える。豆腐を加えヘラで2㎝角に切り、2～3分煮てなじませる。片栗粉を同量の水（分量外）で溶いて加え、とろみをつける。

3 器に盛りつけて、パクチーを飾る。

エネルギー	炭水化物	塩分	食物繊維
200kcal	9.8g	1.1g	3.2g

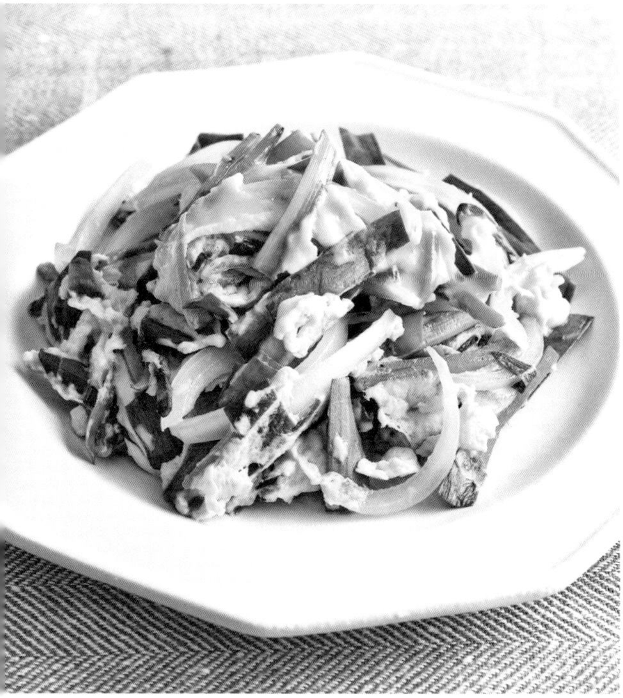

野菜をたくさん入れてカサ増し

にらたま

材料（1人分）

卵	75g（M玉1½個）
にら	50g（½束）
玉ねぎ	30g（1/7個）
にんじん	20g（1/10本）
サラダ油	小さじ1（4g）
A オイスターソース	小さじ⅗（3g）
湯	大さじ1
しょうゆ	小さじ½（3g）

作り方［調理時間**15**分］

1 にらは4㎝長さに切り、玉ねぎ、にんじんは細切りにする。

2 フライパンにサラダ油を中火で熱し、玉ねぎ、にんじんを炒める。しんなりしたらにらを加え炒め、卵を溶いて流し入れ、大きく混ぜてふんわりと火を通す。Aを混ぜ合わせ、鍋肌から加え、炒め合わせる。

エネルギー	炭水化物	塩分	食物繊維
172kcal	7.2g	1.0g	2.4g

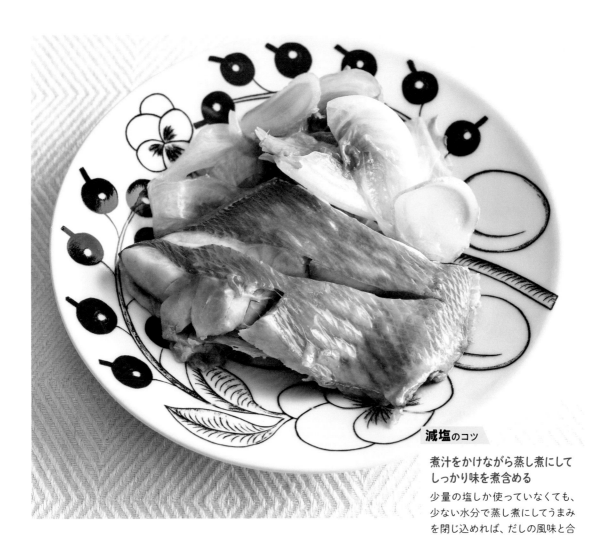

煮汁を含んだレタスがじんわりおいしい

きんめの煮つけ

材料（1人分）

きんめだい	…………………	90g（1切れ）
昆布だし（とり方は右下参照）	‥	¼カップ
しょうが	…………………	2g（薄切り2枚）
塩	…………………	少々（0.8g）
レタス	…………………	60g（⅕個）**アレンジ可**

エネルギー	炭水化物	塩分	食物繊維
142kcal	2.4g	1.0g	0.7g

作り方［調理時間**25分**］

1 きんめだいは、皮目に切り込みを入れる。

2 鍋に昆布だしを入れて中火にかける。煮立
ち始めたら、**1**、しょうが、塩を加えてふた
をする。きんめだいに煮汁をときどきかけ、
12 ～ 13分蒸し煮にして火を通す。

3 レタスをちぎって加え、ひと煮する。

※昆布だしのとり方　鍋に水250mlと昆布3g（3×5cm）を入
れ、20～30分弱火にかける。200mlの昆布だしがとれる。

**アレンジ
レシピ** **レタスを大根おろしにかえて**

きんめおろし煮

作り方　「きんめの煮つけ」と同様に作り、作り方**3**でレタ
スのかわりに、大根80g（2cm）をおろして水けをきったも
のを加える。

エネルギー	炭水化物	塩分	食物繊維
147kcal	4.0g	1.0g	1.0g

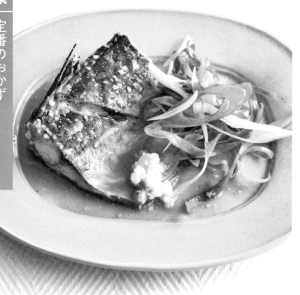

焼いてから煮ることで表面に味がからむ

さばのみそ煮

材料（1人分）

さば	……………………………	80g
A	昆布だし（とり方p.40参照）	…¼カップ
	しょうが	…………………2g（薄切り2枚）
	みそ	…………………………小さじ1（6g）
	砂糖	…………………………小さじ1（3g）
わけぎ	…………………………20g（1本）
おろししょうが	………………小さじ1（5g）

作り方［調理時間**20分**］

1 さばは皮目に切り込みを入れ、魚焼きグリルで7〜8分こんがりと焼く。

2 わけぎは斜め薄切りにし、冷水にさらして、水けをきる。

3 鍋にAを合わせ、中火にかける。煮立ったところに1を加え、煮汁をからめるように4〜5分煮て、煮汁を煮詰める。

4 器に盛り、わけぎ、おろししょうがを添える。

エネルギー	炭水化物	塩分	食物繊維
242kcal	15.2g	2.5g	0.9g

- -

やさしい塩味でぶりのうまみが引き立つ

ぶり大根

材料（1人分）

ぶり	…………………………	60g（1切れ）
大根	…………………………	60g（1.5㎝）
昆布だし（とり方p.40参照）	…	¼カップ
塩	……………………………	少々（0.8g）
しょうが（せん切り）	…………	5g（¼かけ）
みつば	…………………………	10g（⅔束）

作り方［調理時間**15分**］

1 ぶりはひと口大に切る。大根は薄い輪切りにする。

2 鍋に昆布だしを入れ中火にかけ、大根を入れ、ぶりを加える。しょうがを加え、塩をふり、ふたをし7〜8分蒸し煮にして火を通す。

3 みつばを加えひと煮する。

エネルギー	炭水化物	塩分	食物繊維
146kcal	3.8g	1.0g	1.1g

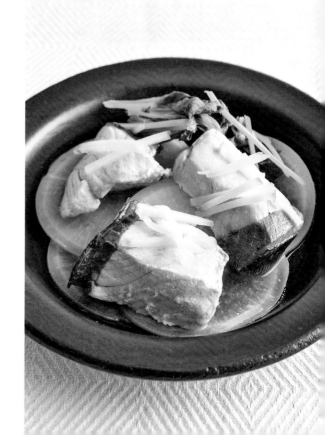

オリーブ油を混ぜたパン粉をまぶして焼くだけ
あじフライ風

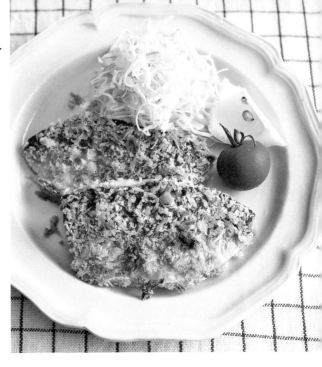

材料（1人分）

あじ（3枚おろし） ………	90g（1尾）
塩 ………………………	少々（0.6g）
こしょう …………	少々
溶き卵 ……………………	小さじ1⅓（10g）
パン粉 ……………………	大さじ3強（5g）
水 …………………………	小さじ⅗
オリーブ油 …………	小さじ1（4g）
レモン ……………………	10g（⅛個）
キャベツ …………………	20g（½枚）
ミニトマト …………………	15g（1個）

作り方［調理時間**20**分］

1　あじは塩、こしょうをふる。キャベツはせん切りにする。

2　パン粉に水をふって混ぜ、オリーブ油を加えてさらによく混ぜる。

3　あじを溶き卵にくぐらせ、**2**をまぶしつける。オーブントースターで8 ～ 10分、こんがりとするまで焼いて火を通す。器に盛りつけて、レモン、キャベツ、ミニトマトを添える。

エネルギー	炭水化物	塩分	食物繊維
182kcal	6.8g	1.0g	1.3g

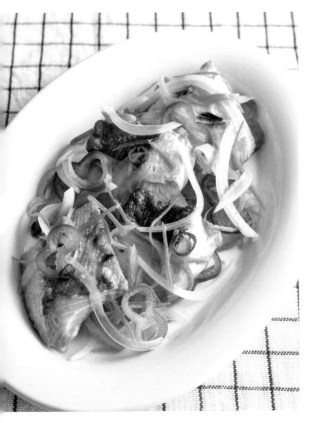

漬けることで調味料少なめでも味が入る
鮭の焼き南蛮漬け

材料（1人分）

銀鮭 ……………………	90g（1切れ）
塩 ……………………	少々（0.9g）
ピーマン ……………	10g（⅓個）
にんじん ……………	20g（1/10本）
玉ねぎ ………………	25g（1/10個）
A｜酢 …………………	大さじ2（30g）
｜砂糖 ………………	小さじ1（3g）
｜塩 …………………	少々（0.2g）

作り方［調理時間**35**分］

1　ピーマンは輪切りに、にんじんはせん切りに、玉ねぎは薄切りにして混ぜ、バットに広げる。

2　鮭はひと口大に切り塩をふって、魚焼きグリルで7 ～ 8分こんがりと焼く。

3　**2**を**1**にのせ、輪切り唐辛子少々（分量外）を加えてAをかけ15分くらい漬ける。

エネルギー	炭水化物	塩分	食物繊維
208kcal	8.3g	1.2g	1.1g

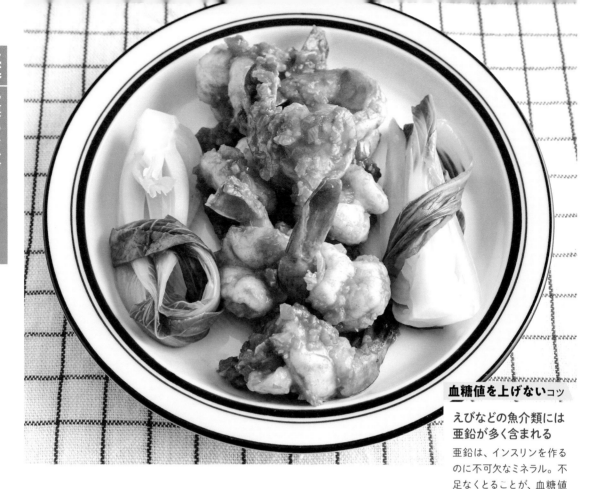

血糖値を上げないコツ

**えびなどの魚介類には
亜鉛が多く含まれる**

亜鉛は、インスリンを作るのに不可欠なミネラル。不足なくとることが、血糖値のコントロールに役立つはずです。

ピリ辛でプリプリのえびがうれしい!
えびチリ

材料（1人分）

えび	100g **アレンジ可**
片栗粉	小さじ1（3g）
長ねぎ	10g（1/10本）
しょうが	2g（薄切り2枚）
ごま油	小さじ1/2（2g）
A ケチャップ	小さじ1/2（3g）
トマトピューレ	大さじ1（15g）
豆板醤	小さじ1/2（3g）
水	大さじ2
チンゲン菜	100g（1株）

エネルギー	炭水化物	塩分	食物繊維
130kcal	8.1g	1.1g	2.0g

作り方［調理時間**15分**］

1. えびは尾を残して、殻をむき、背に切り込みを入れて背わたを取る。片栗粉をまぶし、ゆでて火を通し、ざるに取る。

2. 長ねぎ、しょうがはそれぞれみじん切りにする。

3. フライパンにごま油を中火で熱し、**2**を炒める。香りが立ったら、Aを順に加え煮立てる。混ぜながら煮詰め、**1**を加えて全体にからめる。

4. チンゲン菜をゆでて縦半分に切り、添える。

**アレンジ
レシピ** えびをささみにかえて　　**ささみチリ**

作り方　「えびチリ」の作り方**1**のえびのかわりに鶏ささみ肉100gをひと口大のそぎ切りにしたもので同様に作る。

エネルギー	炭水化物	塩分	食物繊維
151kcal	7.9g	0.8g	2.0g

肉は、もも肉やヒレ肉など脂身が少ない部位を選ぶのがポイントです。肉の外側に脂身がついていたら取り除きましょう。鶏肉は皮なしを選ぶとベター。

肉のおかず

にんにくの香りでパンチがあるスタミナメニューに

牛肉のトマト炒め

材料（1人分）

牛もも肉薄切り ……… 60g
トマト …………… 100g（⅔個）◀アレンジ可
スナップえんどう …… 50g（5本）
オリーブ油 ………… 小さじ1（4g）
にんにく …………… 1g（⅛片）
しょうゆ …………… 小さじ1½（9g）

作り方 [調理時間**15分**]

1 牛肉とトマトはそれぞれひと口大に切る。スナップえんどうは筋を取り除き、色よくゆでる。にんにくはつぶす。

2 フライパンにオリーブ油とにんにくを入れ、中火で熱し、牛肉を炒める。火が通ったらしょうゆをからめトマトを炒める。トマトがくずれ始めたらスナップえんどうを加え、さっと炒める。

エネルギー	炭水化物	塩分	食物繊維
166kcal	**10.9**g	**1.4**g	**2.4**g

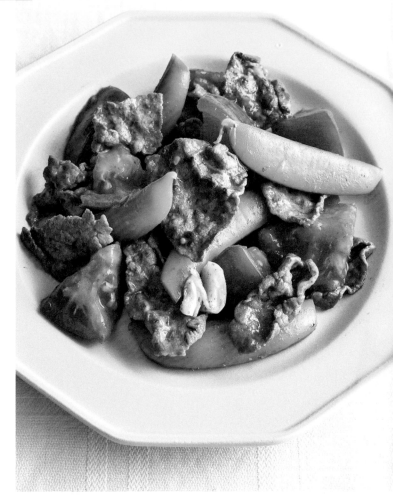

ボリュームアップのコツ

薄切り肉と大きめ野菜を合わせる
牛肉や豚肉は、同じ分量なら厚切り肉より薄切り肉を使うほうが、見た目のボリュームが出ます。さらに、合わせる野菜を大きめに切れば、食べごたえが出て、お腹も満足の一品になります。

アレンジレシピ トマトをセロリにかえて

牛肉のセロリ炒め

作り方 「牛肉のトマト炒め」と作り方は同様。作り方2でトマトのかわりに4〜5mm幅の斜め切りにしたセロリ50g（½本）を加える。

エネルギー	炭水化物	塩分	食物繊維
147kcal	**7.4**g	**1.1**g	**2.2**g

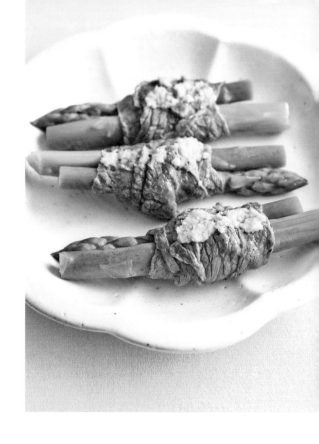

ツンとくるわさびの香りがきいた一品

牛肉のアスパラ巻き わさび蒸し

材料（1人分）

牛もも肉薄切り ………	60g（3枚）
塩 ………………………	少々（0.8g）
アスパラガス …………	50g（3本）
おろしわさび …………	少々

作り方［調理時間**15**分］

1 牛肉は塩をふる。

2 アスパラガスは長さを半分に切り、2本一組にして**1**を巻きつける。

3 おろしわさびを塗り、蒸気の上がった蒸し器で3〜4分蒸して火を通す。

エネルギー	炭水化物	塩分	食物繊維
93kcal	**3.1**g	**0.9**g	**1.1**g

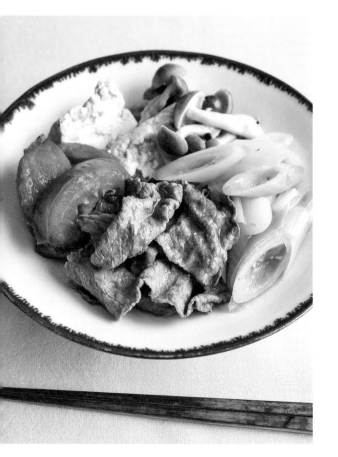

トマトの酸味とだしの風味が好相性

牛肉のすき煮

材料（1人分）

牛もも肉薄切り ………	70g
木綿豆腐 ……………	50g（1/6丁）
しめじ ………………	40g（約1/2袋）
長ねぎ ………………	40g（2/5本）
A｜トマト ……………	50g（1/3個）
｜だし ………………	1/4カップ
｜しょうゆ …………	小さじ1 1/2（9g）

作り方［調理時間**15**分］

1 しめじは石づきを切り取りほぐす。長ねぎは斜め切り、Aのトマトはくし形に切る。

2 鍋にAを合わせ中火にかける。煮立ったら牛肉を加え、火を通しあくを取り除く。豆腐をひと口大に手で割って加え、しめじ、ねぎも加える。ふたをし、野菜がしんなりするまで3〜4分煮る。

エネルギー	炭水化物	塩分	食物繊維
130kcal	**9.5**g	**1.4**g	**3.5**g

水きりヨーグルトを使って簡単に本格味!
ビーフストロガノフ風

材料（1人分）

牛もも肉薄切り	60g
塩	少々（0.8g）
こしょう	少々
玉ねぎ	100g（½個）
サラダ油	小さじ½（2g）
白ワイン	大さじ1（15g）
ヨーグルト（無糖）	60g
チリペッパー	適宜
パセリ（みじん切り）	少々

作り方［調理時間**15**分（ヨーグルトの水きり時間除く）］

1. ヨーグルトはペーパータオルをしいたざるにあげ、20分おいて、水きりする。

2. 玉ねぎは5mmの細切り、牛肉は1cm幅に切る。

3. フライパンにサラダ油を中火で熱し、牛肉を炒める。火が通ったら塩、こしょうし、玉ねぎを加え軽く炒め、白ワインをふり、ふたをする。3～4分蒸し煮にし、玉ねぎに火が通ったら、**1**のヨーグルトを加え混ぜる。

4. 器に盛り、チリペッパー、パセリをちらす。

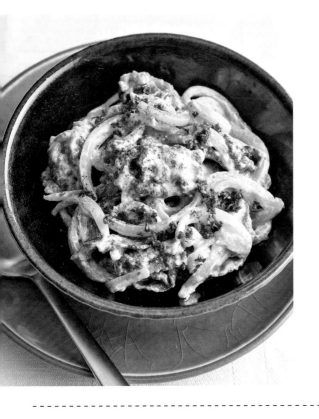

エネルギー	炭水化物	塩分	食物繊維
176kcal	12.4g	0.7g	1.8g

サニーレタスで巻いて生春巻き風に
牛肉のレタス春巻き

材料（1人分）

牛もも肉しゃぶしゃぶ用	60g
サニーレタス	30g（3枚）
赤パプリカ	15g（⅒個）
小ねぎ	10g（3本）
酢	大さじ1（15g）
ナンプラー	小さじ⅘（4g）
赤唐辛子（刻み）	少々

作り方［調理時間**15**分（牛肉を冷ます時間除く）］

1. 牛肉はゆで、火を通す。ゆで湯につけたままで冷まし、水けをきる。

2. 小ねぎは根元を切り落とし、7～8cmのところで切る。パプリカは3等分に細切りにする。

3. サニーレタスを広げ、牛肉、パプリカ、7～8cmに切った小ねぎをのせ、包みこむように巻く。残りの小ねぎで結んでとめる。

4. 酢にナンプラー、赤唐辛子を加えて添える。

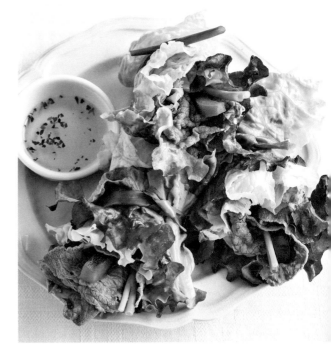

エネルギー	炭水化物	塩分	食物繊維
99kcal	3.6g	1.0g	1.3g

しょうがの香りとわかめの歯ごたえが◎

韓国風のし焼き

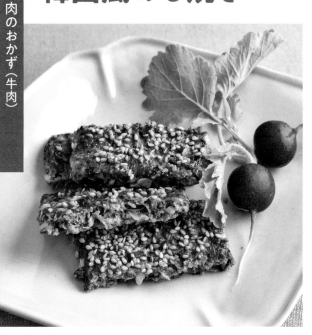

エネルギー	炭水化物	塩分	食物繊維
175kcal	3.0g	0.7g	0.8g

材料（1人分）

A	牛ひき肉 …………	60g
	長ねぎ …………	10g（1/10本）
	おろししょうが …	小さじ1（5g）
	砂糖 ……………	小さじ1/6（0.5g）
	しょうゆ ………	小さじ2/3（4g）

カットわかめ ………	1g
白いりごま ………	小さじ2/3（2g）
ラディッシュ ………	10g（2個）

作り方 [調理時間15分（わかめをもどす時間除く）]

1 わかめは水でもどし、水洗いしたあと、水けをきり、細かく刻む。Aの長ねぎはみじん切りにする。

2 A、わかめをよく練り混ぜる。

3 アルミホイルに2をのせて包丁の背でたたき、厚さ1cmにのす。表面にごまをふり、オーブントースターで5～6分焼いて火を通す。

4 4つに切り分けてラディッシュを添える。

東南アジアの串焼き料理を手軽にアレンジ

牛サテー

材料（1人分）

牛もも肉薄切り ………	60g

A	しょうゆ …………	小さじ2/3（4g）
	カレー粉 …………	小さじ1/4（0.5g）
	おろししょうが …	小さじ1/5（1g）
	おろしにんにく …	少々（0.5g）

きゅうり ……………	30g（1/3本）

作り方 [調理時間15分]

1 牛肉はAをもみ込む。きゅうりは斜め切りにする。

2 牛肉を4等分し、竹串でぬうようにさす。

3 オーブントースターで5～6分焼いて火を通す。

4 器に盛り、きゅうりを添える。

エネルギー	炭水化物	塩分	食物繊維
88kcal	2.0g	0.7g	0.5g

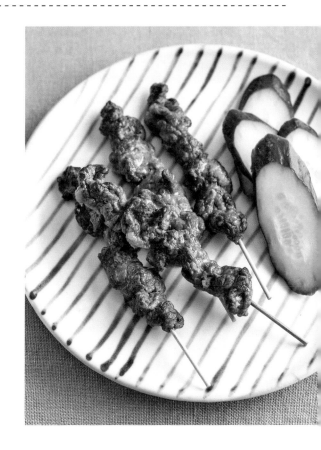

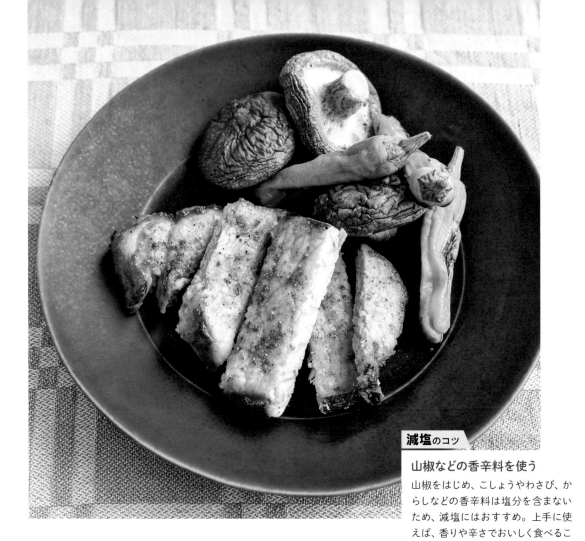

減塩のコツ

山椒などの香辛料を使う

山椒をはじめ、こしょうやわさび、からしなどの香辛料は塩分を含まないため、減塩にはおすすめ。上手に使えば、香りや辛さでおいしく食べることができます。

粉山椒が豚肉のうまみを引き立てる

豚肉の山椒焼き

材料（1人分）

豚ロース肉切り身
　（脂身を除いたもの）… 100g
　　塩 ……………… 小さじ1/6（1g）
　　粉山椒 …………… 少々 アレンジ可
しいたけ …………… 30g（3枚）
ししとう …………… 30g（3本）

エネルギー	炭水化物	塩分	食物繊維
206kcal	4.0g	1.1g	2.6g

作り方［調理時間**20**分］

1 豚肉は肉たたきで軽くたたき、塩、粉山椒をふる。

2 しいたけは軸を切り、ししとうは切り込みを入れる。

3 1、2を魚焼きグリルに並べて焼き、4〜5分で2を先に取り出し、1はさらに3分ほどこんがり焼く。

4 豚肉を食べやすい大きさに切り、しいたけ、ししとうを添えて器に盛る。

アレンジレシピ 　山椒を黒こしょうにかえて

豚肉の黒こしょう焼き

作り方 「豚肉の山椒焼き」と同様に作る。作り方1で粉山椒のかわりに粗びき黒こしょう少々をふる。

エネルギー	炭水化物	塩分	食物繊維
206kcal	4.0g	1.1g	2.6g

香ばしく焼いた豚肉にあつあつのあんをかけて

豚しゃぶソテー ねぎあんかけ

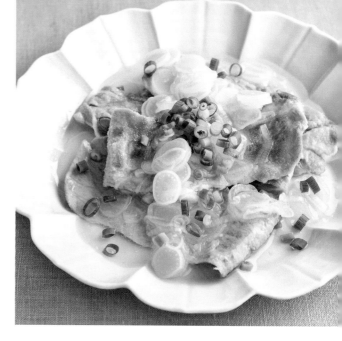

材料（1人分）

豚もも肉しゃぶしゃぶ用 ‥	60g
小麦粉 ‥‥‥‥‥‥‥	小さじ⅔ (2g)
ごま油 ‥‥‥‥‥‥‥‥	小さじ1 (4g)
長ねぎ ‥‥‥‥‥‥‥‥	50g (½本)
だし ‥‥‥‥‥‥‥‥	⅖カップ (80g)
しょうゆ ‥‥‥‥‥‥‥	小さじ⅓ (2g)
塩 ‥‥‥‥‥‥‥‥‥‥	少々 (0.8g)
片栗粉 ‥‥‥‥‥‥‥‥	小さじ⅔ (2g)
小ねぎ（小口切り）‥‥‥‥	2g (約1本)

作り方[調理時間20分]

1 長ねぎは薄い小口切りにする。

2 鍋にだしを入れ中火にかけ、**1**を入れて、ふたをする。煮立ったら少し火を弱め、ねぎがくったりするまで7〜8分煮る。しょうゆ、塩を加え、片栗粉を同量の水（分量外）で溶いて加え、とろみをつける。

3 豚肉に小麦粉をふり、フライパンにごま油を中火で熱し、ソテーする。

4 **3**を器に盛り、熱い**2**をかけ、小ねぎをちらす。

エネルギー	炭水化物	塩分	食物繊維
184kcal	8.0g	1.3g	1.5g

最後にお酢をかけてさっぱりと

豚肉の大根重ね蒸し

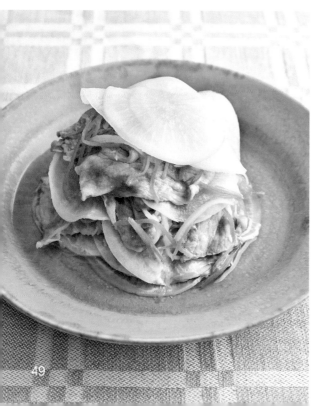

材料（1人分）

豚もも肉しゃぶしゃぶ用 ‥		90g
A	塩 ‥‥‥‥‥‥‥‥	少々 (0.9g)
	ごま油 ‥‥‥‥‥‥	小さじ½ (2g)
にんじん ‥‥‥‥‥‥‥		40g (⅕本)
しょうが ‥‥‥‥‥‥‥		5g (¼片)
大根 ‥‥‥‥‥‥‥‥‥		80g (2cm)
酒 ‥‥‥‥‥‥‥‥‥‥		小さじ1 (5g)
酢 ‥‥‥‥‥‥‥‥‥‥		大さじ1 (15g)

作り方[調理時間25分]

1 豚肉は広げてAをふる。

2 にんじん、しょうがはせん切りに、大根は薄い輪切りにする。

3 耐熱性の器に大根、豚肉、しょうが、にんじんの順に3〜4段に重ね、いちばん上は大根を重ね、酒をふる。

4 蒸気の上がった蒸し器に**3**を入れ10〜12分強火で蒸して火を通し、酢をかける。

エネルギー	炭水化物	塩分	食物繊維
221kcal	8.1g	1.0g	2.1g

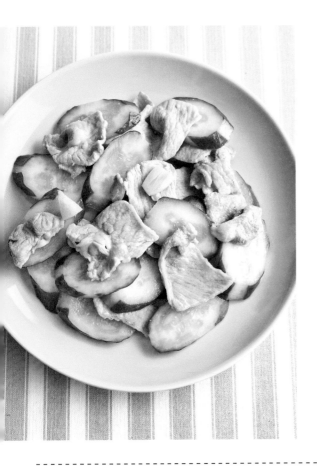

きゅうりは最後に加えてシャキシャキ感を残す

豚肉きゅうり にんにく炒め

材料（1人分）

豚もも肉薄切り ……… 60g
きゅうり …………… 80g（⅘本）
にんにく …………… 2g（⅖片）
ごま油 ……………… 小さじ½（2g）
塩 ………………… 少々（0.9g）

作り方［調理時間15分］

1 豚肉はひと口大に切る。

2 きゅうりは皮を縞目にむいて4～5mm幅の斜め切りにし、にんにくはつぶす。

3 フライパンにごま油、にんにくを入れて中火で熱し、**1**を炒める。火が通ったら、きゅうりを加えて炒め、塩をふる。

エネルギー	炭水化物	塩分	食物繊維
114kcal	3.1g	1.0g	1.0g

韓国風のお好み焼きを食べやすくアレンジ

豚ヒレのジョン

材料（1人分）

豚ヒレ肉 …………… 80g
　塩 ……………… 少々（0.8g）
わけぎ …………… 40g（3本弱）
卵 ……………… 25g（M玉½個）
白すりごま ……… 小さじ⅔（2g）
サラダ油 ………… 小さじ1（4g）

作り方［調理時間15分］

1 豚肉は3～4cm長さ、1cm角の棒状に切り、塩をもみ込む。わけぎは3～4cm長さに切る。

2 **1**を交互に竹串にさす。

3 卵を溶いてすりごまを混ぜる。

4 フライパンにサラダ油を中火で熱し、**2**に**3**をからめ、こんがりと焼く。

エネルギー	炭水化物	塩分	食物繊維
189kcal	3.7g	1.0g	1.4g

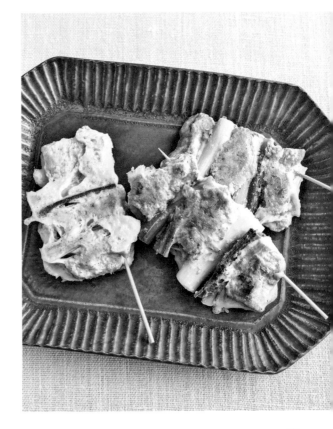

カラーピーマンの甘みと肉汁でジューシーに

ピーマンの詰め煮

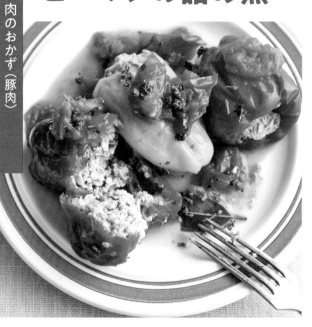

エネルギー	炭水化物	塩分	食物繊維
284kcal	16.3g	1.2g	3.5g

材料（1人分）

豚ひき肉（もも）	……………	100g
玉ねぎ	………………	50g（¼個）
塩	………………	少々（0.8g）
カラーピーマン（赤・黄）	…	90g（計3個）
トマト	………………	100g（⅔個）
A｜白ワイン	……………	大さじ1（15g）
｜塩	………………	少々（0.6g）
｜ローリエ	……………	¼枚
｜タイム	………………	少々
｜湯	………………	大さじ2
パセリ（みじん切り）	………	少々

作り方［調理時間**25分**］

1 ピーマンは、ヘタから中をくりぬく。玉ねぎはみじん切りに、トマトはひと口大に切る。

2 豚ひき肉、玉ねぎ、塩をよく練り混ぜ、ピーマンに詰める。

3 鍋に2、トマト、Aを入れ、中火にかけふたをする。煮立ったら少し火を弱め、ピーマンがやわらかくなり、汁けがなくなるまで12〜13分煮る。器に盛り、パセリをちらす。

ナンプラーとしその風味で香りよく

タイ風そぼろサラダ

材料（1人分）

豚ひき肉	………………	60g
酒	………………	小さじ1（5g）
玉ねぎ	………………	25g（⅛個）
しそ	………………	5g（5枚）
サニーレタス	…………	10g（1枚）
A｜レモン汁	…………	大さじ1（15g）
｜ナンプラー	…………	小さじ1（6g）
｜水	………………	大さじ1
｜赤唐辛子（刻み）	……	少々
｜にんにく（みじん切り）	…	小さじ⅕（1g）

作り方［調理時間**15分**］

1 玉ねぎは薄切りにし、しそはひと口大にちぎる。サニーレタスはひと口大に切る。すべてを合わせて冷水にさらし、パリッとさせて水けをきり、大きめのボウルに入れておく。

2 豚ひき肉に酒を混ぜ、鍋に入れて中火で炒り、火を通す。

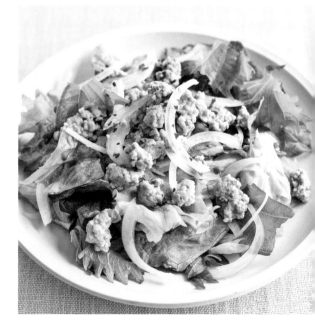

3 2を火からおろし、Aを順に加え混ぜ合わせて、1に加えよく和える。

エネルギー	炭水化物	塩分	食物繊維
151kcal	5.3g	1.5g	1.3g

肉は揚げずに焼くことでカロリーダウン
豚ヒレ肉の黒酢豚

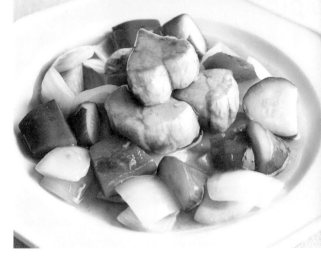

材料（1人分）

豚ヒレ肉	60g
片栗粉	小さじ½（1.5g）
ごま油	小さじ1（4g）
きゅうり	20g（⅕本）
赤パプリカ	10g（⅛個）
玉ねぎ	20g（⅒個）
A　水	¼カップ
黒酢（国産）	大さじ1（15g）
しょうゆ	小さじ1（6g）
こしょう	少々
片栗粉	小さじ⅔（2g）

作り方 [調理時間**20分**]

1 きゅうりは小さい乱切り、赤パプリカと玉ねぎは2㎝角に切る。それぞれ、さっとゆでる。

2 豚肉はひと口大に切り、片栗粉をはたきつける。

3 フライパンに、ごま油を中火で熱し、**2**をソテーし火を通す。**1**を加え軽く炒める。

4 Aを合わせてよく混ぜ、片栗粉を入れて溶かしてから加える。混ぜながら煮立て、とろみをつける。

エネルギー	炭水化物	塩分	食物繊維
140kcal	**6.3**g	**1.0**g	**0.4**g

厚切り肉とマスタードソースでごちそうメニュー
豚ヒレソテー マスタードソース

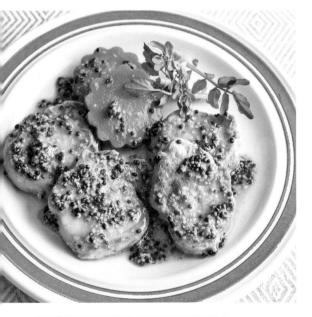

材料（1人分）

豚ヒレ肉	90g
塩	少々（0.6g）
こしょう	少々
小麦粉	小さじ⅔（2g）
オリーブ油	小さじ½（2g）
A　白ワイン	大さじ1（15g）
湯	¼カップ
ローリエ	¼枚
タイム	少々
粒マスタード	大さじ1（12g）
にんじん	30g（⅙本）
クレソン	少々

作り方 [調理時間**20分**]

1 豚ヒレ肉は1㎝厚さに切り、軽くたたいて、塩、こしょうする。にんじんは7～8㎜厚さに切り、型で抜いて、ゆでておく。

2 フライパンにオリーブ油を中火で熱し、豚肉に小麦粉をふってソテーする。こんがりとしたらAを加え、ふたをし5～6分煮る。

3 にんじんと粒マスタードを加えてひと煮する。

4 にんじんと豚肉を器に盛り、鍋に残った汁をかけ、クレソンを飾る。

エネルギー	炭水化物	塩分	食物繊維
168kcal	**6.3**g	**0.8**g	**0.9**g

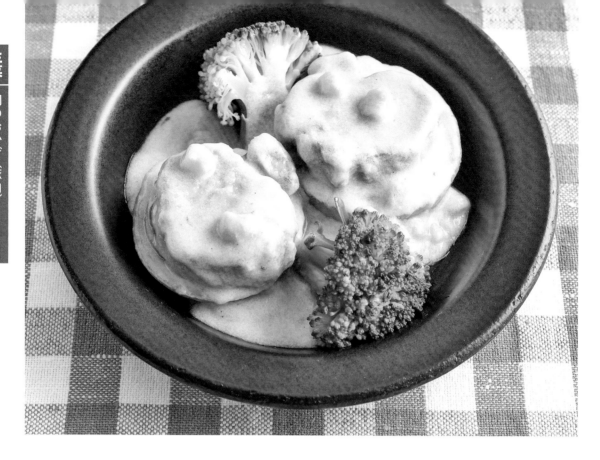

コーンクリームのコクで大満足

豚ヒレ肉のコーンクリーム煮

材料（1人分）

豚ヒレ肉 ……………… 60g **アレンジ可**
　塩 ……………………… 少々（0.6g）
小麦粉 ……………… 小さじ⅔（2g）
オリーブ油 ………… 小さじ½（2g）
玉ねぎ ……………… 50g（¼個）
A｜白ワイン ………… 大さじ1（15g）
　｜湯 ………………… 大さじ2
B｜クリームコーン缶 … 40g
　｜牛乳 ……………… 大さじ2⅔（40g）
　｜タイム ……………… 少々
　｜こしょう ………… 少々
ブロッコリー ………… 30g（1房）

作り方［調理時間**20**分］

1 豚肉は2枚に切り、軽くたたき、塩をふる。玉ねぎは1cm幅の輪切りにする。

2 フライパンにオリーブ油を中火で熱し、豚肉に小麦粉をふって並べ入れ、玉ねぎも入れる。表面がこんがりとしたらAを加え、ふたをし7～8分煮て火を通す。Bを加え混ぜ、軽く煮詰めて煮汁をとろりとさせる。

3 ブロッコリーは半分に切り、色よくゆでる。

4 器に2を盛り、3を添える。

エネルギー	炭水化物	塩分	食物繊維
184kcal	17.6g	1.0g	3.1g

アレンジレシピ | 豚ヒレをささみにかえて

ささみのコーンクリーム煮

作り方 「豚ヒレ肉のコーンクリーム煮」と作り方は同じ。作り方1の豚肉にかえてひと口大のそぎ切りにした鶏ささみ肉80gを使う。

エネルギー	炭水化物	塩分	食物繊維
199kcal	17.6g	1.0g	3.1g

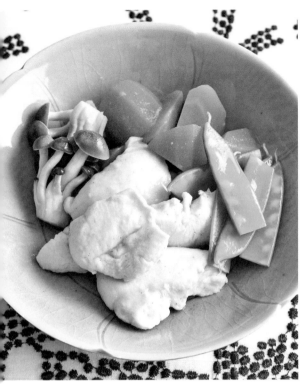

そば粉でうまみを閉じ込めると本格的に

ささみの治部煮

材料（1人分）

鶏ささみ肉 ・・・・・・・・・・・・・・	80g
そば粉（または小麦粉）・・・	小さじ1（3g）
A｜だし ・・・・・・・・・・・・・・・・・	¼カップ
｜しょうゆ ・・・・・・・・・・・・・	小さじ1（6g）
にんじん ・・・・・・・・・・・・・・・・	30g（⅙本）
しめじ ・・・・・・・・・・・・・・・・・	40g（½袋）
絹さや ・・・・・・・・・・・・・・・・・	15g（5枚）

作り方［調理時間**15分**］

1 にんじんは小さな乱切りにし、ゆでる。しめじは石づきを切り取りほぐす。絹さやは筋を取り除き、色よくゆでる。ささみは筋を取り除き大きめのそぎ切りにする。

2 鍋にAを合わせ、煮立てる。ささみにそば粉をまぶして加え、ふたをして3〜4分煮て火を通す。

3 にんじん、しめじを加えひと煮し、絹さやも加える。

エネルギー	炭水化物	塩分	食物繊維
118kcal	8.7g	1.1g	2.7g

とろ〜りとろけるチーズで大満足

ささみのチーズ焼き

材料（1人分）

鶏ささみ肉 ・・・・・・・・・・・	80g
塩 ・・・・・・・・・・・・・・・・	少々（0.4g）
玉ねぎ ・・・・・・・・・・・・・・	25g（⅛個）
トマト ・・・・・・・・・・・・・・	30g（⅕個）
ピザ用チーズ ・・・・・・・・・	20g
粗びき黒こしょう ・・・・・・	少々

作り方［調理時間**15分**］

1 玉ねぎはみじん切りにし、トマトは薄いくし形に切る。

2 ささみは筋を取り除き、観音開きにして軽くたたき、塩をふる。

3 2に1、チーズをのせ、こしょうをふる。オーブントースターで6〜7分焼き火を通す。

エネルギー	炭水化物	塩分	食物繊維
131kcal	3.8g	0.7g	0.7g

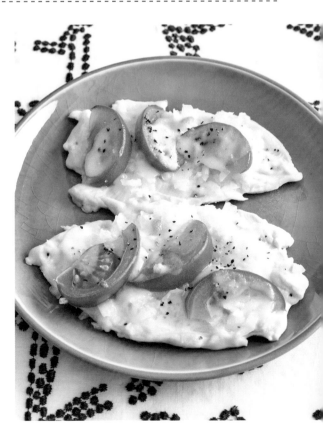

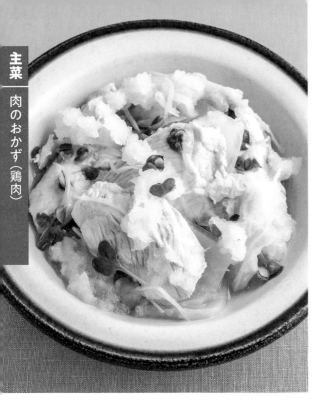

やわらかい鶏肉がだしを含んだおろしに合う

鶏むね肉のおろし煮

材料（1人分）

鶏むね肉（皮・脂身を除いたもの）	‥	80g
A	だし	¼カップ
	しょうゆ	小さじ1（6g）
白菜		50g（1枚）
大根		80g（2㎝）
貝割れ菜		5g（⅙袋）

作り方［調理時間25分］

1 鶏肉は1㎝厚さのそぎ切りにする。白菜はひと口大のざく切り、大根はすりおろして汁けをきる。貝割れ菜は根元を切り落とす。

2 鍋にAを合わせ中火にかけ、白菜を加え、ふたをする。7～8分煮て、白菜がくったりしたら、鶏肉を加えふたをし、4～5分煮て火を通す。

3 全体を混ぜ、大根おろしを広げ入れ、貝割れ菜をちらし、ひと煮する。

エネルギー	炭水化物	塩分	食物繊維
110kcal	5.9g	1.1g	1.8g

パクチーとにんにくしょうゆ味でエスニック風に

鶏むね肉の パクチー炒め

材料（1人分）

鶏むね肉（皮・脂身を除いたもの）	‥	80g
玉ねぎ		50g（¼個）
赤パプリカ		50g（⅓個）
パクチー		10g（¼束）
にんにく		2g（⅖片）
サラダ油		小さじ1（4g）
白ワイン		小さじ1（5g）
しょうゆ		小さじ1（6g）

作り方［調理時間15分］

1 鶏肉は小さめのひと口大に切る。玉ねぎ、赤パプリカは1.5㎝角に切る。パクチーは2㎝長さに切る。

2 フライパンにサラダ油、つぶしたにんにくを入れ中火で熱し、鶏肉、玉ねぎ、パプリカの順に炒める。火が通ったら白ワイン、しょうゆを加え、パクチーを加え、炒め合わせる。

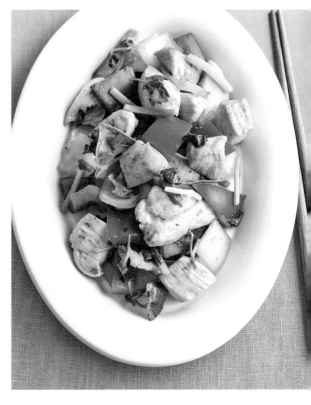

エネルギー	炭水化物	塩分	食物繊維
164kcal	9.4g	1.0g	1.9g

こんがり焼いた鶏肉に削り節のうまみをプラス
鶏もも肉のグリル
土佐酢漬け

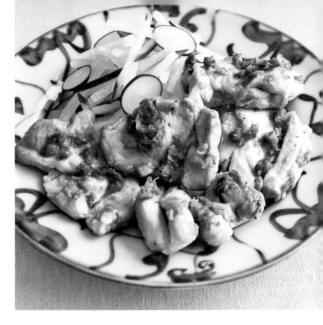

材料（1人分）

鶏もも肉（皮・脂身を除いたもの）	‥‥	90g
大根	‥‥‥‥‥‥	30g（1cm弱）
きゅうり	‥‥‥‥‥	20g（⅕本）
ラディッシュ	‥‥‥‥	5g（小1個）
A｜だし	‥‥‥‥‥	大さじ1
｜酢	‥‥‥‥‥	大さじ1（15g）
｜しょうゆ	‥‥‥	小さじ1（6g）
削り節	‥‥‥‥‥	1.5g

作り方［調理時間**20分**］

1 大根、きゅうりは細切り、ラディッシュは輪切りにし、合わせて冷水にさらしパリッとさせ、水けをきる。

2 鶏肉は厚みに包丁を入れ、厚みをだいたいそろえて、大きめのひと口大に切る。魚焼きグリルで7〜8分、こんがりと焼いて火を通し、バットにとる。

3 小鍋にAを合わせて中火にかけ、煮立てたところに削り節を加えて火を止め、**2**にかける。

4 少しおいてなじませ、**1**を添えて盛りつける。

エネルギー	炭水化物	塩分	食物繊維
127kcal	**2.9**g	**1.1**g	**0.7**g

ハーブを混ぜたフレッシュトマトをソースがわりに
チキンソテー
トマトソース

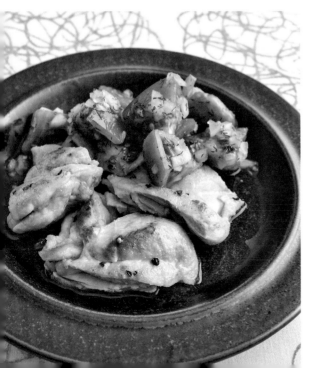

材料（1人分）

鶏もも肉（皮・脂身を除いたもの）	‥‥	90g
オリーブ油	‥‥‥‥‥	小さじ1（4g）
粗びき黒こしょう	‥‥‥‥	少々
トマト	‥‥‥‥‥	80g（½個）
玉ねぎ	‥‥‥‥‥	10g（1/20個）
A｜酢	‥‥‥‥‥	大さじ1（15g）
｜塩	‥‥‥‥‥	小さじ⅙（1g）
｜ディル	‥‥‥‥	少々

作り方［調理時間**15分**］

1 トマトは小さめのひと口大に切り、玉ねぎはみじん切りにし、合わせる。Aを加え混ぜ、少しおいてなじませる。

2 鶏肉は厚みに包丁を入れ、厚みをそろえ大きめに切る。

3 フライパンにオリーブ油を中火で熱し、**2**を入れこんがりとソテーし、黒こしょうをふる。

4 **3**を盛りつけて**1**をかける。

エネルギー	炭水化物	塩分	食物繊維
163kcal	**5.2**g	**1.2**g	**1.1**g

れんこんとにんじんの歯ごたえがポイント
鶏つくね焼き

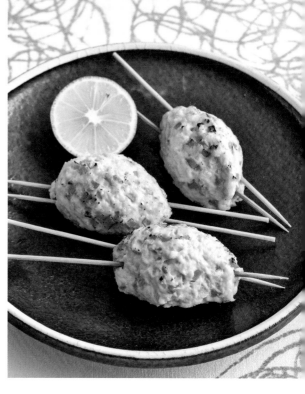

材料（1人分）

鶏ひき肉(むね)	100g
れんこん	20g (2cm)
にんじん	15g (約1/10本)
しょうが	5g (1/4片)
長ねぎ	10g (1/10本)
塩	小さじ1/6(1g)
すだち	1/2個

作り方［調理時間**15分**］

1 れんこん、にんじんは粗みじん切りに、しょうが、長ねぎはみじん切りにする。

2 鶏ひき肉に**1**、塩を加え、よく混ぜなじませる。

3 3等分して形をととのえたら、魚焼きグリルで5〜6分焼いて火を通す。

4 好みで串をさし、すだちを添える。

エネルギー	炭水化物	塩分	食物繊維
134kcal	7.2g	1.1g	2.2g

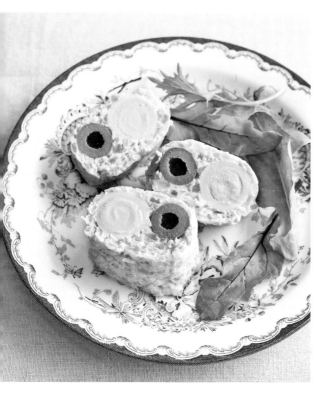

切り分けたときの見た目も楽しい
チキンミートローフ

材料（1人分）

鶏ひき肉(むね)	60g
玉ねぎ	50g (1/4個)
塩	少々 (0.4g)
こしょう	少々
うずら卵(ゆで)	20g (2個)
スタッフドオリーブ	10g (2個)
ベビーリーフ	少々

作り方［調理時間**10分**（粗熱をとる時間除く）］

1 玉ねぎはみじん切りにし、ひき肉、塩、こしょうと合わせ、よく練り混ぜる。

2 ラップを広げ**1**の半量と、うずら卵、オリーブをのせ、残りの**1**をのせる。ラップで巻いて、円筒状に形をととのえる。

3 ラップの両端はとじずに耐熱の皿にのせ、電子レンジ(600W)で2分加熱する。

4 粗熱がとれてから切り分け、ベビーリーフを添えて器に盛る。

エネルギー	炭水化物	塩分	食物繊維
127kcal	5.1g	1.1g	1.3g

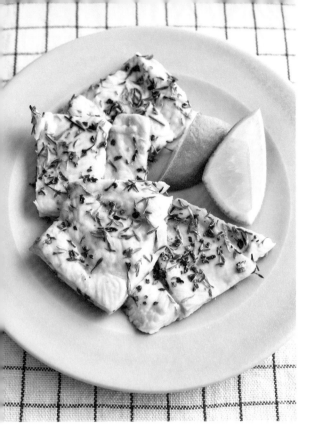

グリルで焼くだけだから簡単!

鶏むね肉の
ハーブグリル

材料（1人分）

鶏むね肉（皮・脂身を除いたもの）······80g
A　塩 ·····································少々（0.8g）
　　タイム・オレガノ・パセリ ·········各少々
オリーブ油 ··························小さじ1（4g）
ライム ·····························15g（¼個）

作り方［調理時間 **10分**］

1　鶏肉は厚みに包丁を入れ、厚さ1cmくらいにし、軽くたたく。Aをまぶし、オリーブ油をかけ、魚焼きグリルで5〜6分焼いて火を通す。

2　食べやすく切って盛り、ライムを添える。

エネルギー	炭水化物	塩分	食物繊維
124kcal	**1.2**g	**0.9**g	**0.3**g

ナンプラーの風味でひと味違うトマト煮に

鶏むね肉の
エスニックトマト煮

材料（1人分）

鶏むね肉（皮・脂身を除いたもの）···80g
玉ねぎ ··························50g（¼個）
にんにく ··························2g（⅖片）
サラダ油 ························小さじ½（2g）
トマト缶（カット）················50g
ナンプラー ···················小さじ⅔（4g）
オクラ ··························30g（3本）
パクチー·····························少々

作り方［調理時間 **25分**］

1　鶏肉は厚みに包丁を入れ、1cmほどの厚みにそろえる。軽くたたいて、大きめのひと口大に切る。玉ねぎはみじん切りに、オクラは色よくゆで半分に切る。

2　鍋にサラダ油を中火で熱し、つぶしたにんにく、玉ねぎを炒める。しんなりしたら、トマト缶、ナンプラーを加え、煮立ったら鶏肉を

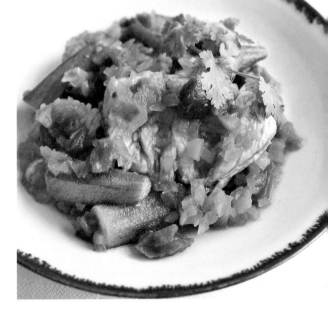

加える。ふたをして5〜6分煮て、火を通し、オクラを加え、ひと煮する。

3　器に盛り、パクチーを添える。

エネルギー	炭水化物	塩分	食物繊維
144kcal	**9.3**g	**1.2**g	**3.2**g

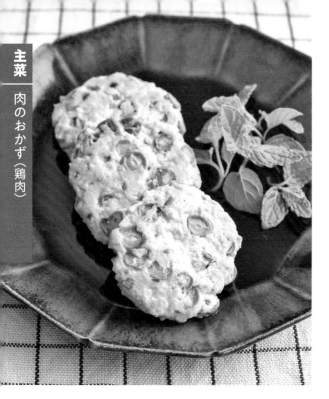

エネルギー	炭水化物	塩分	食物繊維
107kcal	1.9g	1.0g	0.9g

小口切りのさやいんげんで食感が楽しい

タイ風さつま揚げ

材料（1人分）

鶏ひき肉(むね)	60g
A ナンプラー	小さじ²⁄₃(4g)
にんにく(みじん切り)	小さじ¹⁄₅(1g)
赤唐辛子(刻み)	少々
さやいんげん	20g (3本)
サラダ油	小さじ1 (4g)
ミント	少々

作り方 [調理時間10分]

1 いんげんは、薄い小口切りにする。

2 ひき肉に1、Aを加え、よく練り混ぜる。3等分し、厚みが1cmくらいになるように形づくる。

3 フライパンにサラダ油を中火で熱し、2を入れこんがりと焼いて火を通す。

4 器に盛り、ミントを添える。

肉に下味をつけてから焼くことでしっかり味に

鶏もも肉のねぎ塩焼き

材料（1人分）

鶏もも肉(皮・脂身を除いたもの)	90g
長ねぎ	40g (²⁄₅本)
ごま油	小さじ¹⁄₂(2g)
塩	少々 (0.9g)
粉山椒	少々
小ねぎ	少々

作り方 [調理時間15分]

1 鶏肉はひと口大のそぎ切りに、長ねぎは斜め薄切りにする。小ねぎは斜め薄切りにして冷水にさらす。

2 鶏肉と長ねぎを合わせ、ごま油、塩、粉山椒を加えよく混ぜる。

3 アルミホイルに2を広げのせる。オーブントースターで7～8分こんがりと焼いて火を通す。器に盛り、小ねぎを飾る。

エネルギー	炭水化物	塩分	食物繊維
135kcal	3.7g	1.1g	1.1g

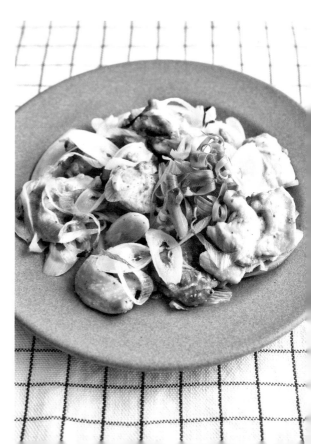

青背の魚に含まれるEPA（エイコサペンタエン酸）やDHA（ドコサヘキサエン酸）には動脈硬化を改善する働きがあります。脂ごと積極的にとりましょう。

魚介のおかず

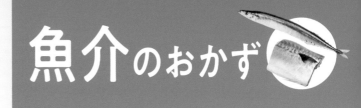

いつもの焼き鮭にマヨソースをのせて満足感UP!

鮭のねぎマヨ焼き

材料（1人分）

銀鮭	90g（1切れ）
塩	少々（0.6g）
A 長ねぎ（みじん切り）	10g（1/10本）
マヨネーズ（カロリーハーフ）	大さじ1/2（6g）
こしょう	少々
スナップえんどう	30g（5本）

アレンジ可

作り方 [調理時間**20分**]

1 Aは混ぜ合わせる。

2 鮭は塩をふり、魚焼きグリルで7〜8分焼いて、だいたい火を通す。表面に**1**を塗り、さらに1〜2分こんがりするまで焼き、器に盛る。

3 スナップえんどうは筋を取り除き、色よくゆで、**2**に添える。

エネルギー	炭水化物	塩分	食物繊維
227kcal	4.2g	0.8g	1.1g

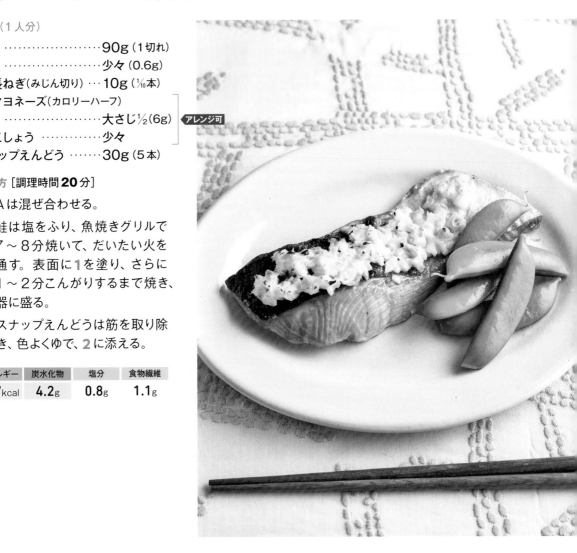

アレンジレシピ ねぎマヨをからしにかえて

鮭のからし焼き

作り方 「鮭のねぎマヨ焼き」と同様に作る。作り方**1**でAのマヨネーズとこしょうのかわりに、練りからし小さじ1（5g）としょうゆ小さじ1/3を使う。

エネルギー	炭水化物	塩分	食物繊維
195kcal	5.1g	1.1g	1.1g

簡単なのにじっくり煮込んだようなおいしさ

ぶりのカレー煮

材料（1人分）

ぶり	60g（1切れ）
玉ねぎ	25g（⅛個）
にんにく	2g（⅖片）
オリーブ油	小さじ½（2g）
カレー粉	小さじ½（1g）
トマト缶（カット）	50g
湯	大さじ2
塩	少々（0.6g）
クレソン	少々

作り方［調理時間**20**分］

1 玉ねぎとにんにくは、それぞれみじん切りにする。

2 鍋にオリーブ油を中火で熱し、**1**を炒める。しんなりしたら、カレー粉をふり入れて炒め、香りを立たせる。トマト缶、湯、塩を加え、煮立ったところにぶりを入れる。ふたをして、ときどき混ぜながら7〜8分煮て火を通す。

3 器に盛り、クレソンを添える。

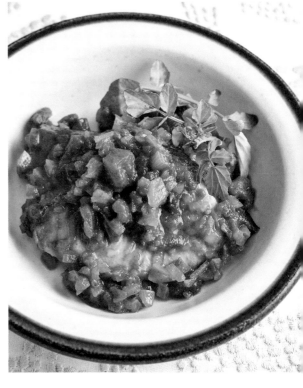

エネルギー	炭水化物	塩分	食物繊維
177kcal	**5.8**g	**0.9**g	**1.7**g

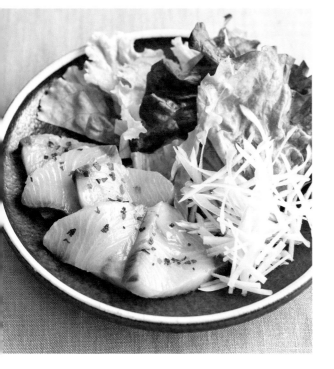

生で食べればEPAやDHAが丸ごととれる

ぶりの韓国風さしみ

材料（1人分）

ぶり（さしみ用さく）	45g
塩	少々（0.5g）
ごま油	小さじ½（2g）
サニーレタス	10g（大1枚）
長ねぎ	5g（⅒本）
しょうが	5g（¼片）
赤唐辛子（刻み）	少々

作り方［調理時間**10**分］

1 サニーレタスは食べやすい大きさにちぎる。長ねぎは縦半分に切り、芯を取り除いて斜め薄切り、しょうがはせん切りにする。

2 ぶりは4〜5mm厚さに切り、塩、ごま油で和える。

3 器に**1**、**2**を盛り合わせ、ぶりに赤唐辛子をふる。

エネルギー	炭水化物	塩分	食物繊維
124kcal	**1.4**g	**0.5**g	**0.6**g

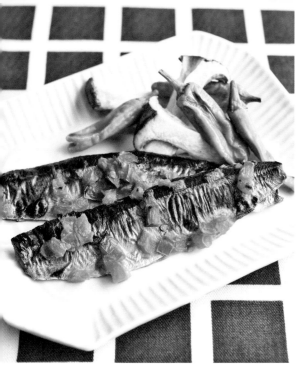

レモン汁に漬けてEPAとDHAの酸化を防ぐ
さんまの漬け焼き

材料（1人分）

さんま(3枚おろし) ·····	60g（1尾）
トマト ·············	50g（⅓個）
レモン汁 ··········	小さじ2（10g）
しょうゆ ·············	小さじ1（6g）
ししとう ·············	15g（4本）
エリンギ ·············	30g（1本）

作り方［調理時間**35分**］

1　トマトは1cm角に切り、レモン汁、しょうゆを混ぜる。

2　さんまに**1**をからめ15分おく。

3　ししとうは切り込みを入れ、エリンギは縦に半分に裂く。

4　**2**と**3**を魚焼きグリルで7〜8分こんがり焼く。エリンギを食べやすい大きさに裂く。

エネルギー	炭水化物	塩分	食物繊維
202kcal	6.6g	1.1g	2.0g

酢で食後の血糖値の上昇をゆるやかに
さんまの甘酢あん

材料（1人分）

さんま(3枚おろし) ·····	40g（⅔尾）
れんこん ·············	30g（⅙節）
玉ねぎ ·············	30g（⅙個）
ブロッコリー ··········	20g（1房）
サラダ油 ·············	小さじ½（2g）
A｜酢 ·············	大さじ2（30g）
｜水 ·············	大さじ1
｜砂糖 ·············	小さじ1（3g）
｜塩 ·············	少々（0.8g）
｜片栗粉 ·············	小さじ½（1.5g）

作り方［調理時間**15分**］

1　さんまはひと口大に切り、魚焼きグリルで5〜6分こんがりと焼く。れんこんは5mm厚さの半月切り、玉ねぎは2cm角に切る。ブロッコリーはゆでて半分に切る。

2　フライパンにサラダ油を中火で熱し、れんこん、玉ねぎを炒める。**1**のさんまを加え、Aを混ぜ合わせてから加え、混ぜながら煮立て、とろみをつける。

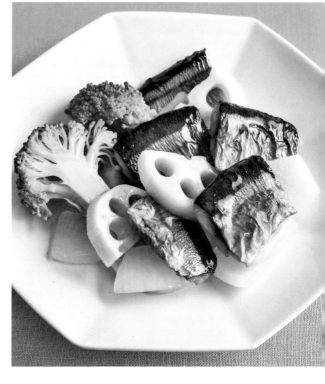

3　ブロッコリーを加え、器に盛る。

エネルギー	炭水化物	塩分	食物繊維
198kcal	13.4g	1.0g	2.1g

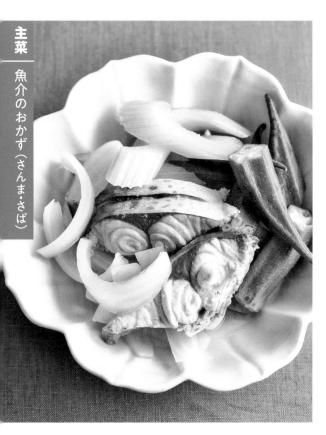

ゆでたさばと野菜をだし酢に漬けてさっぱりと

さばのゆで漬け

材料（1人分）

さば	60g
セロリ	20g（⅛本）
玉ねぎ	25g（⅛個）
オクラ	30g（3本）
A だし	大さじ2
酢	大さじ1⅔（25g）
しょうゆ	小さじ1（6g）
しょうが（薄切り）	2g（2枚）

作り方［調理時間25分］

1 さばは、皮目に切り込みを入れ2cm幅に切る。セロリは7〜8mm幅の斜め切り、玉ねぎは7〜8mm幅のくし形に切る。

2 バットにAを合わせておく。

3 セロリ、玉ねぎ、オクラをさっとゆでて湯をきり、2に漬ける。同じ湯にさばを入れて、5〜6分ゆでて火を通す。湯をきって、2に加え、しばらくおいて味をなじませる。

4 汁けをきり、オクラは半分に切って器に盛る。

エネルギー	炭水化物	塩分	食物繊維
161kcal	6.3g	1.1g	2.2g

大阪の庶民の味をヘルシーにアレンジ

船場汁

材料（1人分）

さば	40g
大根	50g（1.5cm弱）
長ねぎ	20g（⅕本）
昆布だし（とり方p.40参照）	⅗カップ
小ねぎ	20g（6本）
塩	少々（0.8g）

作り方［調理時間15分］

1 さばは皮目に切り込みを入れる。

2 大根は短冊切りに、長ねぎは斜め切りに、小ねぎは3cm長さに切る。

3 鍋に昆布だしを入れて中火にかけ、大根を加える。煮立ったら、さば、長ねぎを加え、ふたをして、7〜8分煮る。

4 小ねぎ、塩を加えひと煮する。

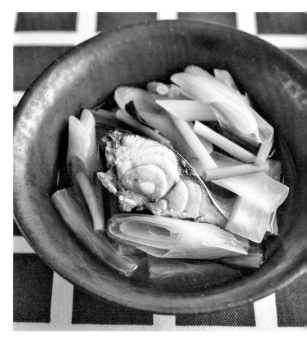

エネルギー	炭水化物	塩分	食物繊維
108kcal	6.0g	1.0g	1.7g

けしの実の香ばしさとプチプチした食感が楽しい

いわしのけし煮

材料（1人分）

いわし	80g
A 昆布だし（とり方p.40参照）	¼カップ
しょうゆ	小さじ1（6g）
みりん	小さじ⅓（2g）
けしの実	3g
さつまいも	30g（⅛本）

作り方［調理時間**15分**］

1 いわしは3cm幅に切る。

2 鍋にAを合わせ、中火で煮立てる。**1**を加え、ふたをする。弱火にし、ときどき上下を返して蒸し煮にし、汁けがなくなるまで煮る。

3 バットにけしの実を広げ、**2**を入れてまぶす。

4 さつまいもは1cmの輪切りにしてゆで、**3**に添える。

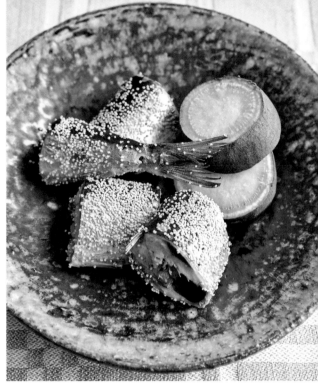

エネルギー	炭水化物	塩分	食物繊維
192kcal	12.4g	1.2g	1.2g

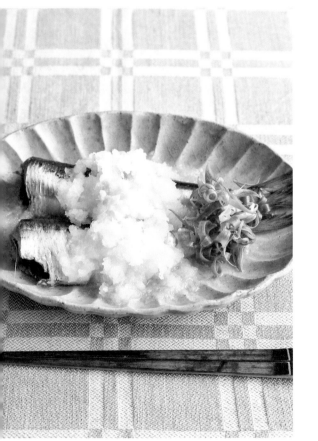

脂ののったいわしを大根おろしでさっぱりと

いわしのおろし蒸し

材料（1人分）

いわし	60g
塩	少々（0.8g）
酒	小さじ2（10g）
大根	60g（1.5cm）
しょうが	10g（½片）
小ねぎ	少々
酢	大さじ1（15g）

作り方［調理時間**20分**］

1 大根はすりおろし、汁けをきる。しょうがはすりおろす。小ねぎは斜め薄切りにし、冷水にさらす。

2 いわしに塩をふり酒をからめ、耐熱性の皿にのせる。大根おろしをのせ、蒸気の上がった蒸し器に入れ、強火で7〜8分蒸して火を通す。器に盛り、おろししょうが、小ねぎを添え、酢をかける。※ぽん酢小さじ1を添えても。

エネルギー	炭水化物	塩分	食物繊維
124kcal	4.5g	0.9g	1.1g

くるくる巻いてピンチョス風に

いわしのパン粉焼き

材料（1人分）

いわし（3枚おろし）……60g
A｜パン粉 …………… 大さじ1⅔(5g)
　｜塩 ……………… 少々(0.8g)
　｜白ワイン ………… 小さじ1(5g)
　｜パセリ（みじん切り）… 小さじ1(5g)
　｜タイム …………… 少々
　｜オリーブ油 ……… 小さじ½(2g)
ミニトマト …………… 20g（小2個）
レモン（くし形）……… 10g(⅛個)

作り方［調理時間 **15分**］

1 Aの材料を混ぜ合わせる。

2 いわしに**1**をまぶしつけ、クルクルと巻いて金串でとめる。オーブントースターで7～8分、こんがりと焼いて火を通す。

3 器に盛り、ミニトマト、レモンを添える。

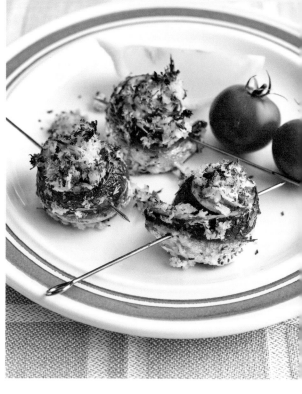

エネルギー	炭水化物	塩分	食物繊維
146kcal	**6.6**g	**1.0**g	**1.3**g

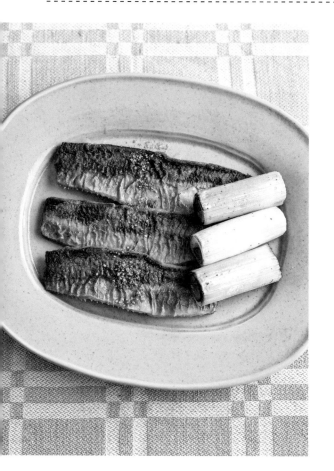

だしとしょうゆをからめながら焼く

いわしの蒲焼き

材料（1人分）

いわし（3枚おろし）……60g
　小麦粉 …………… 小さじ½(1.5g)
長ねぎ ……………… 30g(³⁄₁₀本)
サラダ油 …………… 小さじ1(4g)
A｜だし …………… 大さじ1
　｜しょうゆ ………… 小さじ1(6g)
　｜みりん …………… 小さじ½(3g)
粉山椒 ……………… 少々

作り方［調理時間 **15分**］

1 長ねぎは4㎝長さに切る。

2 いわしは小麦粉をまぶす。

3 フライパンにサラダ油を中火で熱し、**1**、**2**を焼く。ねぎが焼けたら取り出し、Aを混ぜ合わせて加え、いわしにからめる。

4 器に盛り、ねぎを添えて、粉山椒をふる。

エネルギー	炭水化物	塩分	食物繊維
157kcal	**5.6**g	**1.0**g	**0.8**g

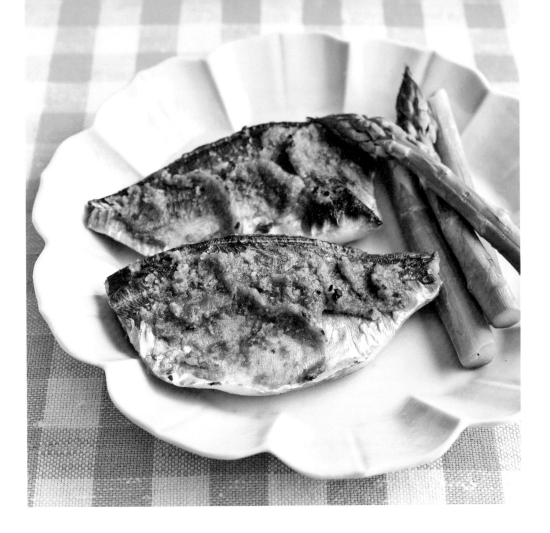

グリルで焼いて焦げめをつけたくるみみそが香ばしい

あじのくるみみそ焼き

材料（1人分）

あじ（3枚おろし） ………	90g
くるみ ………………	5g（1個）
みそ ………………	小さじ1½（9g）
みりん ………………	小さじ⅓（2g）
アスパラガス ………	50g（2本）

アレンジ可

エネルギー	炭水化物	塩分	食物繊維
169kcal	5.6g	1.4g	1.7g

作り方［調理時間**25分**］

1 あじは小骨をとる。

2 くるみはすり鉢やフードミルなどですりつぶし、みそ、みりんを練り混ぜる。

3 1とアスパラガスを魚焼きグリルに入れ、あじにだいたい火が通るまで4〜5分焼く。アスパラガスは取り出し、あじは表面に**2**を塗り、さらに2〜3分焼いて火を通す。

4 アスパラガスを食べやすい長さに切って、あじに添える。

アレンジレシピ みそ味からしょうゆ味に

あじのねぎじょうゆ焼き

作り方 「あじのくるみみそ焼き」と作り方は同じ。作り方**2**のくるみ、みそ、みりんにかえて、みじん切りにした長ねぎ10g（1⁄10本）、しょうゆ小さじ½、みりん小さじ⅓を混ぜ、あじに塗って焼く。

エネルギー	炭水化物	塩分	食物繊維
123kcal	4.0g	0.8g	1.2g

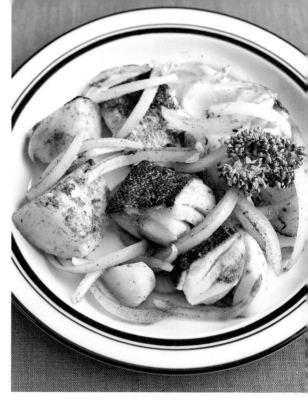

主菜 魚介のおかず（あじ・たら）

じゃがいもと玉ねぎたっぷりで食べごたえあり

たらとじゃがいもの
カレー炒め

材料（1人分）

たら	100g（1切れ）
玉ねぎ	100g（½個）
じゃがいも	50g（⅓個）
オリーブ油	小さじ1（4g）
カレー粉	小さじ¼（0.5g）
塩	少々（0.8g）
パセリ	少々

作り方［調理時間**15**分］

1 たらはひと口大に切り、玉ねぎは7～8㎜幅の細切りにする。じゃがいもはラップで包んで、電子レンジ（600W）で1分30秒加熱し、ひと口大に切る。

2 フライパンにオリーブ油を中火で熱し、たらとじゃがいもを焼きつけるように炒める。こんがりとしたら、玉ねぎを加えて炒め、カレー粉、塩を加え炒め合わせる。

3 器に盛りつけてパセリをあしらう。

エネルギー	炭水化物	塩分	食物繊維
173kcal	**17.6**g	**1.1**g	**6.3**g

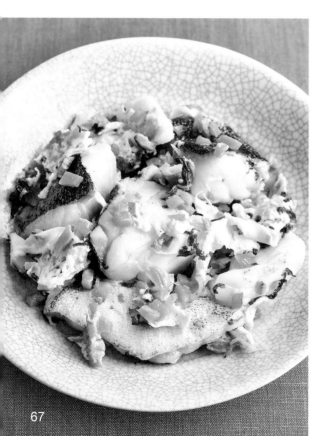

味つけは高菜漬けの塩けだけで簡単！

たらの高菜炒め

材料（1人分）

たら	100g（1切れ）
にんじん	20g（⅒本）
高菜漬け	10g
ごま油	小さじ1（4g）
卵	25g（M玉½個）

作り方［調理時間**15**分］

1 たらはひと口大に切る。にんじんは5㎜角に切り、高菜漬けはみじん切りにする。

2 フライパンにごま油を中火で熱し、たらを焼きつけるように炒める。こんがりとしたら、にんじんと高菜漬けを加え炒め、卵を溶いて流し入れ、さっと炒める。

エネルギー	炭水化物	塩分	食物繊維
153kcal	**2.5**g	**0.8**g	**0.9**g

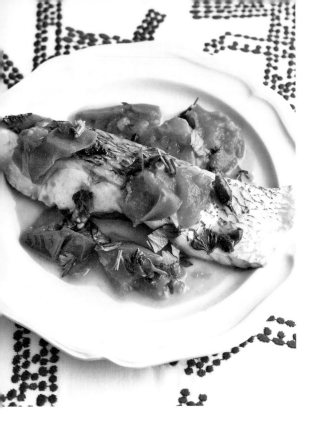

トマトとたいのうまみを丸ごといただく

たいのアクアパッツァ風

材料（1人分）

たい(切り身)	90g（1切れ）
にんにく	3g（3/5片）
赤唐辛子	少々
オリーブ油	小さじ1（4g）
A ┃ トマト	100g（2/3個）
┃ 水	1/4カップ
塩	少々（0.8g）
イタリアンパセリ(刻み)	少々

作り方 [調理時間25分]

1 Aのトマトはひと口大に切る。

2 フライパンに、オリーブ油、つぶしたにんにく、唐辛子を入れて中火で熱し、香りが立ったら、たいを入れる。軽く焼き、Aを加え、ふたをする。ときどき混ぜながら12〜13分煮て火を通し、塩をふり、イタリアンパセリを加える。

エネルギー	炭水化物	塩分	食物繊維
207kcal	6.3g	0.9g	1.7g

オリーブ油が食後の血糖値の上昇を抑える

たいのカルパッチョ

材料（1人分）

たい(さしみ用さく)	60g
ベビーリーフ	5g
赤パプリカ	2g（1/16個）
塩	少々（0.8g）
オリーブ油	小さじ1（4g）
こしょう	少々

作り方 [調理時間5分]

1 たいは薄く切って皿に並べる。赤パプリカは1cm角に切る。

2 1の皿にベビーリーフ、赤パプリカをあしらい、塩、オリーブ油、こしょうをふる。

エネルギー	炭水化物	塩分	食物繊維
133kcal	0.4g	0.9g	0.1g

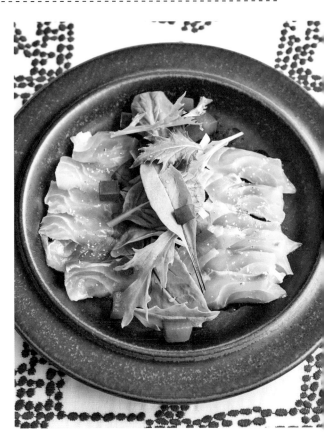

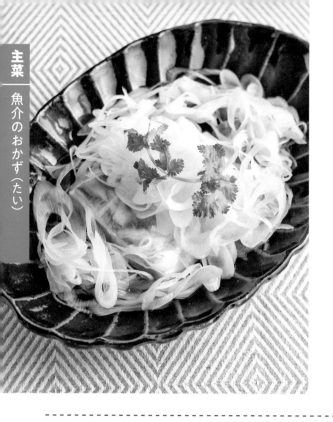

ねぎとごま油の香りがたまらない

たいのねぎ蒸し

材料（1人分）

たい（さしみ用さく）…… 80g
　塩 ……………………… 少々（0.7g）
長ねぎ ………………… 40g（²⁄₅本）
ごま油 ………………… 小さじ½（2g）
パクチー ……………… 少々

作り方［調理時間 **15**分］

1 長ねぎは斜め薄切りにする。

2 たいに塩をふって耐熱性の皿にのせ、ねぎをのせる。ごま油をかけて、蒸気の上がった蒸し器に入れ、強火で7〜8分蒸して、火を通す。パクチーをあしらう。

エネルギー	炭水化物	塩分	食物繊維
161kcal	3.5g	0.8g	1.1g

だしをきかせたやさしい味の煮もの

たいのみそ炊き

材料（1人分）

たい（さしみ用さく）…… 60g
木綿豆腐 ……………… 50g（⅙丁）
白菜 …………………… 50g（½枚）
にら …………………… 20g（⅕束）
だし …………………… ¼カップ
みそ …………………… 小さじ1（6g）

作り方［調理時間 **15**分］

1 白菜はひと口大に切る。にらは4㎝長さに切る。

2 鍋にだしを入れて中火で煮立てる。白菜、豆腐、たいを入れてふたをし、7〜8分煮て火を通し、みそとにらを加えひと煮する。

エネルギー	炭水化物	塩分	食物繊維
156kcal	4.8g	0.9g	2.1g

減塩のコツ

みそは最後に入れる

少ない煮汁で蒸し煮にし、最後にみそを加えます。塩分控えめでも、たいにしっかりとみその風味が移ります。

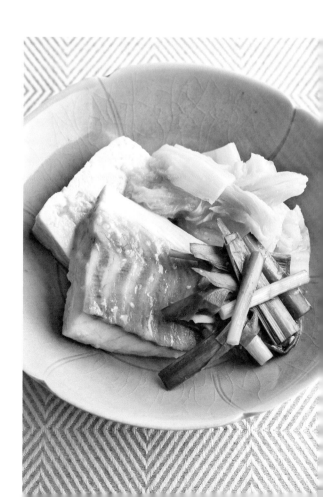

パセリと卵の衣で簡単フレンチ風
さわらのハーブ衣焼き

材料（1人分）

さわら …………………… 60g
　塩 …………………… 少々（0.6g）
　小麦粉 ………………… 小さじ⅔（2g）
卵 ……………………… 25g（M玉½個）
パセリ（みじん切り）…… 5g（1枝）
白ワイン …………………… 小さじ1（5g）
オリーブ油 ………… 小さじ1（4g）
ミディトマト ………… 30g（1個）

作り方［調理時間 **15**分］

1 卵を溶いてパセリを混ぜる。

2 フライパンにオリーブ油を中火で熱し、さわ
らに塩と小麦粉をふって **1** をからめて入れる。
ふたをして2〜3分加熱し、表面の卵に火
が通ったら、残りの **1** をかけて白ワインを加
え、ふたをし、5〜6分蒸し焼きにし火を通す。

3 器に盛り、トマトを半分に切って添える。

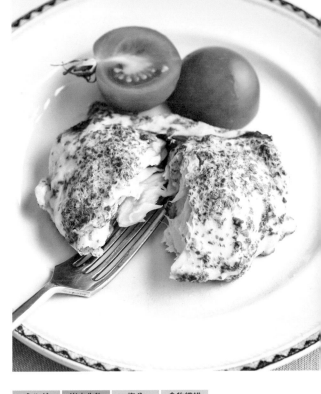

エネルギー	炭水化物	塩分	食物繊維
191kcal	4.4g	0.8g	0.8g

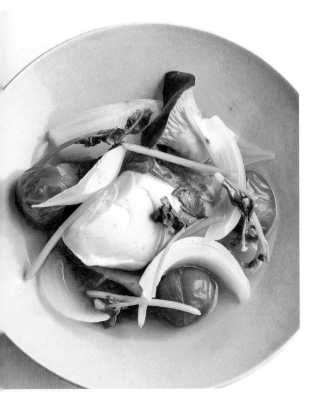

エネルギー	炭水化物	塩分	食物繊維
109kcal	9.1g	1.1g	3.2g

ナンプラーとパクチーの香りで風味豊かに
さわらの
エスニックスープ煮

材料（1人分）

さわら ………………… 40g
ミニトマト …………… 50g（3個）
エリンギ ………………… 50g（大1本）
玉ねぎ …………………… 25g（⅒個）
A｜だし ………………… ½カップ
　｜ナンプラー ……… 小さじ⅔（4g）
　｜にんにく（みじん切り）… 小さじ⅖（2g）
パクチー …………… 3g（1本）

作り方［調理時間 **15**分］

1 ミニトマトはヘタをとる。エリンギは縦半分
に切る。玉ねぎは1cm幅のくし形に切る。パ
クチーは5cm長さに切る。

2 鍋にAを合わせ中火にかける。煮立ったと
ころにさわら、ミニトマト、エリンギ、玉ねぎ
を加える。ふたをして5〜6分煮て、火を通
し、パクチーを加えひと煮する。

両面をこんがりと焼いて味をからめるのがコツ

かじきの照り煮

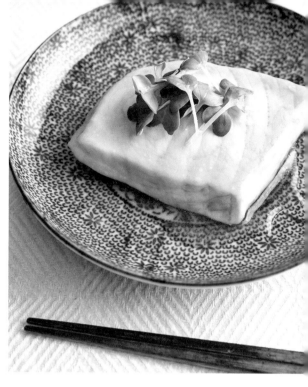

材料（1人分）

めかじき	80g
サラダ油	小さじ½（2g）
A だし	¼カップ
みりん	小さじ1（6g）
しょうゆ	小さじ1（6g）
片栗粉	小さじ⅓（1g）
貝割れ菜	少々

作り方［調理時間 **15**分］

1 フライパンにサラダ油を中火で熱し、めかじきをソテーする。両面こんがりと焼いて、Aを混ぜ合わせて、加える。フライパンをゆすって、めかじきにからめながら煮立て、とろみをつける。

2 器に盛り、貝割れ菜を添える。

エネルギー	炭水化物	塩分	食物繊維
153kcal	4.4g	1.2g	0.1g

ココナッツミルクのコクとたっぷり野菜がうれしい

かじきと赤パプリカ、さつまいものココナッツミルク炒め

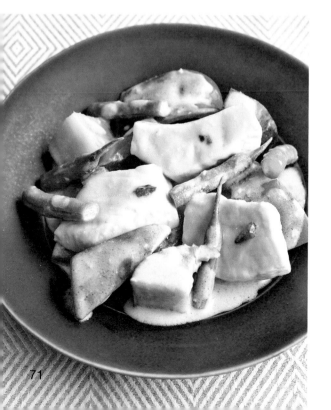

材料（1人分）

めかじき	60g
赤パプリカ	40g（¼個）
さつまいも	30g（⅙本）
さやいんげん	20g（4本）
A ココナッツミルク	¼カップ
赤唐辛子	少々
ナンプラー	小さじ⅔（4g）

作り方［調理時間 **15**分］

1 めかじきはひと口大に切る。赤パプリカ、さつまいもは乱切りにし、さつまいもは下ゆでする。さやいんげんは3〜4cm長さに切る。

2 フライパンにAを入れて中火にかけ、煮立てる。1を加え、混ぜながら火を通し、ココナッツミルクがとろりとするまで炒める。

エネルギー	炭水化物	塩分	食物繊維
192kcal	15.4g	1.0g	2.1g

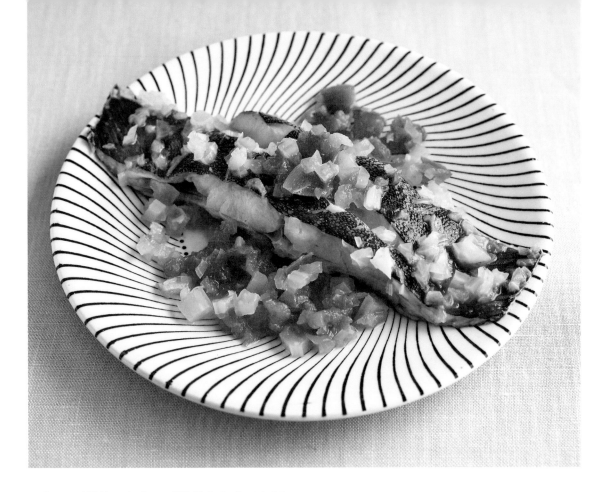

かれいと野菜のうまみが凝縮されたひと皿

かれいの洋風煮

材料（1人分）

かれい ……………… 80g
A｜にんにく ………… 2g（⅖かけ）
　｜玉ねぎ …………… 25g（⅛個）　**アレンジ可**
　｜セロリ …………… 20g（⅛本）
トマト ……………… 50g（⅓個）
オリーブ油 ………… 小さじ½（2g）　**アレンジ可**
B｜ローリエ ………… ¼枚　**アレンジ可**
　｜白ワイン ………… 大さじ1（15g）
　｜水 ……………… 大さじ2
塩 ………………… 少々（0.8g）　**アレンジ可**

作り方［調理時間**20分**］

1 かれいは皮目に切り込みを入れる。

2 Aはそれぞれみじん切りに、トマトは1cm角に切る。

3 フライパンにオリーブ油を中火で熱してAを炒め、かれいを加える。トマトを加え、Bを加える。塩を加え、ふたをし、12～13分煮る。

エネルギー	炭水化物	塩分	食物繊維
123kcal	6.2g	1.0g	1.3g

アレンジレシピ　洋風を中華風にかえて　　　　**かれいの中華風薬味煮**

作り方　「かれいの洋風煮」と作り方は同じ。作り方**2**で材料Aの玉ねぎをみじん切りの長ねぎ25g（¼本）に、作り方**3**でオリーブ油をごま油小さじ½に、ローリエをこしょう少々、塩をしょうゆ小さじ1（6g）にかえて作る。

エネルギー	炭水化物	塩分	食物繊維
119kcal	4.4g	1.1g	1.0g

衣に粉チーズを混ぜてコクと風味を出す

えびのチーズパン粉焼き

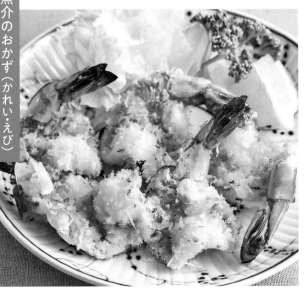

材料（1人分）

えび	……………………	100g
塩	…………………	少々（0.4g）
こしょう	…………	少々
溶き卵	………………	15g（M玉⅓個）
A｜パン粉	……………	¼カップ（10g）
粉チーズ（パルメザン）	…	小さじ1（2g）
白ワイン	……………	小さじ1（5g）
オリーブ油	……………	小さじ1（4g）
パセリ	………………	少々
レモン	………………	15g（⅛個）
レタス	………………	20g（1枚）

作り方［調理時間 **15**分］

1 えびは尾を残して、殻をむき、背に切り込みを入れ背わたをとり、ひらく。

2 えびに塩、こしょうをふり、溶き卵をからめて、混ぜ合わせたAをまぶす。アルミホイルにのせ、オリーブ油をかけ、魚焼きグリルで5～6分こんがりと焼いて火を通す。

3 器にパセリ、レモン、レタスを添えて盛る。

エネルギー	炭水化物	塩分	食物繊維
194kcal	**9.8**g	**0.7**g	**1.6**g

片栗粉でとろみをつけると、うまみが逃げない

えびと長いもの薄くず煮

材料（1人分）

えび	………………	100g
長いも	………………	60g（3㎝）
A｜だし	…………	⅖カップ
塩	………………	少々（0.6g）
砂糖	…………	小さじ⅙（0.5g）
絹さや	………………	15g（6本）
片栗粉	………………	小さじ½（1.5g）
ごま油	………………	小さじ¼（1g）

作り方［調理時間 **15**分］

1 えびは背わた、殻、尾をとる。長いもはひと口大に切る。絹さやは筋を取り除く。

2 鍋にAを合わせ中火にかけ煮立てる。えび、長いもを加え、ふたをして5～6分煮る。絹さやを加えひと煮し、片栗粉を同量の水（分量外）で溶いて加えとろみをつける。

3 火を止め、ごま油をたらす。

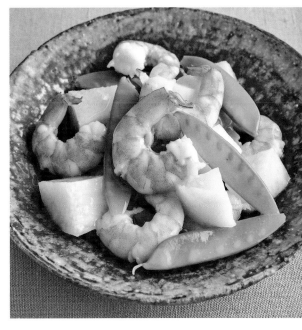

エネルギー	炭水化物	塩分	食物繊維
139kcal	**11.6**g	**1.1**g	**1.1**g

いか大根

いかはさっと煮るだけでやわらかく

材料（1人分）

いか	……………	100g（⅔はい）
大根	……………	100g（3cm）
A	だし ……………	½カップ
	みりん …………	小さじ⅓（2g）
	しょうゆ ………	小さじ½（3g）
みつば	…………	10g（⅔束）

作り方［調理時間**25**分］

1. いかは1cm厚さの輪切りにする。大根は1cm厚さの半月切りにする。

2. 鍋にAを合わせ中火にかけ、大根を入れ、ふたをして15〜16分煮る。やわらかくなったら、いかを加え、混ぜながら煮て火を通す。

3. 器に盛りつけて、みつばを添える。

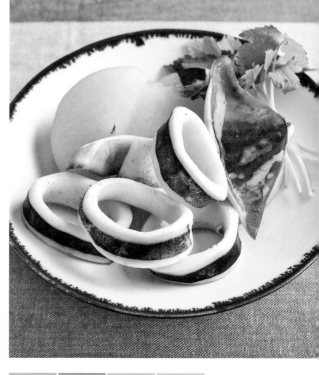

エネルギー	炭水化物	塩分	食物繊維
99kcal	5.6g	0.9g	1.5g

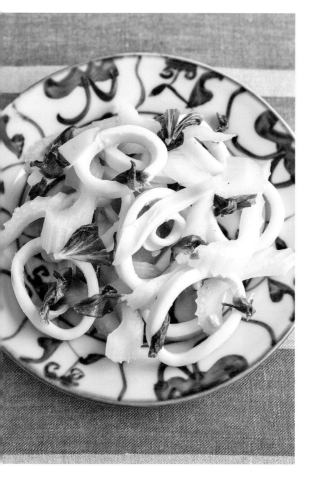

いかセロリ炒め

にんにくとセロリの風味がいかによく合う

材料（1人分）

いか	……………	100g（⅔はい）
セロリ	…………	80g（½本）
オリーブ油	………	小さじ1（4g）
にんにく	…………	2g（⅖片）
塩	……………	少々（0.2g）

作り方［調理時間**10**分］

1. いかは7〜8mm幅の輪切りに、セロリは7〜8mm幅の斜め切りにする。にんにくはつぶす。

2. フライパンに、オリーブ油とにんにくを入れ中火で熱し、**1**をさっと炒め、塩をふる。

エネルギー	炭水化物	塩分	食物繊維
125kcal	3.6g	0.8g	1.3g

血糖値を上げないコツ

タウリンがインスリンの分泌を高める

いかやたこなどに多く含まれているタウリンは、インスリンの分泌を促して、血糖値の改善に有効といわれています。

少しおいてマリネ液の味をなじませる

ほたて貝柱の グリルマリネ

材料（1人分）

ほたて貝柱	80g
ミニトマト	30g（小4個）
セロリ	20g（⅛本）
しめじ	30g（⅓袋）
A　酢	大さじ2（30g）
塩	少々（0.8g）
こしょう	少々
タイム	少々
オリーブ油	小さじ1（4g）

作り方［調理時間**25分**］

1 ミニトマトは半分に切る。セロリは3cm長さ、5mm角の棒状に切り、さっとゆでる。しめじは石づきを切り取りほぐし、アルミホイルに包み、ほたて貝柱とともに魚焼きグリルで5分焼く。しめじを取り出し、貝柱はさらに2〜3分焼く。

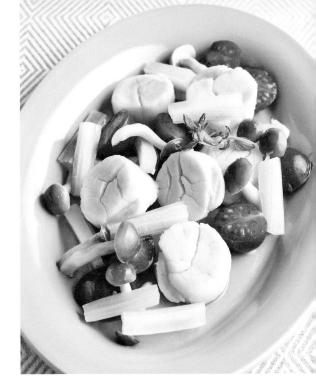

2 貝柱をバットにとりしめじと野菜をのせ、Aを混ぜてかける。少しおいて味をなじませる。

エネルギー	炭水化物	塩分	食物繊維
131kcal	8.0g	1.0g	1.8g

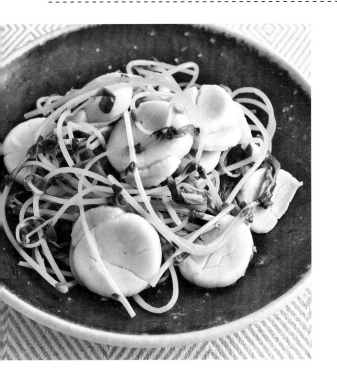

にんにくの香りと豆苗のシャキシャキ感がポイント

ほたてと豆苗の にんにく炒め

材料（1人分）

ほたて貝柱	80g
にんにく	5g（1片）
豆苗	80g（⅘袋）
オリーブ油	小さじ½（2g）
塩	小さじ⅙（1g）

作り方［調理時間**15分**］

1 ほたて貝柱は2〜3枚のそぎ切りにする。豆苗は根を切る。にんにくはつぶす。

2 フライパンにオリーブ油、にんにくを入れ中火で熱し、香りを立てる。貝柱と豆苗を入れてさっと炒め、塩をふり、ふたをして2分加熱し、火を通す。ふたを取り、水分をとばすように炒める。

エネルギー	炭水化物	塩分	食物繊維
112kcal	7.4g	1.2g	2.9g

大豆製品、とくに豆腐は血糖値を上げにくく、しかも低カロリー。ボリュームが出せるため、エネルギー量を抑えつつたくさん食べられて満足度アップに役立ちます。

大豆のおかず

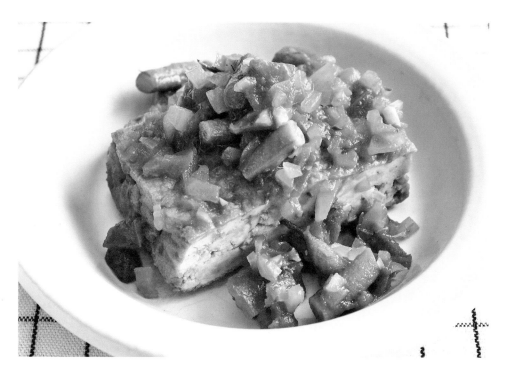

大きく切った厚揚げは食べごたえあり！
厚揚げのトマト煮

材料（1人分）

厚揚げ	100g（大½枚） アレンジ可
玉ねぎ	25g（⅛個）
にんにく	1g（⅙片）
オリーブ油	小さじ1（4g）
A　トマト缶（カット）	50g
水	¼カップ
ローリエ	¼枚
タイム	少々
さやいんげん	20g（3本）
塩	小さじ⅙（1g）

作り方［調理時間25分］

1 厚揚げはひとゆでし、油抜きする。玉ねぎは粗みじん切りに、さやいんげんは2cm長さに切る。にんにくはみじん切りにする。

2 鍋にオリーブ油、にんにくを入れ中火にかけ、玉ねぎを炒める。しんなりしたらAを加え、厚揚げを加える。

3 煮立ったら、いんげん、塩を加え、ふたをする。弱火にし、ときどき混ぜ、ほとんど汁けがなくなるまで12〜13分煮る。

エネルギー	炭水化物	塩分	食物繊維
204kcal	6.5g	1.2g	2.4g

アレンジレシピ 厚揚げを木綿豆腐にかえて　　**豆腐のトマト煮**

作り方 「厚揚げのトマト煮」と作り方は同じ。作り方1の厚揚げを、ペーパータオルで水けをふいた木綿豆腐100gにかえる。

エネルギー	炭水化物	塩分	食物繊維
134kcal	7.1g	1.2g	2.8g

カリッと炒めた厚揚げが香ばしい

厚揚げ五目炒め

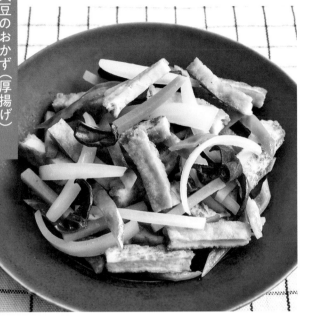

材料（1人分）

厚揚げ	‥‥‥‥‥‥‥‥	80g（大²⁄₅枚）
きくらげ（乾燥）	‥‥‥	1g（3個）
にんじん	‥‥‥‥‥‥	20g（¹⁄₁₀本）
玉ねぎ	‥‥‥‥‥‥‥	25g（約¹⁄₈個）
ピーマン	‥‥‥‥‥	20g（約¹⁄₂個）
ごま油	‥‥‥‥‥‥‥	小さじ1（4g）
A｜だし	‥‥‥‥‥‥‥	大さじ2
｜しょうゆ	‥‥‥‥‥	小さじ1（6g）
｜こしょう	‥‥‥‥‥	少々

作り方［調理時間**15分**］

1 厚揚げはひとゆでして油抜きし、7～8mm角の棒状に切る。

2 きくらげは水でもどして細切りに、にんじん、玉ねぎ、ピーマンも細切りにする。

3 フライパンにごま油を中火で熱し、**1**を全体がカリッとするまでよく炒める。にんじん、玉ねぎを加えて炒め、玉ねぎが透き通ったら、きくらげ、ピーマン、Aを加え、汁けがなくなるまで炒める。

エネルギー	炭水化物	塩分	食物繊維
173kcal	6.6g	0.9g	2.6g

あつあつのうちに調味液をかけるのがポイント

厚揚げマリネ

材料（1人分）

厚揚げ	‥‥‥‥‥‥‥‥	100g（大¹⁄₂枚）
玉ねぎ	‥‥‥‥‥‥‥	25g（¹⁄₈個）
きゅうり	‥‥‥‥‥	20g（¹⁄₅本）
トマト	‥‥‥‥‥‥‥	50g（¹⁄₃個）
A｜酢	‥‥‥‥‥‥‥	大さじ1¹⁄₃（20g）
｜塩	‥‥‥‥‥‥‥	小さじ¹⁄₆（1g）
｜こしょう	‥‥‥‥‥	少々
｜オリーブ油	‥‥‥‥	小さじ¹⁄₂（2g）

作り方［調理時間**20分**］

1 厚揚げは、ひとゆでし、油抜きする。7～8mm厚さのひと口大に切り、魚焼きグリルでこんがりと焼く。

2 **1**をバットにとり、熱い状態のうちに混ぜ合わせたAをかける。

3 玉ねぎは薄切り、きゅうりは薄い輪切りに、トマトは5mm厚さの輪切りにする。

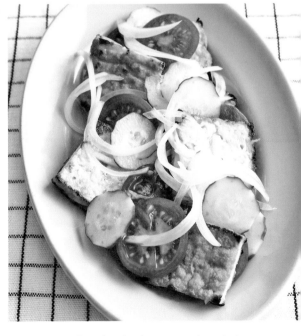

4 **3**を**2**に加え混ぜ、少しおいてなじませる。

エネルギー	炭水化物	塩分	食物繊維
189kcal	6.6g	1.0g	1.8g

しいたけシューマイ

シューマイの皮もひき肉も使わずカロリーオフ

材料（1人分）

木綿豆腐 ………………	120g（⅓丁強）
長ねぎ ………………	10g（1/10本）
しょうが ……………	5g（¼片）
A　塩 ………………	小さじ⅕（1.2g）
こしょう …………	少々
砂糖 ………………	小さじ⅓（1g）
片栗粉 ……………	小さじ1（3g）
しいたけ …………	50g（5枚）
パクチー ……………	少々

作り方［調理時間**25**分（豆腐の水きり時間除く）］

1 豆腐はくずして、ざるに入れ、15分おいて
水きりする。

2 長ねぎ、しょうがはみじん切りにし、**1**、Aと
合わせよく混ぜる。

3 しいたけの軸を切り取り、かさの内側に**2**を
詰める。

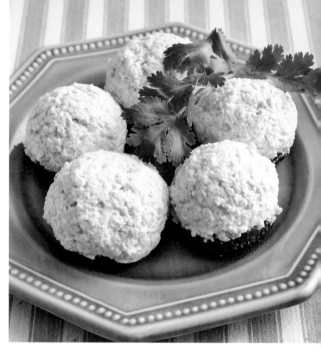

4 蒸気の上がった蒸し器に入れ強火で7～8
分蒸す。

5 器に盛りつけて、パクチーを添える。

エネルギー	炭水化物	塩分	食物繊維
121kcal	9.7g	1.2g	4.3g

豆腐の照り焼き

厚切り豆腐がステーキみたいな食べごたえ

材料（1人分）

木綿豆腐 ………………	150g（½丁）
小麦粉 ……………	小さじ1⅔（5g）
サラダ油 ……………	小さじ½（2g）
A　しょうゆ …………	小さじ1⅓（8g）
みりん ……………	小さじ½（3g）
オクラ ………………	30g（3本）
七味唐辛子 …………	少々

作り方［調理時間**15**分］

1 豆腐は厚みを半分に切り、ペーパータオル
にはさんで水けをふく。オクラは色よくゆで、
食べやすい大きさに切る。

2 豆腐の広い面にだけ小麦粉をまぶす。

3 フライパンにサラダ油を中火で熱し、**2**を入
れて焼く。両面こんがりとしたらAを合わせ
て加え、全体にからめる。

4 オクラを添えて器に盛り、七味をふる。

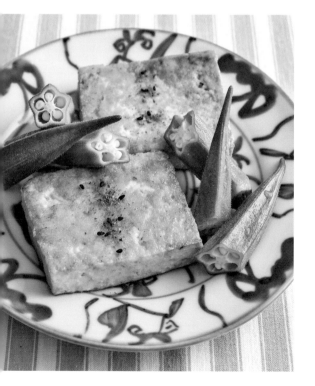

エネルギー	炭水化物	塩分	食物繊維
166kcal	10.1g	1.2g	3.3g

材料を切って2〜3分煮るだけの時短おかず

豆腐の豆乳煮

材料（1人分）

木綿豆腐	100g（⅓丁）
だし	½カップ
えのきたけ	40g（½袋）
にんじん	20g（1/10本）
水菜	20g（½株）
豆乳	¼カップ（50g）
塩	小さじ⅕（1.2g）

作り方［調理時間**10分**］

1 豆腐は半分に切る。えのきたけは根元を切り、長さを半分に切ってほぐす。にんじんは細切りに、水菜は5〜6㎝長さに切る。

2 鍋に豆腐、だしを入れ中火にかけ、ふたをする。煮立ちはじめたら1のえのきと野菜を加え、ふたをして2〜3分煮る。

3 野菜がしんなりしたら、豆乳と塩を加えひと煮する。

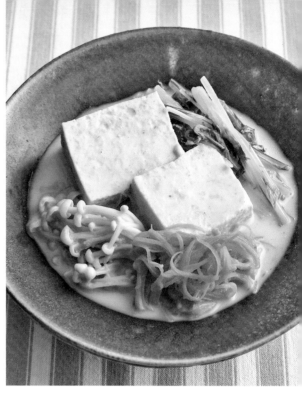

エネルギー	炭水化物	塩分	食物繊維
122kcal	9.1g	1.3g	3.9g

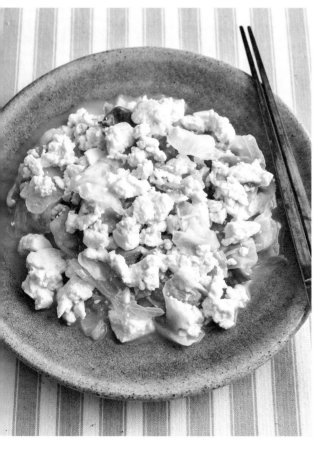

加熱すれば⅓個のレタスもペロリ

豆腐とレタスの炒め煮

材料（1人分）

木綿豆腐	150g（½丁）
レタス	120g（⅓個）
にんにく	2g（2/5片）
ごま油	小さじ1（4g）
塩	小さじ¼（1.5g）

作り方［調理時間**10分**］

1 レタスはひと口大にちぎる。にんにくはつぶす。

2 フライパンに、ごま油、にんにくを入れ中火で熱し、香りが立ったらレタスを加えて炒め、豆腐を細かくくずして広げ入れ、ふたをする。2〜3分蒸し煮にし、レタスがくったりしたらふたをとり、水けをとばすように炒め、塩を加える。

エネルギー	炭水化物	塩分	食物繊維
162kcal	6.3g	1.5g	3.1g

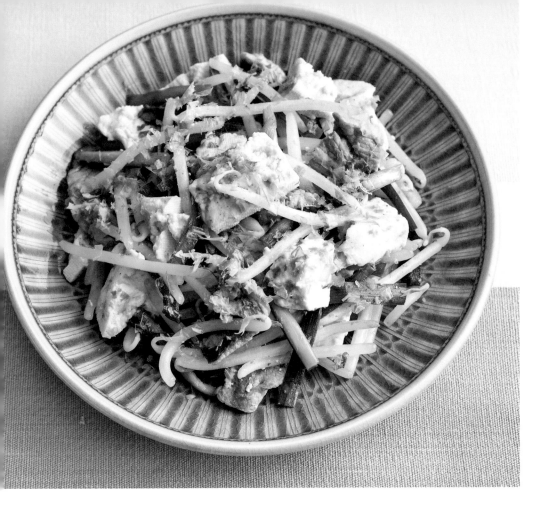

食物繊維と大豆たんぱくをたっぷりとって食後の血糖値上昇をゆるやかに

豆腐ともやしのチャンプルー

材料（1人分）

木綿豆腐 ·············· 100g（⅓丁）
豚もも肉薄切り ········ 30g
もやし ················ 100g（½袋）**アレンジ可**
にら ·················· 30g（⅓束）
サラダ油 ·············· 小さじ½（2g）
塩 ···················· 小さじ⅓（2g）
こしょう ·············· 少々
削り節 ················ 2g

エネルギー	炭水化物	塩分	食物繊維
154kcal	5.5g	2.0g	3.2g

作り方［調理時間 **15分**］

1. 豚肉はひと口大に切る。もやしはひげ根をとり、にらは4cm長さに切る。

2. フライパンにサラダ油を中火で熱し、豚肉を炒める。火が通ったら、もやし、にらを加え、豆腐を大きめにくずして加え炒め合わせる。なじんだら、塩、こしょうを加えさっと炒める。

3. 器に盛りつけて、削り節をふる。

アレンジ レシピ もやしをキャベツにかえて | **キャベツチャンプルー**

作り方 「豆腐ともやしのチャンプルー」と作り方は同じ。
作り方2でもやしのかわりに、ひと口大に切ったキャベツ
100g（2枚）を加える。

エネルギー	炭水化物	塩分	食物繊維
160kcal	8.1g	2.0g	3.7g

ほたて水煮缶を使えば味つけは塩少々でOK

ほたての蒸し豆腐

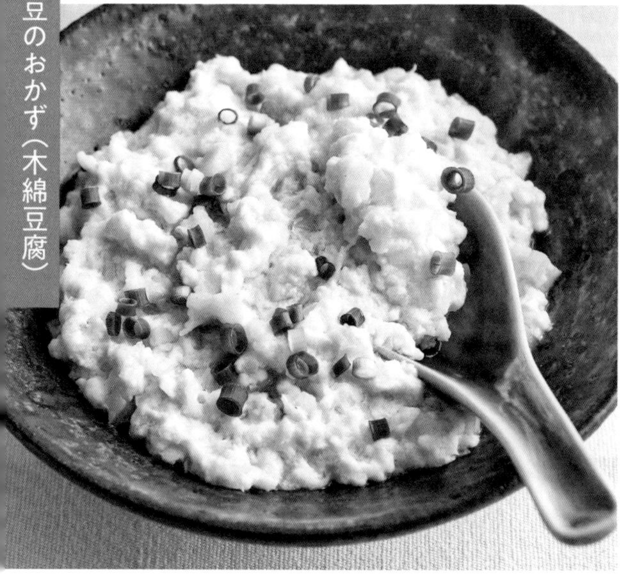

材料（1人分）

木綿豆腐	100g（⅓T）
ほたて貝柱水煮缶	20g
溶き卵	小さじ2（10g）
長ねぎ	10g（⅒本）
れんこん	20g（⅒節）
A　こしょう	少々
ごま油	小さじ¼（1g）
片栗粉	小さじ⅔（2g）
塩	少々（0.8g）
小ねぎ	少々

作り方［調理時間**20分**（豆腐の水きり時間除く）］

1 豆腐は手でくずしてざるに入れ、15分おいて水きりする。

2 長ねぎはみじん切り、れんこんは粗みじん切り、小ねぎは小口切りにする。

3 1に缶汁をきったほたて、卵、長ねぎとれんこん、Aを加えよく混ぜる。

4 3を耐熱性の器に移し入れ、蒸気の上がった蒸し器に入れ強火で7～8分蒸して火を通し、小ねぎをちらす。

エネルギー	炭水化物	塩分	食物繊維
139kcal	7.8g	0.9g	1.9g

オイスターソースときのこのうまみたっぷり

豆腐のかき油煮

材料（1人分）

木綿豆腐	150g（½T）
ごま油	小さじ1（4g）
しめじ	30g（⅓袋）
A　だし	大さじ2
オイスターソース	小さじ1⅕（6g）
しょうゆ	小さじ½（3g）
こしょう	少々
にら	30g（⅓束）

作り方［調理時間**10分**］

1 豆腐はひと口大に切り、ペーパータオルにはさんで水けをふく。

2 しめじは石づきを切り取りほぐす。にらは3cm長さに切る。

3 フライパンにごま油を中火で熱し、豆腐を並べ入れ焼きつける。こんがりとしたら、しめじ、Aを加えてときどき混ぜ、ほとんど汁けがなくなるまで煮る。にらを加えひと煮する。

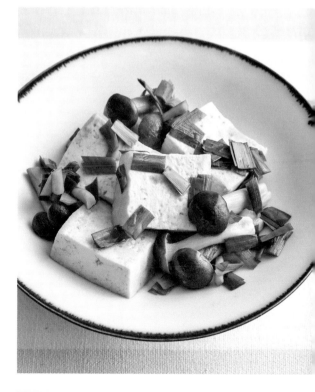

エネルギー	炭水化物	塩分	食物繊維
167kcal	6.4g	1.1g	3.6g

うまみを含んだ油揚げとみつばの香りが絶妙

油揚げとみつばの牛肉炒め

材料（1人分）

油揚げ ····················· 20g（½枚）
牛もも肉薄切り ········ 40g
みつば ····················· 40g（3株弱）
サラダ油 ·············· 小さじ½（2g）
しょうゆ ·············· 小さじ1⅓（8g）
こしょう ·············· 少々

作り方［調理時間15分］

1 油揚げは細切りにし、ひとゆでし油抜きする。

2 牛肉は細切りに、みつばは4～5cm長さに切る。

3 フライパンにサラダ油を中火で熱し、牛肉を炒める。火が通ったら油揚げ、みつばを加えてさっと炒め、最後にしょうゆを回し入れ、こしょうを加える。

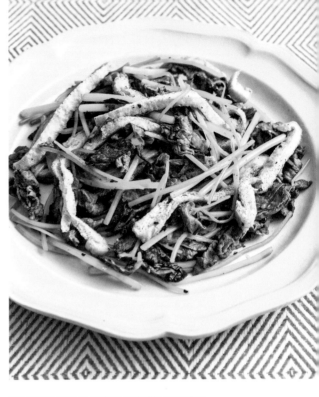

エネルギー	炭水化物	塩分	食物繊維
175kcal	2.6g	1.2g	1.3g

カレー風味のだしを吸った高野豆腐がジューシー

高野豆腐、小ねぎ、カリフラワーのカレー炒め

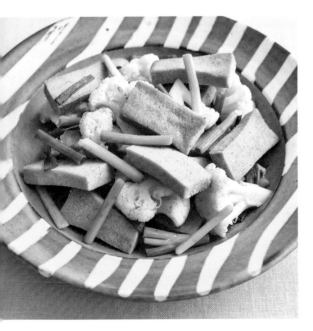

材料（1人分）

高野豆腐 ················· 16g（1個）
カリフラワー ·········· 50g（⅙株）
小ねぎ ····················· 30g（9本）
サラダ油 ·············· 小さじ1（4g）
カレー粉 ·············· 小さじ¼（0.5g）
A｜だし ····················· ¼カップ
　｜しょうゆ ··········· 小さじ1（6g）

作り方［調理時間15分（高野豆腐をもどす時間除く）］

1 高野豆腐は水でもどし、水けをしぼり7～8mm厚さのひと口大に切る。

2 カリフラワーは小房に分け、小ねぎは3cm長さに切る。

3 フライパンにサラダ油を中火で熱し、高野豆腐、カリフラワーを炒める。カレー粉をふり入れて炒め、なじんだらAを加え、汁けがなくなるまで炒める。小ねぎを加えさっと炒める。

エネルギー	炭水化物	塩分	食物繊維
144kcal	5.9g	1.2g	2.9g

しみしみの高野豆腐が上品な味わい

高野豆腐の炊き合わせ

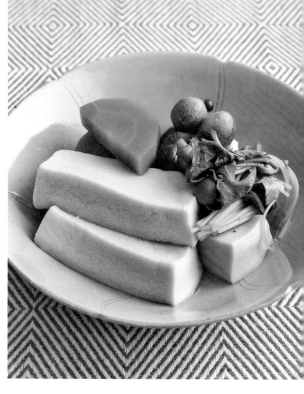

材料（1人分）

高野豆腐	16g（1個）
にんじん	30g（⅙本）
しめじ	40g（約½袋）
みつば	10g（⅔束）
A｜だし	½カップ
｜しょうゆ	小さじ1（6g）
｜みりん	小さじ1（6g）

作り方［調理時間 **15分**（高野豆腐をもどす時間除く）］

1 高野豆腐は水でもどし、水けをしぼり2cm幅に切る。にんじんは1cm厚さの半月切りにし、下ゆでする。

2 しめじは石づきを切り取りほぐす。

3 鍋にAを合わせ中火にかける。**1**を加えふたをし、煮立ったら弱火にし7〜8分煮る。しめじを加えしんなりしたら根元を切り落としたみつばを加え、ひと煮する。

エネルギー	炭水化物	塩分	食物繊維
120kcal	**9.0**g	**1.2**g	**2.8**g

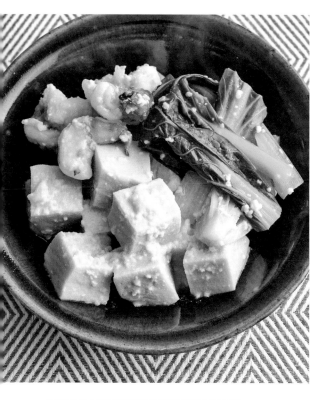

生活習慣病改善に役立つ成分たっぷり

高野豆腐の粕煮

材料（1人分）

高野豆腐	16g（1個）
えび	30g
小松菜	50g（¼束）
だし	½カップ
A｜酒粕	20g
｜水	大さじ2
｜塩	少々（0.8g）

作り方［調理時間 **20分**（高野豆腐をもどす時間除く）］

1 高野豆腐は、水でもどし、水けをしぼって、2cm角に切る。えびは殻をむいて背わたを取りひと口大に切る。小松菜は色よくゆで、5cm長さに切る。

2 Aを合わせておく。

3 鍋にだしを入れ中火にかけ、高野豆腐を加え、煮立ったら弱火にし、ふたをして7〜8分煮る。えびを加えて火を通し、小松菜、**2**を加えひと煮する。

エネルギー	炭水化物	塩分	食物繊維
154kcal	**7.1**g	**1.2**g	**2.4**g

スパイスをきかせたスパイシーなサラダ
大豆サラダ

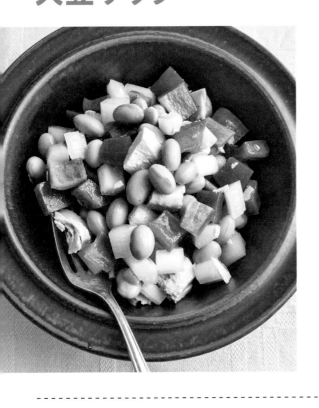

材料（1人分）

大豆（ゆで）	………………	40g
ツナ水煮缶	………………	20g
セロリ	………………	30g（⅕本）
ピーマン	………………	20g（⅔個）
赤パプリカ	………………	30g（⅕個）
A｜酢	………………	小さじ1（5g）
｜塩	………………	小さじ⅙（1g）
｜こしょう	…………	少々
｜レモン汁	…………	小さじ1（5g）
｜コリアンダーパウダー	‥	少々
｜クミンパウダー	‥‥	少々
｜オリーブ油	………	小さじ½（2g）

作り方［調理時間**10分**］

1 セロリ、ピーマン、赤パプリカは1cm角に切る。

2 大豆は水からゆで、1～2分煮立ててあたため、湯をきる。

3 豆があたたかいうちに、**1**、缶汁をきったツナを合わせ、**A**を順に加え和える。

エネルギー	炭水化物	塩分	食物繊維
116kcal	**8.5**g	**1.1**g	**4.9**g

食物繊維とイソフラボンがたっぷりとれる
大豆のくず煮

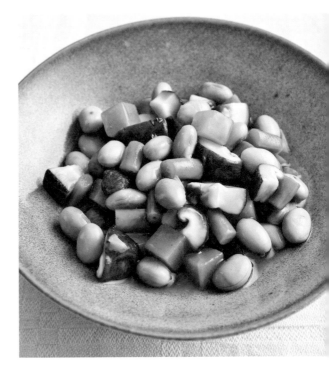

材料（1人分）

大豆（ゆで）	………………	60g
しいたけ	………………	40g（4枚）
さやいんげん	…………	20g（4本）
にんじん	………………	20g（⅒本）
ごま油	………………	小さじ½（2g）
A｜だし	………………	½カップ
｜しょうゆ	…………	小さじ1½（9g）
｜砂糖	………………	小さじ1（3g）
片栗粉	………………	小さじ½（1.5g）

作り方［調理時間**15分**］

1 しいたけ、にんじんはそれぞれ1cm角に、さやいんげんは1cm幅に切る。

2 フライパンにごま油を熱し、**1**を炒める。なじんだら大豆も加えて軽く炒め、**A**を加える。2～3分煮立て火を通し、片栗粉を同量の水（分量外）で溶いて加え、とろみをつける。

エネルギー	炭水化物	塩分	食物繊維
157kcal	**13.8**g	**1.4**g	**7.6**g

淡白なゆばにじゃがいもを合わせてボリュームアップ

ゆばとじゃがいもの炒めもの

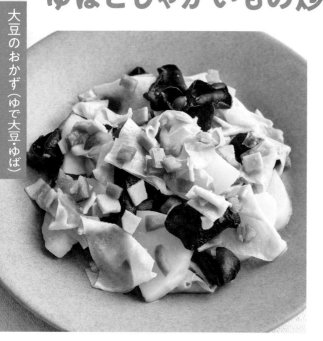

材料（1人分）

ゆば（平・乾燥）	8g（2枚）
じゃがいも	50g（⅓個）
ロースハム	20g（1枚）
ピーマン	20g（⅔個）
きくらげ（乾燥）	2g（7個）
サラダ油	小さじ1（4g）
だし	大さじ2
塩	少々（0.6g）

作り方［調理時間**20分**（ゆばときくらげをもどす時間除く）］

1 ゆばは水でもどしひと口大に切る。

2 じゃがいもは5mm厚さの半月切りにし、ゆでる。ハム、ピーマンは5mm角に切る。きくらげは水でもどす。

3 フライパンにサラダ油を中火で熱し、じゃがいもを炒め、こんがりしたら、ゆば、ハム、ピーマン、きくらげを加え炒め、だし、塩を加え、汁けがなくなるまで炒める。

エネルギー	炭水化物	塩分	食物繊維
155kcal	12.2g	1.1g	6.3g

中華風クリーム煮を牛乳でヘルシーに

ゆばとチンゲン菜のミルク煮

材料（1人分）

ゆば（平・乾燥）	8g（2枚）
チンゲン菜	80g（⅘株）
サラダ油	小さじ½（2g）
A｜牛乳	大さじ4（60g）
｜塩	少々（0.8g）
｜オイスターソース	小さじ⅕（1g）
｜砂糖	小さじ⅙（0.5g）

作り方［調理時間**10分**（ゆばをもどす時間除く）］

1 ゆばは水でもどし、ひと口大に切る。

2 チンゲン菜は食べやすい大きさに切る。

3 フライパンにサラダ油を中火で熱し、**2**を炒める。ふたをして1〜2分蒸し煮にし、チンゲン菜の色があざやかになったら、ゆば、Aを加え、混ぜながら1〜2分煮る。

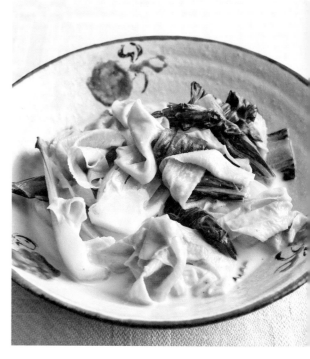

エネルギー	炭水化物	塩分	食物繊維
104kcal	5.8g	1.1g	1.2g

卵には良質なたんぱく質が多く含まれています。野菜と一緒に調理すればボリュームが出て、血糖値の上昇をゆるやかにする食物繊維もとれます。

たっぷり野菜と3種のドライハーブで食べごたえ満点

スパニッシュオムレツ

材料（1人分）

卵	………………	75g（M玉1½個）
A ブロッコリー	………	25g（⅒株）
赤パプリカ	………	20g（⅛個）
玉ねぎ	………	50g（¼個）
マッシュルーム	……	25g（2個）
B 塩	………	少々（0.8g）
タイム	………	少々
オレガノ	………	少々
バジル	………	少々
白ワイン	………	小さじ1（5g）
サラダ油	………	小さじ1（4g）
パセリ	………	少々

アレンジ可

作り方［調理時間**20分**］

1 Aの野菜はすべて1～1.5cm角くらいの大きさに切る。

2 フライパンにサラダ油小さじ½を中火で熱し、**1**を炒める。Bを加えて、さらに炒め火を通す。

3 ボウルに卵を溶きほぐし、**2**を加え混ぜる。

4 フライパンにサラダ油小さじ½を中火で熱し、**3**を流し入れる。弱火で5～6分焼いて返し、さらに3～4分、両面こんがりと焼き上げる。

5 切り分けて器に盛り、パセリを添える。

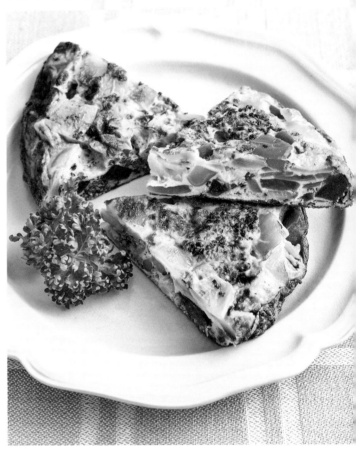

エネルギー	炭水化物	塩分	食物繊維
184kcal	8.9g	1.1g	3.2g

アレンジレシピ　具を和風にかえて

わかめと野菜のオムレツ

作り方　「スパニッシュオムレツ」と作り方は同じ。材料Aのブロッコリー、赤パプリカ、玉ねぎ、マッシュルームを、1～1.5cm角に切ったしいたけ40g（4枚）、れんこん20g（⅒節）、長ねぎ50g（½本）とカットわかめ1gを水にもどして刻んだものにかえる。

エネルギー	炭水化物	塩分	食物繊維
199kcal	12.8g	1.2g	5.4g

モッツァレラチーズがとろりとろける

ピザ風目玉焼き

材料（1人分）

卵	50g（M玉1個）
トマト	30g（⅕個）
玉ねぎ	15g（½個）
モッツァレラチーズ	10g
塩	少々（0.5g）
粗びき黒こしょう	少々
サラダ油	小さじ¼（1g）

作り方［調理時間 **15分**］

1 トマトは1cm角に、玉ねぎはみじん切りにする。

2 フライパンを中火でよく熱し、油をなじませる。卵を割り入れ、ふたをし弱火で5分焼く。

3 **2**の目玉焼きの表面に**1**を散らし、チーズをちぎってのせ、塩、こしょうをふる。ふたをし、さらに3〜4分チーズがとけるまで焼く。

エネルギー	炭水化物	塩分	食物繊維
159kcal	**3.2**g	**0.5**g	**0.5**g

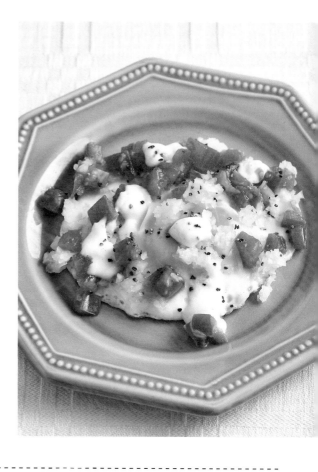

ふんわり卵にトマトの酸味がさわやか

トマト卵炒め

材料（1人分）

卵	75g（M玉1½個）
玉ねぎ	25g（⅒個）
トマト	100g（⅔個）
にんにく（みじん切り）	小さじ⅕（1g）
オリーブ油	小さじ1（4g）
塩	少々（0.8g）
ミント	少々

作り方［調理時間 **15分**］

1 玉ねぎは粗みじん切りに、トマトはひと口大に切る。

2 フライパンにオリーブ油、にんにくを入れ中火で熱し、玉ねぎを軽く炒める。トマトを加えて炒め、煮くずれたら卵を溶いて流し入れ大きく混ぜて炒める。ふんわりと火を通し塩を加える。

3 盛りつけてミントを飾る。

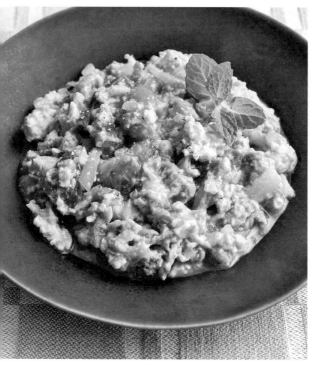

エネルギー	炭水化物	塩分	食物繊維
172kcal	**7.4**g	**0.7**g	**1.5**g

具だくさんで食物繊維たっぷり
中華風卵炒め

材料（1人分）

卵	75g（M玉1½個）
しめじ	20g（¼袋）
赤パプリカ	20g（⅛個）
アスパラガス	20g（2本）
長ねぎ	20g（⅕本）
ごま油	小さじ1（4g）
A｜オイスターソース	小さじ1⅕（6g）
｜酒	小さじ1（5g）
こしょう	少々

作り方［調理時間**15分**］

1 しめじは石づきを切り取りほぐす。赤パプリカは細切りに、アスパラガスは斜め薄切り、長ねぎは4cm長さの縦4つ割りに切る。

2 フライパンにごま油を熱し、**1**を炒め、火を通す。卵を溶いて流し入れ、大きく炒めて、好みの加減に火を通し、Aを合わせてから加え、さっと炒め、こしょうをふる。

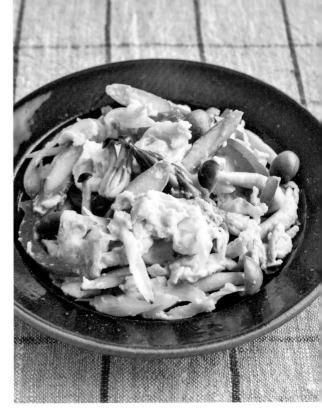

エネルギー	炭水化物	塩分	食物繊維
175kcal	6.6g	1.0g	1.9g

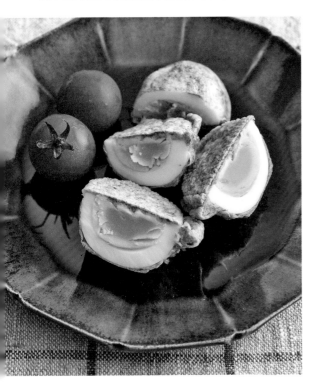

エネルギー	炭水化物	塩分	食物繊維
155kcal	7.9g	0.8g	0.8g

こんがり焼いた青のり入りの衣が風味豊か
ゆで卵の青のり衣焼き

材料（1人分）

卵	50g（M玉1個）
A｜青のり	小さじ⅕（1g）
｜小麦粉	大さじ1弱（8g）
｜溶き卵	小さじ2（10g）
｜水	小さじ1
｜塩	少々（0.5g）
｜こしょう	少々
サラダ油	小さじ1（4g）
ミニトマト	15g（2個）

作り方［調理時間**20分**］

1 卵はゆでて、縦半分に切る。

2 Aを混ぜ合わせる。

3 フライパンにサラダ油を中火で熱し、**1**に**2**をからめ切り口を下にして入れる。ふたをして4〜5分表面の衣が乾くまで焼いて、返して丸い側も軽く焼きつけこんがりさせる。

4 半分に切って器に盛り、ミニトマトを添える。

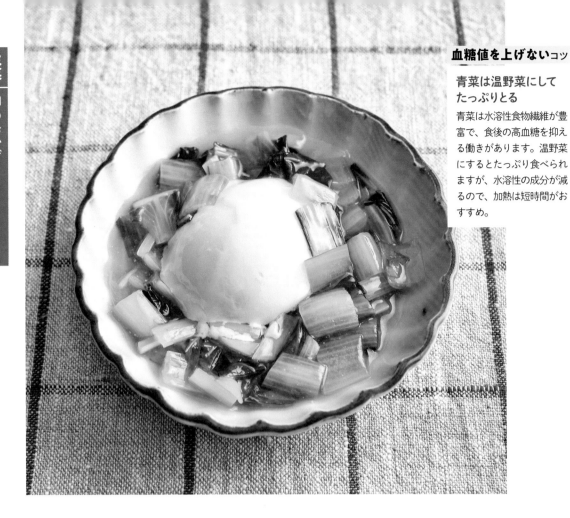

トロ～リ卵をくずしてからめながら召し上がれ

温泉卵 青菜あんかけ

材料（1人分）

温泉卵（市販品）‥‥‥‥	50g（1個）
小松菜 ‥‥‥‥‥‥‥‥	50g（¼束）アレンジ可
ごま油 ‥‥‥‥‥‥‥‥	小さじ½（2g）
だし ‥‥‥‥‥‥‥‥‥	¼カップ
しょうゆ ‥‥‥‥‥‥‥	小さじ1（6g）
片栗粉 ‥‥‥‥‥‥‥‥	小さじ⅓（1g）

エネルギー	炭水化物	塩分	食物繊維
101kcal	2.9g	1.2g	1.0g

作り方［調理時間**15分**］

1 小松菜は2cm長さに切る。

2 鍋にごま油を中火で熱し**1**を炒める。しんなりしたら、だし、しょうゆを加え煮立て、片栗粉を同量の水（分量外）で溶いて加えとろみをつける。

3 器に温泉卵を盛り、**2**をかける。

アレンジ レシピ 青菜あんをきのこあんにかえて

温泉卵 きのこあんかけ

作り方 「温泉卵 青菜あんかけ」と作り方は同じ。作り方**2**で小松菜のかわりに、石づきを切ってほぐしたしめじ30g（⅓パック）と3cm長さに切ってほぐしたえのきたけ30g（小½袋弱）を使う。

エネルギー	炭水化物	塩分	食物繊維
115kcal	5.4g	1.2g	2.3g

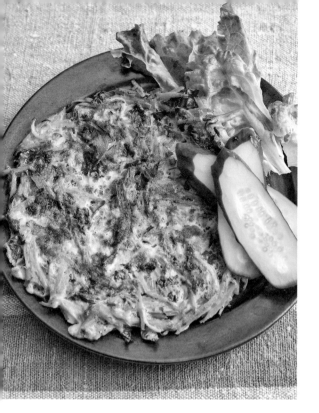

パクチーとじゃこたっぷりでこんがり薄焼きに

ベトナム風オムレツ

材料（1人分）

卵	50g（M玉1個）
パクチー	10g（¼束）
にんじん	20g（⅒本）
ちりめんじゃこ	大さじ1（5g）
サラダ油	小さじ½（2g）
サニーレタス	10g（大1枚）
きゅうり	10g（⅒本）
ナンプラー	小さじ⅓（2g）

作り方［調理時間**15**分］

1 パクチーは1cm幅に刻む。にんじんは短いせん切りにする。

2 卵をほぐし、**1**とじゃこを混ぜる。

3 フライパンにサラダ油を中火で熱し、**2**を流し入れてフライパン全体に広げ、薄く焼き上げる。返して両面こんがりとさせ、サニーレタス、きゅうりを添えて器に盛る。ナンプラーをかける。

エネルギー	炭水化物	塩分	食物繊維
113kcal	2.9g	0.8g	1.0g

多めのだしでプルプル仕上げに

中華風茶碗蒸し

材料（1人分）

卵	25g（M玉½個）
豚ひき肉	20g
長ねぎ	10g（⅒本）
しょうが	5g（¼片）
だし	½カップ
塩	少々（0.5g）

作り方［調理時間**20**分］

1 長ねぎはみじん切りにし、しょうがはすりおろして、ともにひき肉と混ぜる。

2 卵を溶きほぐし、だし、塩を加え混ぜ、**1**を加える。

3 蒸し茶碗に移し入れ、蒸気の上がった蒸し器に入れ、強火で2分、弱火にして12～13分蒸して火を通す。

エネルギー	炭水化物	塩分	食物繊維
85kcal	1.5g	0.4g	0.4g

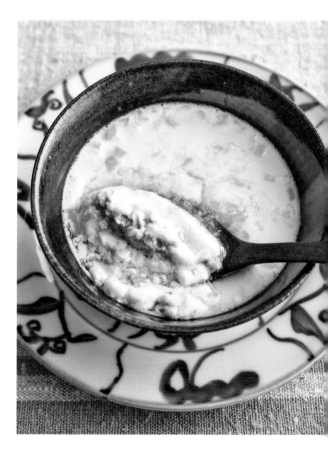

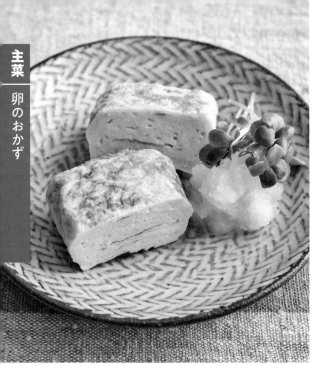

冷めてもおいしくお弁当にもおすすめ
厚焼き卵

材料（1人分）

卵	………………	75g（M玉1½個）
A	しょうゆ ………	小さじ⅙（1g）
	みりん …………	小さじ¼（1.5g）
	塩 ……………	少々（0.3g）
サラダ油	…………	小さじ½（2g）
大根	……………	50g（1.5cm）
貝割れ菜	…………	3g（⅒袋）

作り方［調理時間10分］

1 大根はすりおろし汁けをきる。貝割れ菜は根を切る。

2 卵をほぐし、Aを加え、混ぜる。

3 卵焼き器にサラダ油を中火で熱し、2を数回に分けて流し入れ、卵焼きをつくる。

4 切り分けて器に盛り、1を添える。

エネルギー	炭水化物	塩分	食物繊維
139kcal	2.9g	1.2g	0.8g

ふわふわのツナ卵炒めにとろ〜りあんをかけて
ツナたま銀あんかけ

材料（1人分）

卵	………………	50g（M玉1個）
ツナ水煮缶	…………	20g
長ねぎ	……………	40g（⅖本）
サラダ油	…………	小さじ1（4g）
A	だし …………	¼カップ
	しょうゆ ……	小さじ⅙（1g）
	塩 …………	少々（0.3g）
	みりん ……	少々（0.5g）
	片栗粉 ……	小さじ⅓（1g）

作り方［調理時間15分］

1 ツナはほぐし、長ねぎは粗みじん切りにする。

2 小鍋にAを合わせ、よく混ぜながら中火にかけ、煮立ててとろみをつける。

3 卵を溶いて1を加える。フライパンにサラダ油を中火で熱し、卵を流し入れ大きく混ぜてふんわりと炒め、器に盛り2をかける。

エネルギー	炭水化物	塩分	食物繊維
140kcal	4.8g	0.5g	1.0g

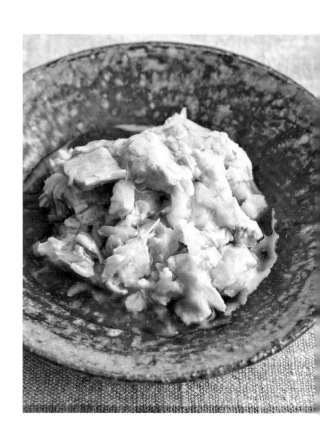

いろいろな料理に使える ソース・ドレッシング

市販のソースやドレッシングは塩分が高くなりがち。だから手作りで常備するのがおすすめ。
手作りなら塩分量がわかり、安心で、作りおきもOK。ここで紹介している15種のソースやドレッシングは
肉料理にも魚料理にも、また生野菜にも温野菜にも合うものばかりです。
※材料はすべて4食分。栄養表示は1人分。よく混ぜてからかける。

じゃことしょうゆの相性抜群
じゃこドレッシング

保存 冷蔵で1週間

材料（4食分）
ちりめんじゃこ
　…大さじ2（10g）
ごま油…小さじ½（2g）
しょうゆ…小さじ1（6g）
酢…大さじ3（45g）
酒…小さじ⅕（1g）

作り方
ごま油でじゃこをカリッと炒める。火を止め、
他の材料を加えて混ぜる。

エネルギー	炭水化物	塩分	食物繊維
37kcal	6.0g	0.4g	4.3g

豆板醤の辛さがクセになる
ピリ辛中華ドレッシング

保存 冷蔵で1週間

材料（4食分）
豆板醤…小さじ⅓（2g）
にんにく…5g（1片）
しょうが…10g（½片）
酢…大さじ4（60g）
塩…少々（0.8g）
ごま油…小さじ½（2g）

作り方
にんにくとしょうがは、それぞれみじん切りにし、
他の材料と混ぜる。

エネルギー	炭水化物	塩分	食物繊維
13kcal	1.0g	0.3g	0.2g

 ピリ辛中華ドレッシング を使ったレシピ
せん切りキャベツ
ピリ辛中華ドレッシングがけ

材料（1人分）と作り方●キャベツ80g（1枚）
をせん切りにし、ピリ辛中華ドレッシングをか
ける。

エネルギー	炭水化物	塩分	食物繊維
30kcal	5.1g	0.3g	1.6g

チリペッパー入りでスパイシー
トマトドレッシング

保存 冷蔵で1週間

材料（4食分）
トマト…80g（½個）
オリーブ油…小さじ½（2g）
酢…大さじ2（30g）
チリペッパー…少々
塩…少々（0.8g）

作り方
トマトは7〜8mm角に切り、他の材料と混ぜる。

エネルギー	炭水化物	塩分	食物繊維
11kcal	1.2g	0.2g	0.2g

魚にも肉にもよく合う
しょうがみそドレッシング

保存 冷蔵で1週間

材料（4食分）
しょうが…30g（2片）
みそ…小さじ2（12g）
酢…大さじ3（45g）
砂糖…小さじ1（3g）

作り方
しょうがはすりおろし、他の材料と混ぜる。

エネルギー	炭水化物	塩分	食物繊維
16kcal	2.3g	0.5g	0.2g

にんじんの甘みと酢の酸味がぴったり
にんじんドレッシング

保存 冷蔵で1週間

材料（4食分）
にんじん…50g（¼本）
酢…大さじ2（30g）
オリーブ油…小さじ½（2g）
塩…小さじ⅓（2g）

作り方
にんじんはすりおろし、他の材料と混ぜる。

エネルギー	炭水化物	塩分	食物繊維
7kcal	1.3g	0.5g	0.3g

温野菜にかけるのがおすすめ
ツナヨーグルトソース

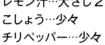

材料（4食分）
ツナ水煮缶…40g
ヨーグルト（無糖）
　…大さじ2⅔（40g）
レモン汁…大さじ2（30g）
こしょう…少々
チリペッパー…少々

作り方
ツナを細かくほぐし、他の材料と混ぜる。

エネルギー	炭水化物	塩分	食物繊維
16kcal	1.5g	0.1g	0.4g

カレー味でパンチあり
ヨーグルトカレーソース

材料（4食分）
ヨーグルト（無糖）
　…大さじ3（45g）
カレー粉…小さじ1（2g）
レモン汁
　…大さじ2（30g）
おろしにんにく…少々（0.5g）

作り方
すべての材料を混ぜる。

エネルギー	炭水化物	塩分	食物繊維
10kcal	1.6g	0.0g	0.2g

ソテーした鶏肉のソースに◎
きのこぽん酢

材料（4食分）
しめじ…80g（約1袋）
酢…大さじ2（30g）
しょうゆ…小さじ1（6g）
だし…大さじ2（30g）

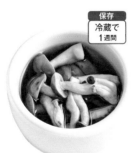

作り方
しめじは石づきを除いてほぐし、アルミホイルに包んで魚焼きグリルで5分焼く。他の材料と混ぜる。

エネルギー	炭水化物	塩分	食物繊維
10kcal	1.6g	0.2g	0.7g

白身魚の料理に合う
オーロラソース

材料（4食分）
マヨネーズ（カロリーハーフ）
　…大さじ2（24g）
レモン汁…大さじ1（15g）
ヨーグルト（無糖）
　…大さじ2（30g）
トマトピューレ…大さじ2（30g）
塩…小さじ⅕（1.2g）

作り方
すべての材料を混ぜる。

エネルギー	炭水化物	塩分	食物繊維
26kcal	1.0g	0.4g	0.2g

オーロラソース を使ったレシピ
魚のソテー オーロラソース

材料（1人分）と作り方●たいやたら、さわらなどの白身魚80g（1切れ）をオリーブ油小さじ½（2g）を熱したフライパンで両面こんがり焼き、オーロラソースをかける。

エネルギー	炭水化物	塩分	食物繊維
157kcal	1.8g	0.5g	0.3g

ごろごろ入った果肉が◎
グレープフルーツソース

材料（4食分）
グレープフルーツ…100g（⅓個）
オリーブ油
　…小さじ1（4g）
酢…大さじ2（30g）
粗びき黒こしょう…少々

作り方
グレープフルーツは果肉を取り出してほぐし、他の材料と混ぜる。

エネルギー	炭水化物	塩分	食物繊維
19kcal	2.5g	0.0g	0.2g

グレープフルーツソース を使ったレシピ
冷奴 グレープフルーツソースがけ

材料（1人分）と作り方●木綿豆腐100g（⅓丁）に、グレープフルーツソースをかける。

エネルギー	炭水化物	塩分	食物繊維
92kcal	3.9g	0.0g	1.3g

ゆでた豚肉にかけるだけでごちそうに

ごまだれ

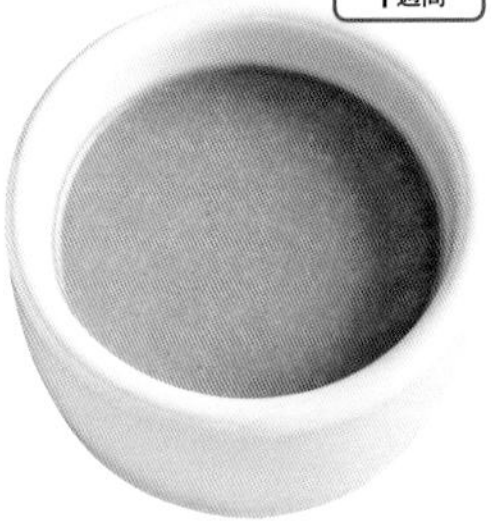

材料（4食分）

練りごま（白）
…小さじ1⅗（8g）
酢…大さじ2（30g）
しょうゆ…大さじ½（9g）
砂糖…小さじ1（3g）

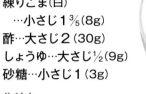

作り方

すべての材料を混ぜる。

エネルギー	炭水化物	塩分	食物繊維
20kcal	1.5g	0.3g	0.3g

ごまだれ を使ったレシピ
ゆでじゃがいも ごまだれがけ

材料（1人分）と作り方●じゃがいも80gを
ゆで、食べやすい大きさに切り、ごまだれを
かける。

エネルギー	炭水化物	塩分	食物繊維
70kcal	15.5g	0.3g	7.4g

ロメインレタスにかければシーザーサラダ風に
カッテージチーズナッツソース

材料（4食分）

カッテージチーズ…40g
カシューナッツ…20g
レモン汁…大さじ2（30g）
塩…少々（0.6g）
こしょう…少々

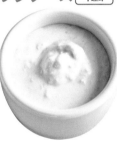

作り方

カシューナッツはすり鉢などですりつぶし、他
の材料とともに混ぜる。

エネルギー	炭水化物	塩分	食物繊維
41kcal	2.2g	0.3g	0.3g

カッテージチーズナッツソース を使ったレシピ
蒸し鶏 カッテージチーズ
ナッツソースがけ

材料（1人分）と作り方●鶏むね肉（皮・脂身
を除いたもの）80gを蒸し、食べやすい大
きさに切り分けて、カッテージチーズナッツ
ソースをかける。

エネルギー	炭水化物	塩分	食物繊維
126kcal	2.2g	0.3g	0.3g

焼いた鶏ささみ肉や豚赤身肉に合う
ねぎ塩だれ

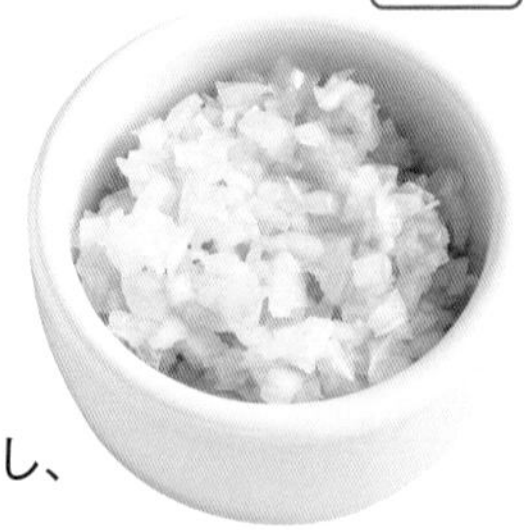

材料（4食分）

長ねぎ…60g（⅗本）
塩…小さじ⅓（2g）
ごま油…小さじ2（8g）

作り方

長ねぎをみじん切りにし、
他の材料と混ぜる。

エネルギー	炭水化物	塩分	食物繊維
23kcal	1.3g	0.5g	0.4g

鶏肉にかけたり、パスタソースにしたりしても
パセリソース

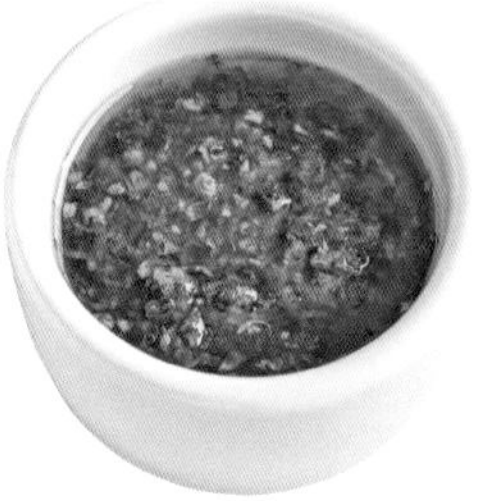

材料（4食分）

パセリ…20g（4枝）
オリーブ油
…小さじ¾（3g）
レモン汁
…大さじ2（30g）
塩…小さじ⅕（1.2g）

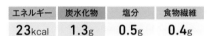

作り方

パセリはみじん切りにし、ほかの材料と混ぜる。

エネルギー	炭水化物	塩分	食物繊維
10kcal	1.0g	0.3g	0.4g

みじん切りきゅうりの食感が楽しめる
きゅうり甘酢だれ

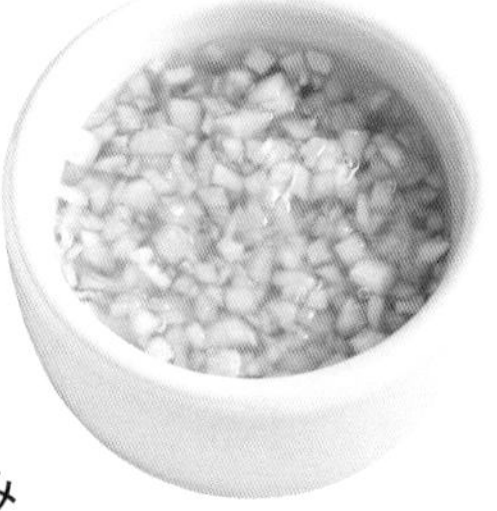

材料（4食分）

きゅうり…30g（⅓本）
酢…大さじ4（60g）
塩…小さじ⅕（1.2g）
砂糖…小さじ½（1.5g）

作り方

きゅうりは皮をむいてみ
じん切りにし、他の材料
とともに混ぜる。

エネルギー	炭水化物	塩分	食物繊維
8kcal	1.0g	0.3g	0.1g

Part 3

おすすめ食材で血糖値改善

副菜レシピ

血糖値改善におすすめの食材を使った
副菜、お弁当おかず、作りおきのメニュー148品を紹介。
野菜や海藻、きのこなど、手に入れやすい、身近な食材を使って
時間をかけずに調理できるものばかりです。

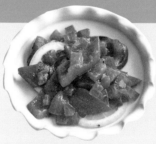

赤パプリカのグリルマリネ
（p.106）

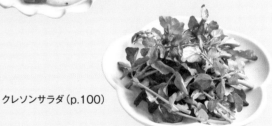

クレソンサラダ（p.100）

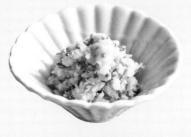

さつまいもの黒酢サラダ（p.119）

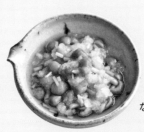

なめこのおろし煮（p.135）

野菜を中心に、食後高血糖を防ぐ「食物繊維」や
動脈硬化を防ぐ「抗酸化ビタミン」が豊富な食材を選びましょう。

1 食物繊維が豊富な食材で高血糖を防ぐ

　食物繊維には糖質の分解をゆるやかにする作用があり、食後高血糖を防いでくれます。副菜でたっぷり補いましょう。

　手っ取り早いのは野菜を多くとることですが、「生野菜」にこだわらないことがポイントです。たとえばキャベツやきゅうりなど、生野菜サラダに使われるような淡色野菜は食物繊維がそれほど多くありません。ブロッコリー、にんじんなど

の緑黄色野菜や、ごぼうなどの根菜、きのこ、海藻やこんにゃくなども合わせてとり、食物繊維の摂取量を増やしましょう。

　また、もち麦もおすすめです。もち麦には食物繊維の中でも、食後高血糖を防ぐ効果が高い「水溶性食物繊維」が豊富。ごはんに混ぜて炊くことが多いですが、ゆでたり煮込んだりすればおかずにも使えます（→ p.142）。

▶100gあたりの食物繊維量

野菜 よく噛むことで満腹感が得られ、食べすぎ防止にもつながる。

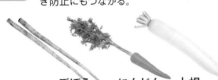

	ごぼう	にんじん	大根
水溶性食物繊維	2.3g	0.7g	0.5g
不溶性食物繊維	3.4g	2.1g	0.9g
食物繊維総量	5.7g	2.8g	1.4g

きのこ類 低カロリーで食物繊維を多く含む優秀食材。カルシウムの吸収を助けるビタミンDも豊富。

	えのきたけ	まいたけ	エリンギ	ぶなしめじ（ゆで）
水溶性食物繊維	0.4g	0.3g	0.2g	0.1g
不溶性食物繊維	3.5g	3.2g	3.2g	4.0g
食物繊維総量	3.9g	3.5g	3.4g	4.1g

海藻・こんにゃく 水溶性食物繊維の含有量が比較的高い。汁ものに使うのもおすすめ（→ p.151）。

	こんにゃく	カットわかめ	とろろ昆布
水溶性食物繊維	0.1g	—	—
不溶性食物繊維	2.1g	—	—
食物繊維総量	2.2g	2.0g	1.4g

（※カットわかめ、とろろ昆布の食物繊維総量は5g相当。水溶性・不溶性の数値は未掲載）

豆類 ゆでてサラダに混ぜれば手軽に食物繊維の摂取量を増やせる。市販のミックスビーンズを使っても。

	大豆	いんげん豆	えんどう豆	ひよこ豆
水溶性食物繊維	1.5g	3.3g	1.2g	1.2g
不溶性食物繊維	16.4g	16.2g	16.2g	15.1g
食物繊維総量	17.9g	19.6g	17.4g	16.3g

（数値は「日本食品標準成分表2020年版（八訂）」を参考）

 Check!

水溶性も不溶性もバランスよくとることで必要量をキープ

"血糖値の改善に役立つ"という点では、水溶性食物繊維のほうが効果は期待できますが、残念ながらもち麦のように水溶性食物繊維の割合が高い食材はあまり多くありません。上記の食材をまんべんなくとることで必要量を補っていきましょう。

2 緑黄色野菜の**抗酸化ビタミン**で**動脈硬化**予防

緑黄色野菜には、体内でビタミンAに変わる「βカロテン」や、「ビタミンC」「ビタミンE」など抗酸化力のあるビタミンが豊富です。抗酸化力とは、動脈硬化を進める「活性酸素」の働きを抑える作用のこと。これらのビタミンは頭文字をとって「ビタミンACE（エース）」と呼ばれ、動脈硬化が進みやすい糖尿病の人が意識してと

りたい栄養素です。緑黄色野菜は食物繊維も豊富なので、意識してとることで血糖値改善にも役立ちます。

▶ **100gあたりのβカロテン、ビタミンC、ビタミンE含有量**

	ブロッコリー	トマト	西洋かぼちゃ
βカロテン	900μg	540μg	3900μg
ビタミンC	140mg	15mg	43mg
ビタミンE	3.0mg	0.9mg	4.9mg

	ほうれんそう	ピーマン(青)	グリーンアスパラガス
βカロテン	4200μg	400μg	370μg
ビタミンC	35mg	76mg	15mg
ビタミンE	2.1mg	0.8mg	1.5mg

（数値は「日本食品標準成分表2020年版（八訂）」を参考）

• Check!
彩りのよい料理を見るとインスリンの分泌が促される

血糖値をコントロールするインスリンの分泌は、脳が五感から受ける刺激によっても左右されます。たとえば、おいしそうな料理を見ると膵臓からのインスリンの分泌が進むことがわかっています。緑黄色野菜などを使って料理に彩りを添え"おいしそう"に盛りつけましょう。

3 カリウムなどの**ミネラル**で**血糖値**と血圧をケア

現代人に不足しがちなカリウムには、体内の余分な塩分を排出して血圧を下げる作用があります。血圧が高くなると動脈硬化が進みますか

ら、予防のために摂取を心がけましょう。また、クロムにはインスリンの働きを助け、血糖値を正常に保つ効果があるといわれています。

カリウムもクロムも野菜や海藻に多く含まれます。毎日の副菜に取り入れましょう。

＼ **カリウムが豊富** ／

なす

きゅうり

白菜

淡色野菜を中心に、根菜や海藻などに豊富に含まれる。

＼ **クロムが豊富** ／

昆布

ひじき

わかめ

海藻類に豊富。また、豆類にも多く含まれる（→ p.33）。

• Check!
いも類も、1日につきじゃがいも1個分は食べよう

じゃがいもやさつまいも、里いもなどのいも類には糖質が多く含まれますが、食物繊維やビタミンCなども豊富です。まったくとらないのではなく、1日ににぎりこぶし1つ分くらい、じゃがいもなら1個程度を目安に食べるとよいでしょう。

緑黄色野菜には、抗酸化物質のひとつカロテンが豊富。活性酸素による酸化の予防、動脈硬化予防に役立ちます。加熱してカサを減らしてたっぷりとりましょう。

緑黄色野菜

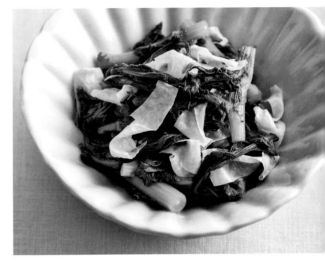

だしをきかせて塩分をカット
春菊とゆばの煮浸し

材料（1人分）

春菊	60g（³⁄₅袋）
ゆば（平・乾燥）	4g（1枚）
A　だし	¼カップ
しょうゆ	小さじ¹⁄₆（1g）
塩	少々（0.3g）

作り方［調理時間 **10分**（ゆばをもどす時間除く）］

1 春菊は色よくゆでて、3cm長さに切る。

2 ゆばは水に浸してもどし、ひと口大に切る。

3 鍋にAを合わせて中火にかけ、**2**、**1**を加える。混ぜながら1〜2分煮てなじませる。

材料チェンジOK 春菊を、ほうれん草や水菜にかえても

エネルギー	炭水化物	塩分	食物繊維
33kcal	2.9g	0.6g	2.0g

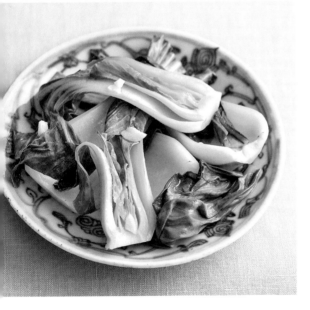

エネルギー	炭水化物	塩分	食物繊維
28kcal	2.2g	0.9g	1.1g

蒸し煮にするから色あざやかな仕上がりに
チンゲン菜の中華風にんにく塩炒め

材料（1人分）

チンゲン菜	80g（1株弱）
にんにく	2g（²⁄₅片）
サラダ油	小さじ½（2g）
塩	少々（0.8g）**アレンジ可**

作り方［調理時間 **10分**］

1 チンゲン菜は、食べやすい大きさに切る。

2 フライパンに油、粗く刻んだにんにくを入れ中火で熱し、チンゲン菜を入れる。湯30g（分量外）を入れてふたをし、1分加熱する。チンゲン菜の色があざやかになったらふたを取り、強火で水けをとばし、塩を加える。

材料チェンジOK チンゲン菜を、小松菜や水菜にかえても

アレンジレシピ 中華風を和風にかえて

チンゲン菜の和風にんにくしょうゆ炒め

作り方 「チンゲン菜の中華風にんにく塩炒め」と同様に作り、作り方**2**で塩の代わりにしょうゆ小さじ½を加える。

エネルギー	炭水化物	塩分	食物繊維
30kcal	2.4g	0.5g	1.1g

トマト缶の酸味がほうれん草のうまみを引き立てる

ほうれん草のトマト煮

材料（1人分）

ほうれん草	80g（約3株）
玉ねぎ	20g（1/10個）
オリーブ油	小さじ1/2（2g）
A｜ローリエ	1/4枚
｜トマト缶（カット）	30g
｜湯	大さじ2
｜塩	少々（0.6g）
｜チリペッパー	少々

エネルギー	炭水化物	塩分	食物繊維
45kcal	5.6g	0.7g	2.9g

作り方［調理時間**15**分］

1 ほうれん草は色よくゆでて、3cm長さに切る。玉ねぎはみじん切りにする。

2 フライパンにオリーブ油を中火で熱し、玉ねぎがしんなりするまで炒める。ほうれん草を加えて炒め、水けをとばす。Aを加えてときどき混ぜ、汁けがなくなるまで煮る。

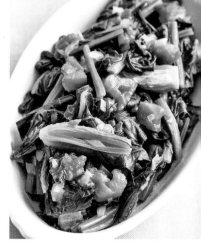

材料チェンジOK
ほうれん草を、春菊やクレソンにかえても

グリルで焼いたしめじを合わせて

ほうれん草としらすのお浸し

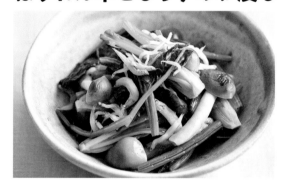

エネルギー	炭水化物	塩分	食物繊維
21kcal	3.1g	0.5g	2.4g

材料（1人分）

ほうれん草	60g（約2株）
しめじ	20g（1/5袋）
しらす干し	2g
A｜だし	大さじ1
｜しょうゆ	小さじ1/2（3g）

作り方［調理時間**10**分］

1 ほうれん草は色よくゆでて、3cm長さに切る。しめじは石づきを切り、アルミホイルでぴったりと包み、魚焼きグリルで4分焼く。

2 Aを合わせ、1を和える。器に盛り、しらす干しをのせる。

材料チェンジOK ほうれん草を、小松菜や水菜にかえても

こんがり焼いた油揚げが香ばしい

水菜と油揚げのおかか和え

材料（1人分）

水菜	50g（3株）
油揚げ	10g（1/4枚）
A｜だし	大さじ2/3
｜しょうゆ	小さじ1/2（3g）
削り節	1.5g

作り方［調理時間**15**分］

1 水菜は色よくゆでて、3〜4cm長さに切る。

2 油揚げは油抜きし、魚焼きグリルで3〜4分、こんがりと焼き、細切りにする。

3 Aを合わせて1、2、削り節を和える。

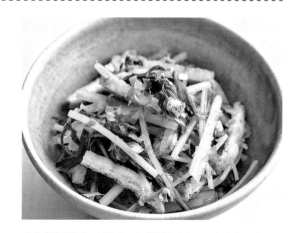

材料チェンジOK 水菜を、小松菜やクレソンにかえても

エネルギー	炭水化物	塩分	食物繊維
58kcal	2.7g	0.7g	1.6g

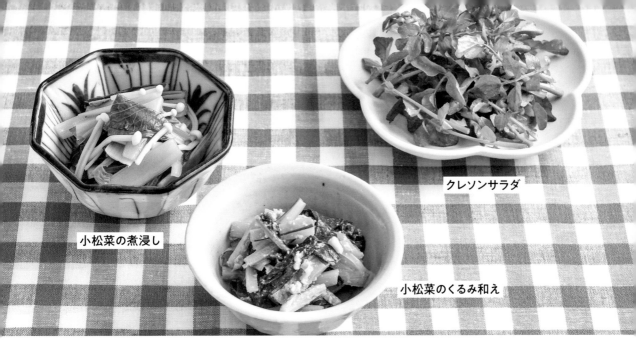

小松菜の煮浸し

クレソンサラダ

小松菜のくるみ和え

少しの調味料でも煮合めれば味はしっかり

小松菜の煮浸し

材料（1人分）

小松菜 ··············· 80g（約½束）
えのきたけ ············ 20g（¼袋）
A｜だし ··············· 大さじ2
　｜しょうゆ ··········· 小さじ⅔（4g）

作り方［調理時間**10**分］

1 小松菜は色よくゆでる。冷水にとり手早く冷まし、水けをしぼって3cm長さに切る。

2 えのきたけは根元を切り落とし、長さを半分に切って、ほぐす。

3 鍋にAを合わせ、中火にかけ**2**、**1**の順に入れふたをする。煮立ったら混ぜながら1～2分煮て、なじませる。

材料チェンジOK 小松菜を、ほうれん草やチンゲン菜にかえても

エネルギー	炭水化物	塩分	食物繊維
24kcal	4.3g	0.6g	2.7g

オリーブ油を使って動脈硬化も予防

クレソンサラダ

材料（1人分）

クレソン ··············· 20g（1～2束）
A｜酢 ··············· 小さじ2（10g）
　｜塩 ··············· 少々（0.2g）
　｜白こしょう ········· 少々
　｜オリーブ油 ········ 小さじ1（4g）

作り方［調理時間**5**分］

1 クレソンは葉をつみ、茎は食べやすい長さに切る。

2 Aを混ぜ合わせ、ドレッシングを作る。

3 **1**を**2**で和える。

材料チェンジOK クレソンを、水菜や春菊にかえても

エネルギー	炭水化物	塩分	食物繊維
43kcal	0.8g	0.3g	0.5g

くるみの香ばしさでおいしく

小松菜のくるみ和え

材料（1人分）

小松菜 ··············· 50g（約¼束）
くるみ ··············· 10g（2個）
だし ··············· 小さじ1
しょうゆ ··············· 小さじ⅔（4g）
砂糖 ··············· 小さじ⅔（2g）

作り方［調理時間**10**分］

1 小松菜は色よくゆで冷水にとる。手早く冷まし、水けをしぼり3cm長さに切る。

2 くるみをすりつぶし、だし、しょうゆ、砂糖を混ぜて、**1**と和える。

材料チェンジOK 小松菜を、ほうれん草や春菊にかえても

エネルギー	炭水化物	塩分	食物繊維
89kcal	4.7g	0.6g	1.8g

低カロリーのまいたけをプラスしてボリュームアップ

にらとまいたけのみそ炒め

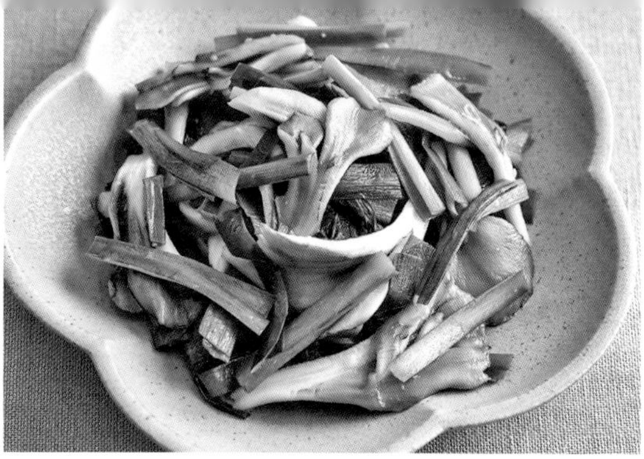

材料（1人分）

にら……………………50g（1/2束）
まいたけ………………40g（2/5袋）
サラダ油………………小さじ1/2（2g）
A｜みそ………………小さじ1（6g）
　｜だし………………小さじ1

作り方［調理時間**10**分］

1 にらは4㎝長さに切る。まいたけは食べやすい大きさにさく。

2 Aを混ぜ合わせる。

3 フライパンに油を中火で熱し、1を入れてふたをし、1～2分加熱する。しんなりしたら、2を加えてさらに炒め、汁けをとばす。

エネルギー	炭水化物	塩分	食物繊維
47kcal	5.1g	0.8g	3.0g

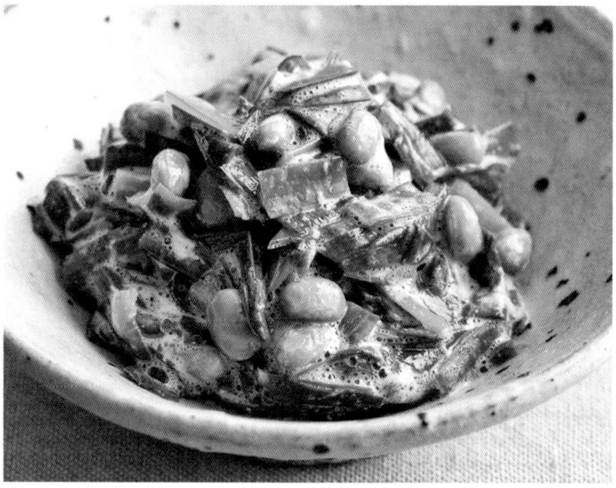

エネルギー	炭水化物	塩分	食物繊維
59kcal	5.7g	0.8g	2.7g

発酵食品の納豆と合わせて腸内環境を整える

にらの納豆和え

材料（1人分）

にら……………………………50g（1/2束）
納豆……………………………20g
練りからし（粉からしを練ったもの）‥小さじ2/5（2g）
しょうゆ………………………小さじ1/2（3g）
酢………………………………小さじ1（5g）

作り方［調理時間**5**分］

1 にらは色よくゆで冷水にとる。水けをしぼり1㎝長さに切る。納豆に練りからし、しょうゆ、酢を加え、よく混ぜ、にらと和える。

にらはさっとゆでて栄養を逃がさない

にらと玉ねぎ、トマトのナンプラー和え

材料（1人分）

にら……………………40g（2/5束）
玉ねぎ…………………15g（1/12個）
トマト…………………50g（1/3個）
A｜ナンプラー…………小さじ1/3（2g）
　｜レモン汁……………小さじ1（5g）
　｜赤唐辛子（刻み）……少々

エネルギー	炭水化物	塩分	食物繊維
26kcal	6.1g	0.3g	1.9g

作り方［調理時間**10**分］

1 にらは色よくゆで冷水にとり、水けをしぼり3㎝長さに切る。

2 玉ねぎは薄切り、トマトは1㎝角に切る。

3 1、2を混ぜ合わせ、Aを順に加え、和える。

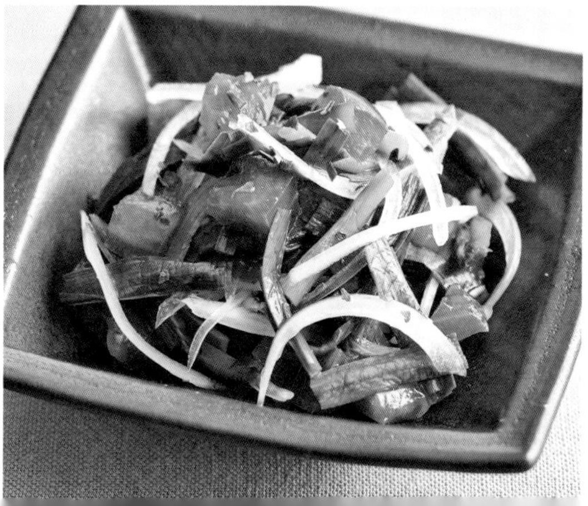

鮮やかな緑とゆで卵の黄色で彩り豊か

ブロッコリーのタルタルサラダ

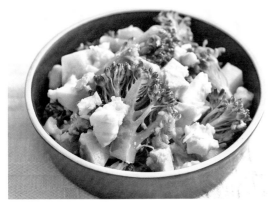

材料（1人分）

ブロッコリー	…………	50g（¼株）
玉ねぎ	…………	10g（¹⁄₂₀個）
ゆで卵	…………	25g（½個）
A マヨネーズ（カロリーハーフ）‥	小さじ1½（6g）
塩	…………	少々（0.2g）
レモン汁	…………	小さじ1（5g）

作り方［調理時間**10**分］

1 ブロッコリーは小さめの食べやすい大きさに分け、色よくゆで、ざるにあげる。

2 玉ねぎはみじん切りにし、水にさらし、水けをしぼる。ゆで卵は粗く刻む。

3 **1**、**2**を合わせ、Aを加えて和える。

エネルギー	炭水化物	塩分	食物繊維
97kcal	4.6g	0.4g	2.8g

こんがり炒めたじゃこがアクセントに

ブロッコリーとじゃこ炒め

材料（1人分）

ブロッコリー	……	50g（¼株）
ちりめんじゃこ	……	大さじ⅗（3g）
オリーブ油	……	小さじ½（2g）
塩	……	少々（0.4g）
湯	……	大さじ2

エネルギー	炭水化物	塩分	食物繊維
43kcal	3.3g	0.6g	2.6g

作り方［調理時間**15**分］

1 ブロッコリーは食べやすい大きさに分け、色よくゆで、ざるにあげる。

2 フライパンにオリーブ油、ちりめんじゃこを入れて中火で炒める。じゃこがこんがりとしたら**1**を加え軽く炒め、塩、湯を加え、汁けがなくなるまで炒める。

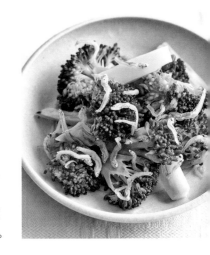

じんわりだしがしみた油揚げが上品なお味

ブロッコリーの煮浸し

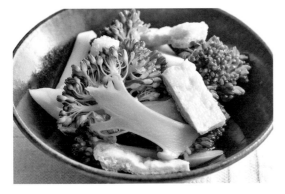

材料（1人分）

ブロッコリー	…………	50g（¼株）
油揚げ	…………	10g（¼枚）
A だし	…………	¼カップ
塩	…………	少々（0.4g）
みりん	…………	小さじ⅓（2g）
しょうゆ	…………	小さじ⅙（1g）

作り方［調理時間**15**分］

1 ブロッコリーは食べやすい大きさに分け、色よくゆで、ざるにあげる。

2 油揚げは1cm幅に切り、ひとゆでする。

3 鍋にAを合わせ、中火で煮立てる。**2**を加え、ふたをし2～3分煮て味をなじませる。**1**を加えさらにひと煮する。

エネルギー	炭水化物	塩分	食物繊維
64kcal	4.5g	0.6g	2.7g

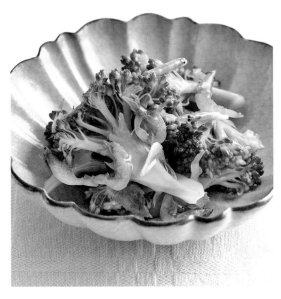

エネルギー	炭水化物	塩分	食物繊維
33kcal	4.1g	0.4g	2.6g

やさしいとろみに心あたたまる一品

ブロッコリーと桜えびの
くず煮

材料（1人分）

ブロッコリー ………… 50g（¼株）
桜えび ……………… 3g
オリーブ油 ………… 小さじ¼（1g）
A｜だし …………… ¼カップ
　｜塩 …………… 少々（0.3g）
片栗粉 ……………… 小さじ¼弱（0.7g）

作り方［調理時間 **15分**］

1 ブロッコリーは食べやすい大きさに分け、色よくゆで、ざるにあげる。

2 鍋にオリーブ油、桜えびを入れ、中火で軽く炒める。1を加えて炒め、Aを加える。煮立ったら片栗粉を同量の水（分量外）で溶いて、とろみをつける。

チーズのコクと香ばしさがポイント

ブロッコリーの落とし焼き

材料（1人分）

ブロッコリー ………… 60g（¼株強）
粉チーズ（パルメザン）… 大さじ1（6g）**アレンジ可**
小麦粉 ……………… 大さじ1強（10g）
溶き卵 ……………… 小さじ2（10g）
水 ………………… 小さじ1
塩 ………………… 少々（0.4g）
白こしょう ………… 少々
サラダ油 …………… 小さじ1（4g）

作り方［調理時間 **15分**（ブロッコリーを冷ます時間除く）］

1 ブロッコリーは1〜1.5cm角ほどの大きさに切り、色よくゆでてざるにあげ、冷ます。

2 ボウルに1を入れ、粉チーズ、小麦粉をふり入れて、全体にまぶす。卵、塩、水、こしょうを加え、よく混ぜる。

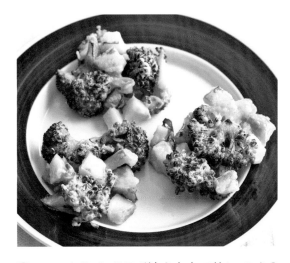

3 フライパンにサラダ油を中火で熱し、2を3等分して落とし入れ、こんがりと焼く。

エネルギー	炭水化物	塩分	食物繊維
133kcal	11.8g	0.6g	3.4g

**アレンジ
レシピ** ｜ **チーズ味を和風に**

作り方 「ブロッコリーの落とし焼き」と作り方は同じ。作り方2の粉チーズにかえて、しょうがのみじん切り小さじ⅖（2g）を加える。

ブロッコリーのしょうが焼き

エネルギー	炭水化物	塩分	食物繊維
107kcal	11.8g	0.4g	3.4g

玉ねぎドレッシングは他のサラダにも使える

トマトサラダ

材料（1人分）

トマト	……………	150g（1個）
玉ねぎ	……………	15g（½個）

A｜酢 ……………… 小さじ⅖（2g）
　｜塩 ……………… 少々（0.5g）
　｜白こしょう ……… 少々
　｜オリーブ油 ……… 小さじ1（4g）
パセリ（みじん切り）…… 少々

作り方［調理時間10分］

1 トマトはひと口大に切る。

2 玉ねぎはみじん切りにし、水にさらし水けを
しぼる。

3 Aを混ぜ合わせ、玉ねぎを加え、トマトを和
える。器に盛り、パセリを散らす。

エネルギー	炭水化物	塩分	食物繊維
73kcal	8.7g	0.5g	1.9g

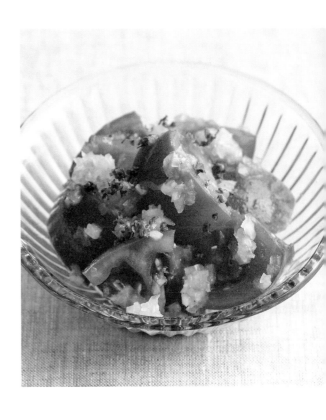

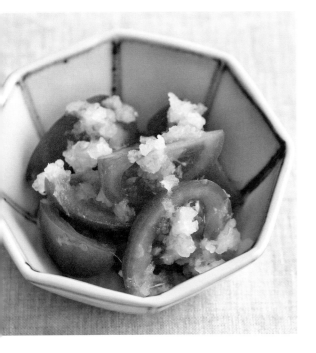

ほどよい甘み、酸味、辛みが絶妙なバランス

トマトの甘酢おろし和え

材料（1人分）

トマト	……………	100g（⅔個）
大根	……………	30g（0.8㎝）

A｜酢 ……………… 小さじ2（10g）
　｜塩 ……………… 少々（0.5g）　　アレンジ可
　｜砂糖 …………… 小さじ1（3g）

作り方［調理時間10分］

1 トマトはひと口大に切る。

2 大根はすりおろし汁けをきる。

3 Aを混ぜ合わせ、大根おろしに加え混ぜ、ト
マトを和える。

エネルギー	炭水化物	塩分	食物繊維
45kcal	10.1g	0.5g	1.4g

| アレンジ
レシピ | 甘酢をごまにかえて | **トマトのごまおろし和え** |

作り方 「トマトの甘酢おろし和え」と作り方は同じ。作り
方3で材料Aの酢、塩、砂糖にかえて、白すりごま小さじ
⅖（2g）、しょうゆ・みりん各小さじ⅓（2g）を混ぜ合わせて
加える。

エネルギー	炭水化物	塩分	食物繊維
44kcal	7.4g	0.3g	1.7g

トマトの表面を加熱すると酸味が抑えられる

トマトの照り焼き

材料（1人分）

トマト ………………… 80g（小1個）
小麦粉 ……………… 小さじ1（3g）
ごま油 ……………… 小さじ1（4g）
A｜だし ……………… 大さじ½
　｜しょうゆ ………… 小さじ⅔（4g）
　｜みりん …………… 小さじ⅔（4g）
粗びき黒こしょう …… 少々
貝割れ菜 …………… 5g（⅛パック）

エネルギー	炭水化物	塩分	食物繊維
76kcal	8.4g	0.6g	1.0g

作り方［調理時間10分］

1 トマトは横半分に切り、切り口に小麦粉をふる。

2 フライパンにごま油を中火で熱し、1を入れ、こんがりと焼きつける。Aを合わせて加え、全体にからめる。

3 器に盛り、粗びき黒こしょうをふり、貝割れ菜を添える。

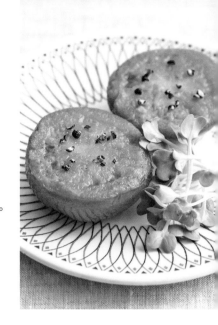

炒めることでトマトのうまみを引き出す

ミニトマトのパセリ炒め

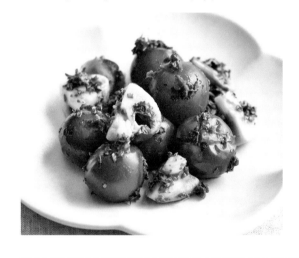

材料（1人分）

ミニトマト ……………… 50g（小6個）
マッシュルーム ……… 30g（大2個）
オリーブ油 ………… 小さじ½（2g）
塩 ………………………… 少々（0.5g）
パセリ（みじん切り）…… 大さじ1（3g）

作り方［調理時間10分］

1 トマトはヘタを取る。マッシュルームは縦4つ割りに切る。

2 フライパンにオリーブ油を中火で熱し、1を入れて3〜4分炒める。マッシュルームがこんがりしたら塩、パセリを加え、さっと炒める。

エネルギー	炭水化物	塩分	食物繊維
39kcal	4.4g	0.5g	1.5g

冷蔵保存が可能だから常備菜に便利

ミニトマトのピクルス

材料（1人分）

ミニトマト …………… 70g（小7個）
A｜酢・水 …………… 各大さじ2（30g）
　｜砂糖 ……………… 小さじ1（3g）
　｜塩 ………………… 少々（0.6g）
　｜ローリエ ………… ¼枚
　｜粒黒こしょう ……… 少々

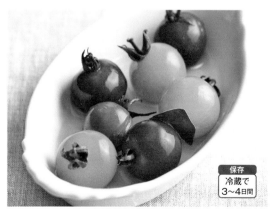

保存
冷蔵で
3〜4日間

作り方［調理時間5分（漬け込む時間除く）］

1 ミニトマトは、全体を竹串でついて穴をあける。

2 Aを合わせ、1を漬けて3〜4時間おく。

エネルギー	炭水化物	塩分	食物繊維
32kcal	5.8g	0.6g	1.0g

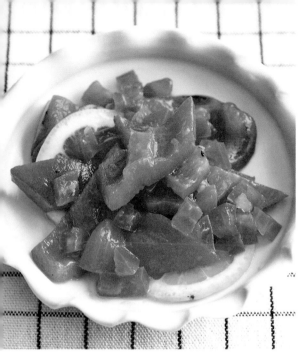

焼いてから皮をむくことで味がよくしみる

赤パプリカのグリルマリネ

材料（1人分）

赤パプリカ	……………	80g（½個）
トマト	………………	30g（⅕個）
A	レモン	…………5g（半月薄切り2切れ）
	オリーブ油	……… 小さじ½（2g）
	レモン汁	………… 小さじ1（5g）
	塩	……………… 少々（0.6g）

作り方［調理時間**10**分］

1　トマトは種を取って5㎜角に切る。

2　Aを混ぜ合わせ、**1**を加える。

3　赤パプリカは魚焼きグリルでこんがりと焼き、水にとって皮をむく。ひと口大に切り、**2**で和える。

エネルギー	炭水化物	塩分	食物繊維
49kcal	**8.2**g	**0.6**g	**1.8**g

削り節の風味で味に深みが増す

ピーマンのおかか煮

材料（1人分）

ピーマン	…………… 50g（小2個）
A	だし	…………… ¼カップ
	しょうゆ	……… 小さじ½（3g）
	みりん	………… 小さじ⅓（2g）
削り節	…………… 1.5g `アレンジ可`

作り方［調理時間**15**分］

1　ピーマンは、全体を竹串でついて穴をあける。

2　鍋にAを合わせ中火にかける。**1**を加え、ふたをする。煮立ったら少し火を弱め、ピーマンがくったりとするまで、12〜13分煮る。

3　火を止め、削り節を加え混ぜる。

エネルギー	炭水化物	塩分	食物繊維
23kcal	**3.9**g	**0.5**g	**1.2**g

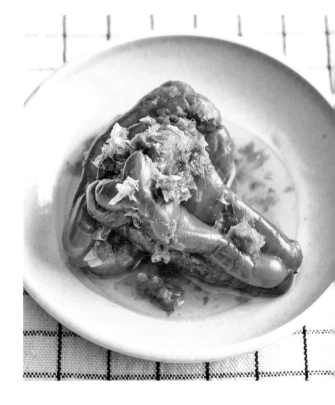

アレンジ レシピ　**削り節をごまにかえて**　　**ピーマンのごま煮**

作り方　「ピーマンのおかか煮」と作り方は同じ。作り方**3**の削り節にかえて、白すりごま小さじ⅖（2g）を加える。

エネルギー	炭水化物	塩分	食物繊維
30kcal	**4.3**g	**0.5**g	**1.5**g

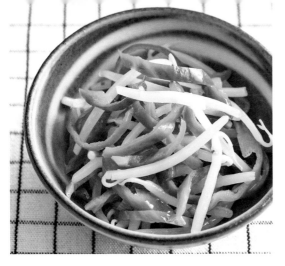

ごま油の風味が野菜の味を引き立てる
ピーマンともやしのごま油和え

材料（1人分）

ピーマン ‥‥‥‥‥‥‥ 40g（大1個）
もやし ‥‥‥‥‥‥‥‥ 30g（⅗カップ）
ごま油 ‥‥‥‥‥‥‥‥ 小さじ¼（1g）
塩 ‥‥‥‥‥‥‥‥‥‥ 少々（0.5g）

作り方［調理時間10分］

1 ピーマンは細切りにする。もやしはひげ根を
　とる。湯を煮立ててピーマン、もやしを入れ
　20〜30秒ゆで、ざるにとる。

2 しっかりと湯をきり、ごま油、塩で和える。

エネルギー	炭水化物	塩分	食物繊維
22kcal	2.8g	0.5g	1.4g

パプリカの甘みを十分に引き出して
パプリカのスープ煮

材料（1人分）

パプリカ（赤・黄）‥‥‥ 各40g（¼個）
玉ねぎ ‥‥‥‥‥‥‥‥ 25g（⅛個）
オリーブ油 ‥‥‥‥‥‥ 小さじ1（4g）
A｜昆布だし（とり方p.40参照）‥¼カップ
　｜白ワイン ‥‥‥‥‥ 小さじ1（5g）
　｜ローリエ ‥‥‥‥‥ ¼枚
　｜塩 ‥‥‥‥‥‥‥‥ 少々（0.5g）
　｜こしょう ‥‥‥‥‥ 少々

エネルギー	炭水化物	塩分	食物繊維
72kcal	8.3g	0.6g	1.5g

作り方［調理時間15分］

1 パプリカは小さめのひと
　口大に、玉ねぎはみじん
　切りにする。

2 鍋にオリーブ油を中火
　で熱し、玉ねぎを炒める。
　しんなりしたらパプリカ
　を加え、軽く炒める。A
　を加え、ふたをして、とき
　どき混ぜ、ほとんど汁け
　がなくなるまで煮る。

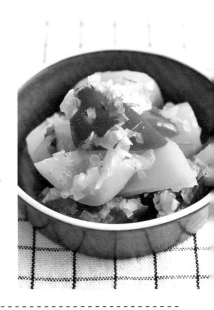

山椒の風味で素材の味が際立つ
ピーマンの山椒炒め

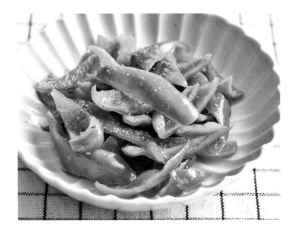

材料（1人分）

ピーマン ‥‥‥‥‥‥‥ 60g（2個）
ごま油 ‥‥‥‥‥‥‥‥ 小さじ½（2g）
塩 ‥‥‥‥‥‥‥‥‥‥ 少々（0.5g）
粉山椒 ‥‥‥‥‥‥‥‥ 少々

作り方［調理時間10分］

1 ピーマンは1cm幅に切る。

2 フライパンにごま油を中火で熱し、1を炒め
　る。湯30g（分量外）を加え、水けをとばしな
　がら炒める。ピーマンの色があざやかになっ
　たら塩、山椒をふる。

エネルギー	炭水化物	塩分	食物繊維
30kcal	3.2g	0.5g	1.4g

ひと煮立ちさせることで唐辛子の辛みが際立つ

アスパラの焼き浸し

材料（1人分）

アスパラガス …………50g（3本）
A｜だし ………………¼カップ
　｜みりん ……………小さじ⅔（4g）
　｜しょうゆ …………小さじ⅔（4g）
　｜赤唐辛子（小口切り）…少々

作り方［調理時間10分］

1 アスパラガスは魚焼きグリルで4〜5分こんがりと焼き、長さを3等分に切り、バットに入れる。

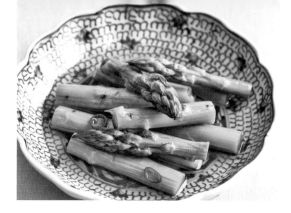

2 小鍋にAを合わせ、ひと煮立ちさせて、1にかける。

エネルギー	炭水化物	塩分	食物繊維
26kcal	4.5g	0.7g	1.1g

モッツァレラのコクとピリッとした黒こしょうがポイント

アスパラチーズ焼き

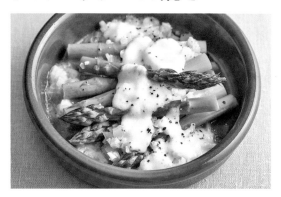

エネルギー	炭水化物	塩分	食物繊維
92kcal	4.5g	0.6g	1.3g

材料（1人分）

アスパラガス …………50g（3本）
玉ねぎ ………………25g（1/10個）
モッツァレラチーズ ……20g
A｜塩 ………………少々（0.2g）
　｜オリーブ油 ………小さじ¼（1g）
　｜粗びき黒こしょう …少々

作り方［調理時間15分］

1 アスパラガスは長さを半分に切る。玉ねぎはみじん切りにする。

2 耐熱容器にアスパラガスを入れ、玉ねぎをのせる。モッツァレラチーズをちぎってのせ、Aをかけ、オーブントースターで8〜10分チーズが溶けるまで焼く。

干しえびとにんにくの香りで本格的に

アスパラの中華風炒め煮

材料（1人分）

アスパラガス ……50g（3本）
にんじん ………15g（1/10本）
にんにく ………2g（2/5かけ）
ごま油 …………小さじ½（2g）
A｜干しえび ……1/10カップ（3g）
　｜湯 …………¼カップ
酒 ………………小さじ1（5g）
塩 ………………少々（0.5g）

エネルギー	炭水化物	塩分	食物繊維
48kcal	4.2g	0.6g	1.4g

作り方［調理時間15分］

1 アスパラガスは斜め切りに、にんじんは短冊切りにする。にんにくは薄くスライスする。

2 Aを合わせ、干しえびをもどす。

3 フライパンにごま油、にんにくを入れ、中火で熱し、アスパラガスとにんじんを炒める。色があざやかになったら2（もどし汁ごと）と酒を加え、汁けがなくなるまで煮て、塩をふる。

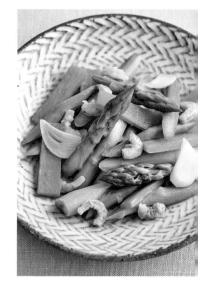

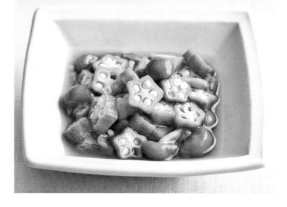

オクラのネバネバ成分が糖質の吸収を抑える

オクラとなめこの煮浸し

材料（1人分）

オクラ	40g（4本）
なめこ	20g（⅕袋）
A だし	¼カップ
塩	少々（0.6g）
しょうゆ	小さじ⅙（1g）
みりん	少々（0.5g）

作り方［調理時間 **15分**］

1 オクラは、湯を煮立て色よくゆでる。冷水にとって冷まし、水けをきり、2〜3mm幅の小口切りにする。

2 なめこは軽く洗う。

3 鍋にAを合わせ、中火にかけて煮立てる。1、2を加え、混ぜながら1〜2分煮る。

エネルギー	炭水化物	塩分	食物繊維
17kcal	4.2g	0.8g	2.7g

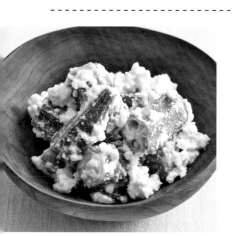

練りごまを加えてコクのある味わいに

オクラの白和え

材料（1人分）

オクラ	50g（5本）
木綿豆腐	25g（1/10丁）
A 白練りごま	小さじ⅖（2g）
砂糖	小さじ1（3g）
塩	少々（0.5g）

エネルギー	炭水化物	塩分	食物繊維
49kcal	5.6g	0.5g	3.1g

作り方［調理時間 **10分**］

1 オクラは、湯を煮立て色よくゆでる。冷水にとって冷まし、水けをきり長さ3等分に切る。

2 木綿豆腐をすりつぶし、Aを加え混ぜ、1を和える。

トマトの酸味とカレーの香りがそそる!

オクラのカレー煮

材料（1人分）

オクラ	50g（5本）
玉ねぎ	25g（⅛個）
オリーブ油	小さじ½（2g）
カレー粉	小さじ½（1g）
トマト	80g（½個）
A ローリエ	¼枚
塩	少々（0.5g）
湯	¼カップ

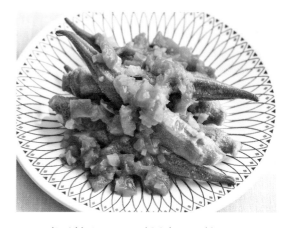

作り方［調理時間 **15分**］

1 玉ねぎはみじん切りに、トマトは1cm角に切る。

2 フライパンにオリーブ油を中火で熱し、玉ねぎをしんなりするまで炒める。オクラを加えて軽く炒め、カレー粉を加えて炒める。

3 トマト、Aを加え、ときどき混ぜ、オクラがくったりするまで煮る。

エネルギー	炭水化物	塩分	食物繊維
58kcal	9.8g	0.5g	4.1g

ヨーグルトとレモンの酸味がポイント
いんげんのヨーグルトサラダ

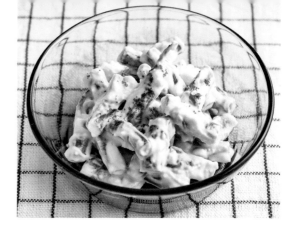

材料（1人分）

ヨーグルト（無糖）	120g
さやいんげん	40g（7本）
オリーブ油	小さじ½（2g）
A｜レモン汁	小さじ⅗（3g）
｜塩	少々（0.4g）
｜おろしにんにく・こしょう	各少々
チリペッパー	少々

作り方 ［調理時間 **15分**（ヨーグルトの水きり時間除く）］

1　ざるにペーパータオルをしいてヨーグルトを入れ、20分おいて、水きりする。

2　さやいんげんは2cm長さに切り、やわらかめにゆでてざるにあげ、湯をきる。

3　フライパンにオリーブ油を中火で熱し、**2**を炒め、油をなじませ、冷ます。

4　**3**を**1**で和え、Aを加え混ぜる。器に盛り、チリペッパーをふる。

エネルギー	炭水化物	塩分	食物繊維
98kcal	9.0g	0.6g	1.0g

梅干しは減塩タイプを選んで
いんげんの梅肉和え

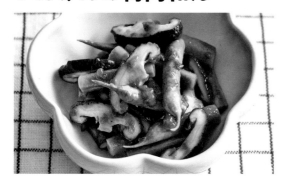

エネルギー	炭水化物	塩分	食物繊維
26kcal	5.5g	0.5g	2.1g

材料（1人分）

さやいんげん	40g（7本）
しいたけ	20g（2枚）
A｜梅肉（塩分7%）	5g（小1個）
｜みりん	小さじ⅓（2g）
｜酢	小さじ½（3g）
｜しょうゆ	小さじ⅙（1g）

作り方［調理時間 **15分**］

1　さやいんげんは3cm長さに切り、色よくゆでざるにあげ冷ます。

2　しいたけは軸を切り取り、魚焼きグリルで3〜4分焼き、4〜5mm幅に切る。

3　Aを混ぜ合わせ、**1**、**2**を和える。

落としぶたをしてうまみをしみ込ませる
いんげんのしょうが煮

材料（1人分）

さやいんげん	40g（7本）
しょうが（細切り）	5g（⅓片）
牛赤身もも肉薄切り	20g
A｜昆布だし（とり方p.40参照）	70g
｜酒	小さじ1（5g）
｜しょうゆ	小さじ½（3g）

エネルギー	炭水化物	塩分	食物繊維
43kcal	3.5g	0.5g	1.1g

作り方［調理時間 **20分**］

1　さやいんげんは長めに切り、色よくゆで、ざるにあげる。

2　鍋にAを合わせ中火で煮立て、牛肉を加え火を通す。あくを取り除き、しょうが、いんげんを加え、落としぶたをする。少し火を弱め、いんげんがやわらかくなるまで8〜10分煮る。

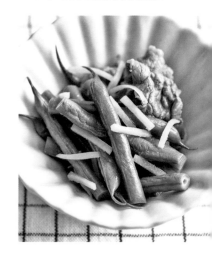

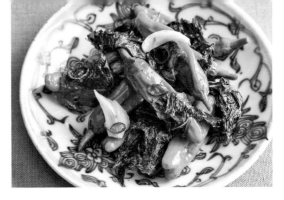

しそは手でちぎって香りを引き立たせる

しそとししとうの唐辛子炒め

材料（1人分）

しそ	10g（10枚）
ししとう	30g（6本）
ごま油	小さじ1（4g）
にんにく	2g（薄切り2枚）
赤唐辛子（小口切り）	少々
塩	少々（0.5g）

エネルギー	炭水化物	塩分	食物繊維
51kcal	3.3g	0.5g	2.0g

作り方［調理時間**10**分］

1 しそはひと口大にちぎる。

2 フライパンにごま油、しそ、にんにくを入れて弱火にかけ、しそがパリッとするまで炒める。唐辛子、ししとうを加え、湯大さじ1（分量外）を加えて炒め、水けをとばし、塩を加える。

ビタミンや食物繊維が豊富なしそには動脈硬化予防効果も

しそ、豆苗と豆腐の塩炒め

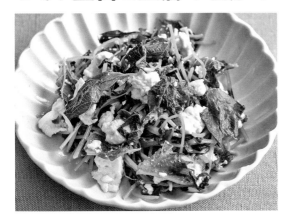

材料（1人分）

しそ	10g（10枚）
豆苗	50g（½袋）
木綿豆腐	50g（⅙丁）
サラダ油	小さじ½（2g）
塩	少々（0.8g）

作り方［調理時間**10**分］

1 しそはひと口大にちぎる。豆苗は根元を切り落とし、長さを半分に切る。

2 フライパンにサラダ油を中火で熱し、豆苗を炒める。

3 木綿豆腐をくずし入れ、さらに炒めてしんなりしたら、しそ、塩を加え、炒め合わせる。

エネルギー	炭水化物	塩分	食物繊維
69kcal	3.3g	0.8g	2.3g

ピリ辛ドレッシングとしそがベストマッチ

しそとサニーレタスのエスニックサラダ

材料（1人分）

しそ		10g（10枚）
サニーレタス		10g（大1枚）
トマト		30g（⅕個）
A	酢	小さじ2（10g）
	ナンプラー	小さじ½（3g）
	にんにく（みじん切り）	小さじ⅕（1g）
	赤唐辛子（刻み）	少々

作り方［調理時間**5**分］

1 しそはひと口大にちぎる。サニーレタスは2〜3cm角に切る。トマトは5mm幅のくし形に切る。

2 1を合わせ、混ぜ合わせたAを加えて和える。

エネルギー	炭水化物	塩分	食物繊維
18kcal	3.3g	0.7g	1.4g

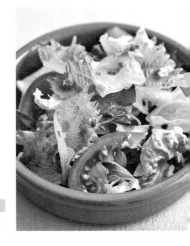

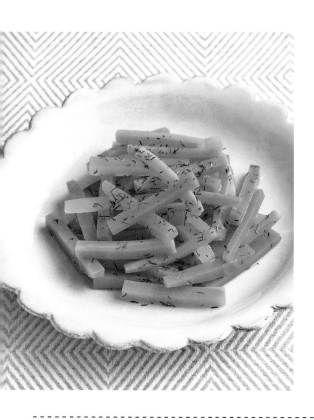

ディルの香りとレモンの酸味がさわやか
にんじんサラダ

材料（1人分）

にんじん	………………	50g（¼本）
A	塩 ………………	少々（0.4g）
	オリーブ油 ………	小さじ¼（1g）
	レモン汁 …………	小さじ1（5g）
	ディル …………	少々

作り方［調理時間 **10分**］

1 にんじんは4cm長さ、5mm角の拍子木切りにする。

2 鍋に湯を煮立て、**1**を2分ゆでる。湯をきり、Aを順に加えて和える。

エネルギー	炭水化物	塩分	食物繊維
26kcal	5.0g	0.5g	1.3g

ツナのうまみでクセになるおいしさ
にんじんのツナ炒め

材料（1人分）

にんじん	……………	50g（¼本）
ツナ水煮缶	…………	20g アレンジ可
サラダ油	…………	小さじ½（2g）
塩	………………	少々（0.3g）

作り方［調理時間 **10分**］

1 にんじんは短い細切りにする。

2 フライパンにサラダ油を中火で熱し、**1**を炒める。しんなりしたら缶汁をきったツナを加え炒め合わせ、塩をふる。

エネルギー	炭水化物	塩分	食物繊維
47kcal	4.4g	0.5g	1.2g

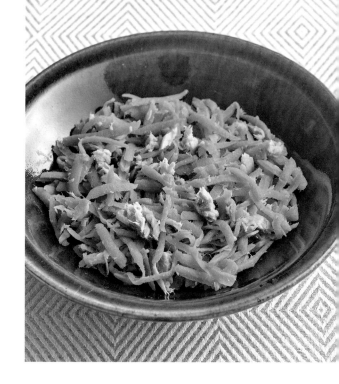

**アレンジ
レシピ** ツナをちりめんじゃこにかえて

にんじんのじゃこ炒め

作り方 「にんじんのツナ炒め」と同様に作り、作り方**2**で
ツナのかわりに、ちりめんじゃこ大さじ1（5g）を加える。

エネルギー	炭水化物	塩分	食物繊維
42kcal	4.4g	0.6g	1.2g

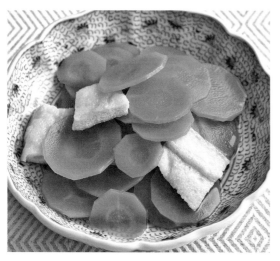

薄切りだからさっと煮るだけで火が通る

にんじんの煮浸し

材料（1人分）

にんじん	50g（¼本）
油揚げ	10g（¼枚）
A だし	¼カップ
しょうゆ	小さじ⅙（1g）
塩	少々（0.3g）

作り方 ［調理時間 15分］

1 にんじんは薄い輪切りにする。油揚げはひと口大に切り、ゆでて油抜きする。

2 鍋にAを合わせて中火にかけ、1を入れる。ふたをしてときどき混ぜ、にんじんがしんなりするまで5～6分煮る。

エネルギー	炭水化物	塩分	食物繊維
55kcal	4.7g	0.6g	1.3g

白和えに酢をプラスしてさっぱり風味に

にんじんの白酢和え

材料（1人分）

にんじん	40g（⅕本）
しめじ	20g（⅕袋）
木綿豆腐	30g（⅒丁）
A 砂糖	小さじ½（1.5g）
塩	少々（0.5g）
酢	小さじ1（5g）

エネルギー	炭水化物	塩分	食物繊維
46kcal	6.6g	0.5g	2.0g

作り方 ［調理時間 15分］

1 にんじんは短冊切りにし、ゆでる。しめじは石づきを切り取り、ほぐす。合わせてアルミホイルに包み、魚焼きグリルで5分焼く。

2 豆腐をなめらかにつぶしてAを混ぜ、1を和える。

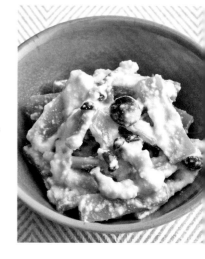

だしのうまみで減塩効果。つけ合わせにも最適

にんじんのだし煮

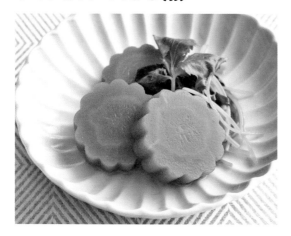

材料（1人分）

にんじん	60g（⅓本）
A だし	¼カップ
しょうゆ	小さじ½（3g）
みつば	5g（⅓束）

作り方 ［調理時間 15分］

1 にんじんは7～8mm厚さの輪切りにし、好みで型抜きし、かためにゆでる。

2 鍋にAを合わせて1を入れ、ふたをしてときどき返し、やわらかくなるまで7～8分煮る。5～6cm長さに切ったみつばを加えひと煮する。

エネルギー	炭水化物	塩分	食物繊維
22kcal	5.8g	0.6g	1.5g

抗酸化力バツグンの一品
かぼちゃのみそ炒め

材料（1人分）

かぼちゃ	…………	50g（½₀個）
ピーマン	…………	20g（小1個）
豚ひき肉	…………	20g
サラダ油	…………	小さじ½（2g）
A｜みそ	…………	小さじ1（6g）
｜酒	…………	小さじ1（5g）

作り方［調理時間**15分**］

1 かぼちゃは5mm厚さのひと口大に切る。ピーマンは乱切りにする。

2 フライパンにサラダ油を中火で熱し、ひき肉を炒める。火が通ったらかぼちゃを加えて炒める。ピーマン、混ぜ合わせたAを加え、炒め合わせる。

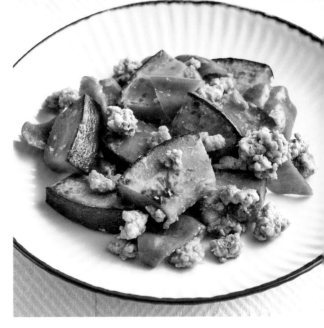

エネルギー	炭水化物	塩分	食物繊維
154kcal	12.9g	0.8g	2.5g

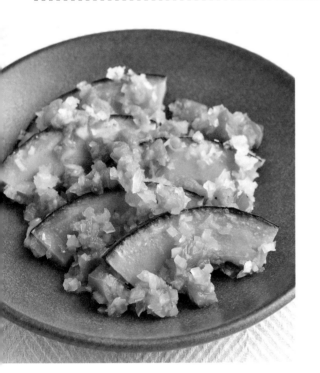

ソテーしてから蒸し煮にすると甘みが引き立つ
かぼちゃの洋風煮

材料（1人分）

かぼちゃ	…………	50g（½₀個）
玉ねぎ	…………	25g（⅛個）
トマト	…………	30g（⅕個）
オリーブ油	…………	小さじ½（2g）
A｜白ワイン	…………	小さじ2（10g）
｜塩	…………	少々（0.5g）**アレンジ可**
｜こしょう	…………	少々

作り方［調理時間**15分**］

1 かぼちゃは5mm厚さに切る。玉ねぎは粗みじん切りに、トマトは1cm角に切る。

2 フライパンにオリーブ油を中火で熱し、かぼちゃをソテーする。こんがりしたら玉ねぎ、トマトをちらして、Aをふる。ふたをし、弱火で5〜6分蒸し煮にする。

エネルギー	炭水化物	塩分	食物繊維
79kcal	14.1g	0.5g	2.5g

アレンジレシピ　塩味を梅味にかえて　　**かぼちゃの梅肉煮**

作り方　「かぼちゃの洋風煮」と同様に作り、作り方2でAの塩にかえて、梅肉（塩分7%）5g（小1個分）を加える。

エネルギー	炭水化物	塩分	食物繊維
84kcal	15.2g	0.4g	2.6g

血糖値のコントロールに役立つ栄養成分・食物繊維は、根菜やいも類にたっぷり含まれています。便秘解消の効果もあるので毎日の献立に取り入れましょう。

根菜・いも類

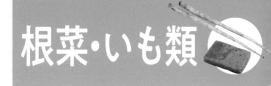

油揚げを合わせてうまみをプラス
大根なます

材料（1人分）

大根	50g（約1.3cm）
きゅうり	10g（1/10本）
油揚げ	10g（1/4枚）
A 酢	小さじ2（10g）
砂糖	小さじ1/2（1.5g）
塩	少々（0.5g）

エネルギー	炭水化物	塩分	食物繊維
51kcal	2.7g	0.5g	0.9g

作り方［調理時間**10分**］

1 大根は短冊切りにする。きゅうりは縦半分に切ってから斜め薄切りにする。合わせてラップで包み、電子レンジ（600W）で30秒加熱する。

2 油揚げは細切りにし、ゆでて油抜きをする。

3 1、2を合わせてAで和える。

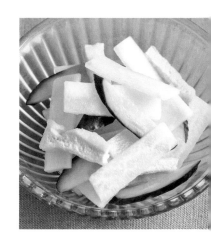

クミンとカレーの香りでエスニック風に
大根カレーきんぴら

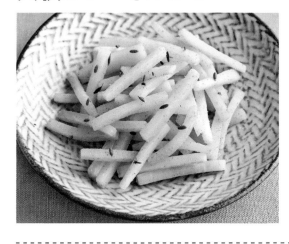

材料（1人分）

大根	80g（2cm）
オリーブ油	小さじ1/2（2g）
A 塩	少々（0.7g）
カレー粉	小さじ1/4（0.5g）
クミン	少々

作り方［調理時間**10分**］

1 大根は細切りにする。

2 フライパンにオリーブ油を中火で熱し、1を炒める。大根が透き通ったら、Aを加えて炒める。

エネルギー	炭水化物	塩分	食物繊維
32kcal	3.7g	0.7g	1.2g

材料を切って調味料で和えるだけ
大根の中華風甘酢和え

材料（1人分）

大根	50g（約1.3cm）
A 塩	少々（0.5g）
砂糖	小さじ1/2（1.5g）
酢	小さじ1（5g）
ごま油	小さじ1/2（2g）
小ねぎ	少々

エネルギー	炭水化物	塩分	食物繊維
31kcal	3.0g	0.5g	0.8g

作り方［調理時間**10分**］

1 大根は小さめの乱切りに、小ねぎは小口切りにする。

2 大根、小ねぎをAで和え、少しおいてなじませる。

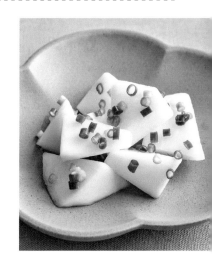

塩もみすることで甘みが引き出される

かぶのサラダ

材料（1人分）

かぶ	……………… 80g（大1個）
塩	……………… 少々（0.4g）

A｜オリーブ油 ……… 小さじ½（2g）
　｜酢 ……………… 小さじ1（5g）
　｜パセリ（みじん切り）… 5g（1枝）

エネルギー	炭水化物	塩分	食物繊維
37kcal	4.3g	0.4g	1.4g

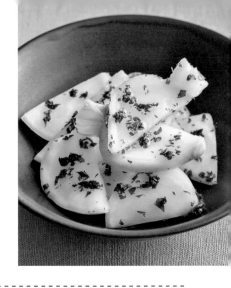

作り方 ［調理時間**25分**］

1 かぶは茎を1cmくらい残して葉を切り落とす。5mm幅の半月切りにし、塩をまぶし20分おく。なじんだら手でもんでしんなりさせ、水けをしぼる。

2 1にAを加え、よく混ぜる。

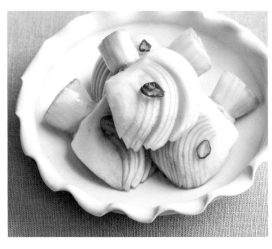

浅漬けだから作りたてを楽しんで

かぶのしょうゆ漬け

材料（1人分）

かぶ	……………… 80g（大1個）
しょうゆ	……………… 小さじ1（6g）
赤唐辛子（小口切り）	…… 少々

作り方 ［調理時間**35分**］

1 かぶは茎を1cmくらい残して葉を切り落とす。縦半分に切り、葉付のほうを切り離さないように、細かく切り込みを入れ半分に切る。

2 ポリ袋に1、しょうゆと赤唐辛子を入れ、しょうゆが全体に回るように袋の口を閉じ、30分おき、汁けをしぼる。

エネルギー	炭水化物	塩分	食物繊維
23kcal	4.9g	0.9g	1.6g

炒めて和えるだけの簡単さ!

かぶのナムル

材料（1人分）

かぶ	……………… 80g（大1個）
ごま油	……………… 小さじ½（2g）

A｜塩 ……………… 少々（0.5g）
　｜砂糖 ……………… 小さじ⅙（0.5g）
　｜白いりごま ……… 小さじ⅙（0.5g）
　｜一味唐辛子 ……… 少々

作り方 ［調理時間**10分**］

1 かぶは薄い輪切りにする。

2 フライパンにごま油を中火で熱し、1を炒め、しんなりさせる。

3 2をAで和える。

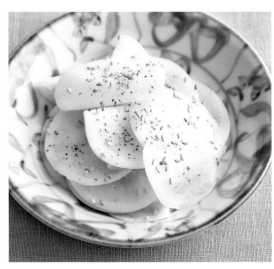

エネルギー	炭水化物	塩分	食物繊維
40kcal	4.7g	0.5g	1.2g

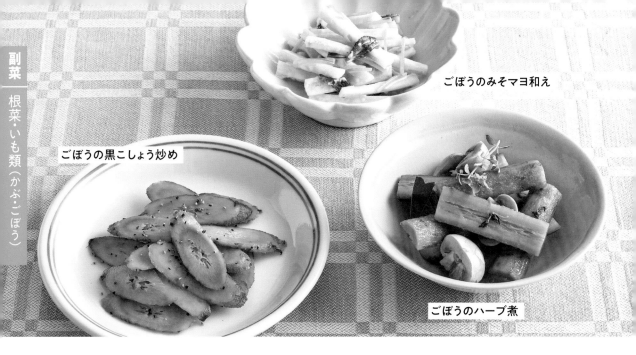

ごぼうのみそマヨ和え

ごぼうの黒こしょう炒め

ごぼうのハーブ煮

どんな野菜にも合う味!

ごぼうのみそマヨ和え

材料（1人分）

ごぼう	40g
みつば	10g（⅓束）
みそ	小さじ⅔（4g）
マヨネーズ（カロリーハーフ）	大さじ½（6g）

作り方［調理時間**10分**］

1 ごぼうは3〜4cm長さ、5mm角の細切りにし、やわらかくゆでる。みつばは3〜4cm長さに切る。

2 みそとマヨネーズを混ぜ合わせ、**1**を和える。

エネルギー	炭水化物	塩分	食物繊維
72kcal	7.7g	0.6g	2.8g

味が入りやすいよう切り口を広くする

ごぼうの黒こしょう炒め

材料（1人分）

ごぼう	40g
オリーブ油	小さじ1（4g）
塩	少々（0.4g）
粗びき黒こしょう	少々

作り方［調理時間**10分**］

1 ごぼうは斜め薄切りにする。

2 フライパンにオリーブ油を中火で熱し**1**を炒める。ごぼうがしんなりするまでしっかりと炒め、塩、黒こしょうをふる。

エネルギー	炭水化物	塩分	食物繊維
59kcal	6.3g	0.4g	2.3g

昆布だしとハーブの香りが意外な相性

ごぼうのハーブ煮

材料（1人分）

ごぼう	60g
マッシュルーム	50g（2個）
A ローリエ	¼枚
タイム・オレガノ	各少々
白ワイン	小さじ2（10g）
昆布だし（とり方p.40参照）	¾カップ
塩	少々（0.3g）

作り方［調理時間**25分**］

1 ごぼうは4cm長さに切り、縦半分に切る。マッシュルームは4つ割りに切る。

2 鍋にAを合わせ、**1**を入れ、中火にかける。ふたをし煮立ったら弱火にし15〜20分、やわらかくなるまで煮る。

エネルギー	炭水化物	塩分	食物繊維
57kcal	12.1g	0.6g	4.4g

マヨネーズのかわりにカッテージチーズでカロリーダウン

明太れんこんサラダ

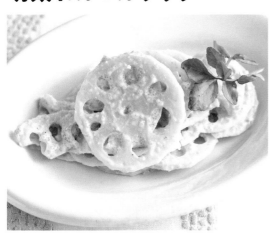

材料（1人分）

れんこん …………… 50g（¼節）
カッテージチーズ …… 20g
辛子明太子 ………… 10g（⅛腹）
クレソン …………… 少々

作り方［調理時間15分］

1 れんこんは薄い輪切りにし、水洗いする。

2 湯を煮立て1をさっとゆでる。冷水にとり手早く冷まし、しっかりと水けをきる。

3 明太子は薄皮を取り除き、チーズを混ぜ2を和える。盛りつけて、クレソンを添える。

エネルギー	炭水化物	塩分	食物繊維
66kcal	8.6g	0.9g	1.1g

山椒の実を加えたピリ辛の煮もの

れんこんの有馬煮

材料（1人分）

れんこん …………… 60g（⅓節）
A｜だし …………… ¼カップ
　｜しょうゆ ……… 小さじ½（3g）
　｜実山椒（水煮）…… 1g

作り方［調理時間20分］

1 れんこんは1cm厚さの半月切りにし水洗いする。

2 鍋にAを合わせ中火にかける。1を入れふたをし、煮立ったら弱火にしコトコトと15分煮る。

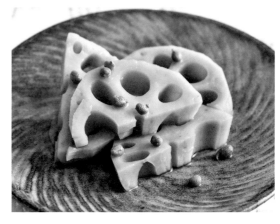

エネルギー	炭水化物	塩分	食物繊維
47kcal	10.4g	0.6g	1.2g

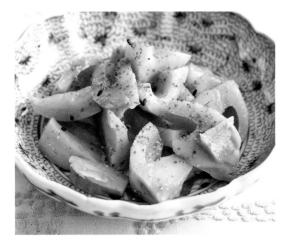

エネルギー	炭水化物	塩分	食物繊維
61kcal	9.7g	0.5g	1.2g

乱切りにして満足感アップ

れんこんきんぴら

材料（1人分）

れんこん …………… 60g（⅓節）
ごま油 …………… 小さじ½（2g）
A｜しょうゆ ……… 小さじ½（3g）
　｜だし …………… 大さじ2
七味唐辛子 ………… 少々

作り方［調理時間15分］

1 れんこんは小さめの乱切りにし水洗いする。

2 フライパンにごま油を中火で熱し、1を炒める。色が変わったら、Aを加え、汁けがなくなるまで炒め、七味をふる。

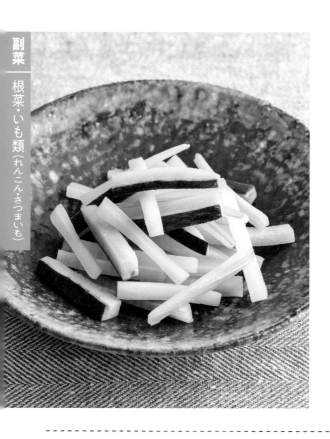

ホクホク＆シャキシャキの食感の違いがポイント

さつまいもとセロリの塩炒め

材料（1人分）

さつまいも ············· 30g（⅛本）
セロリ ·················· 30g（⅕本）
サラダ油 ·············· 小さじ½（2g）
塩 ······················· 少々（0.5g）

作り方 ［調理時間10分］

1 さつまいもは4〜5㎜角の細切りにし水洗いする。セロリも同じくらいに切る。

2 フライパンにサラダ油を中火で熱し、**1**を炒め、塩をふる。

エネルギー	炭水化物	塩分	食物繊維
60kcal	10.7g	0.5g	1.2g

黒酢のうまみが味の決め手

さつまいもの黒酢サラダ

材料（1人分）

さつまいも ············· 45g（⅕本）
黒酢（国産） ··········· 小さじ1（5g） **アレンジ可**
小ねぎ（小口切り） ······ 10g
塩 ······················· 少々（0.4g）

作り方 ［調理時間15分］

1 さつまいもは皮をむいて水洗いする。やわらかくゆで、湯をきってつぶす。

2 さつまいもに黒酢、小ねぎ、塩を混ぜる。

エネルギー	炭水化物	塩分	食物繊維
63kcal	15.3g	0.4g	1.3g

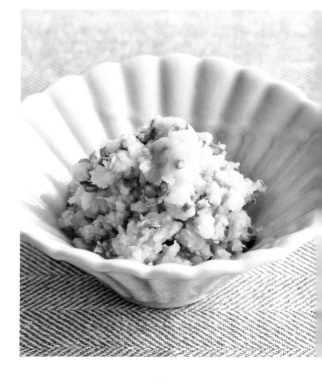

アレンジレシピ 黒酢を梅肉にかえて ｜ ## さつまいもの梅肉サラダ

作り方 「さつまいもの黒酢サラダ」と同様に作り、作り方**2**の黒酢にかえて、梅肉（塩分7%）5g（小1個）を加える。

エネルギー	炭水化物	塩分	食物繊維
66kcal	16.3g	0.4g	1.4g

シャキシャキのじゃがいもにしその香りをプラス

じゃがいもの酢のもの

材料（1人分）

じゃがいも …………… 80g（½個）
しそ ………………… 2g（2枚）
A｜酢 ………………… 小さじ2（10g）
　｜しょうゆ ………… 小さじ1（6g）
　｜だし ……………… 小さじ1

エネルギー	炭水化物	塩分	食物繊維
57kcal	14.7g	0.9g	7.2g

作り方［調理時間15分］

1 じゃがいもはせん切りにし、よく洗い水けをきる。湯を煮立てさっとゆで、冷水にとり手早く冷やし水けをしぼる。

2 しそは小さくちぎる。

3 Aを混ぜ合わせ1、2を和える。

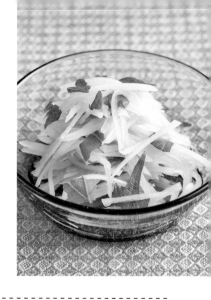

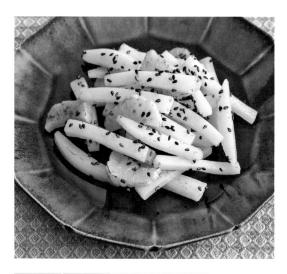

エネルギー	炭水化物	塩分	食物繊維
70kcal	10.5g	0.5g	5.3g

味つけはたくあんだけで簡単!

じゃがいものたくあん炒め

材料（1人分）

じゃがいも ………… 50g（⅓個）
たくあん …………… 20g
サラダ油 …………… 小さじ½（2g）
酒 …………………… 小さじ2（10g）
黒いりごま ………… 小さじ⅓（1g）

作り方［調理時間10分］

1 じゃがいもは細切りにし、水洗いして水けをきる。たくあんは薄い半月切りにする。

2 フライパンにサラダ油を中火で熱し1を炒める。油が回ったら酒をふり、水けをとばすように炒め、ごまをふる。

じゃがいもの甘みをしっかり味わえる

じゃがいものスープ煮

材料（1人分）

じゃがいも …………… 80g（½個）
にんじん …………… 30g（⅙本）
玉ねぎ ……………… 50g（¼個）
A｜昆布だし（とり方p.40参照）… ½カップ
　｜ローリエ ………… ¼枚
塩 …………………… 小さじ⅙（1g）
パセリ ……………… 少々

エネルギー	炭水化物	塩分	食物繊維
77kcal	21.6g	1.2g	8.7g

作り方［調理時間20分］

1 じゃがいもは大きめのひと口大に、にんじんは小さめの乱切りに、玉ねぎは1cm幅のくし形に切る。

2 鍋にAを入れ中火にかける。1を入れ、塩をふりふたをする。煮立ったら弱火にし、野菜がやわらかくなるまで10〜12分煮る。

3 盛りつけてパセリを添える。

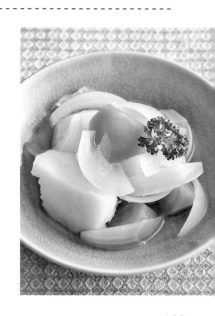

ほんのりとみそが香るホクホク煮もの

里いものみそ煮

材料（1人分）

里いも	……………	75g（2個）
だし	……………	¼カップ
A	みそ ……………	小さじ1（6g）
	砂糖 ……………	小さじ1（3g）

作り方［調理時間 20分］

1 里いもは下ゆでする。

2 鍋にだしを入れ、1を加え中火で7〜8分煮る。Aを溶き入れ、混ぜながら汁けがなくなるまで煮る。

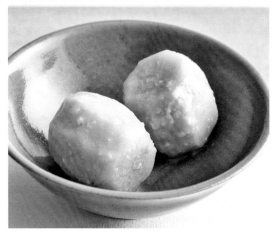

エネルギー	炭水化物	塩分	食物繊維
52kcal	11.3g	0.9g	1.9g

粒マスタードの辛みと酸味が里いもによく合う

里いもの粒マスタード炒め

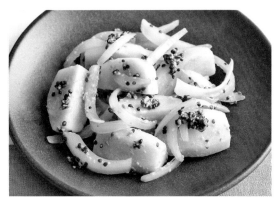

エネルギー	炭水化物	塩分	食物繊維
117kcal	15.6g	0.9g	2.6g

材料（1人分）

里いも …………………	75g（2個）
オリーブ油 …………	小さじ1（4g）
にんにく（みじん切り）…	1g（⅕片）
玉ねぎ …………………	50g（¼個）
粒マスタード ………	10g（大さじ½強）
塩 ……………………	少々（0.5g）

作り方［調理時間 15分］

1 里いもは縦4つ割りにし、下ゆでする。玉ねぎは5mm幅の細切りにする。

2 フライパンにオリーブ油を中火で熱し、にんにく、玉ねぎ、里いもを炒める。玉ねぎがしんなりしたら、粒マスタード、塩を加えて炒め合わせる。

ねぎとしょうがを合わせて

里いもの焼き浸し

材料（1人分）

里いも	…………………	75g（2個）
A	長ねぎ（みじん切り）……	10g（⅒本）
	しょうが（みじん切り）…	5g（⅓片）
	だし …………………	大さじ2
	塩 …………………	少々（0.5g）
	酢 …………………	小さじ2（10g）

作り方［調理時間 20分］

1 里いもは7〜8mm幅に切り、下ゆでする。魚焼きグリルで7〜8分こんがりするまで焼く。

2 Aを合わせておき、1を熱いうちに漬ける。

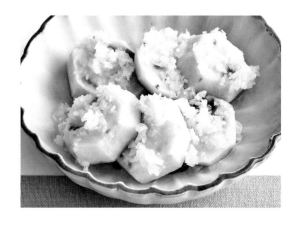

エネルギー	炭水化物	塩分	食物繊維
50kcal	11.2g	0.5g	2.1g

さっぱりとしてフルーティな酢のもの
たたき長いもとグレープフルーツ和え

材料（1人分）

長いも	60g（1/10本強）
グレープフルーツ	40g（1/10個）
きゅうり	20g（1/5本）
酢	小さじ1（5g）
塩	少々（0.6g）

エネルギー	炭水化物	塩分	食物繊維
59kcal	12.8g	0.6g	1.0g

作り方［調理時間10分］

1 長いもはひと口大に切り、ポリ袋に入れてすりこ木などでたたきつぶす。

2 グレープフルーツは果肉をほぐす。きゅうりは薄い輪切りにする。

3 **1**に酢、塩を混ぜ、**2**を和える。

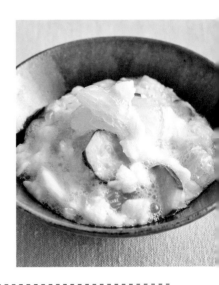

大きめに切って食べごたえアップ
長いもの甘辛炒め

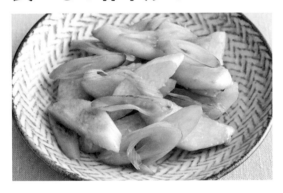

エネルギー	炭水化物	塩分	食物繊維
104kcal	14.8g	0.9g	1.3g

材料（1人分）

長いも	80g（1/6本）
長ねぎ	20g（1/5本）
サラダ油	小さじ1（4g）
砂糖	小さじ1/2（1.5g）
しょうゆ	小さじ1（6g）

作り方［調理時間10分］

1 長いもは縦半分に切り7〜8mm幅の斜め切りに、長ねぎは5mm幅の斜め切りにする。

2 フライパンにサラダ油を中火で熱し、**1**を炒める。長ねぎがしんなりしたら、砂糖、しょうゆを加え炒め合わせる。

ねぎとしょうがが香る中華風煮もの
長いもの薬味煮

材料（1人分）

長いも	100g（1/5本）
長ねぎ	10g（1/10本）
しょうが	5g（1/3片）
ごま油	小さじ1（4g）
A だし	1/2カップ
塩	少々（0.6g）
オイスターソース	小さじ1/5（1g）
こしょう	少々
にら	10g（1/10束）

エネルギー	炭水化物	塩分	食物繊維
110kcal	16.0g	0.8g	1.7g

作り方［調理時間25分］

1 長いもは1.5〜2cm厚さの輪切りに、長ねぎ、しょうがはみじん切り、にらは細かい小口切りにする。

2 鍋にごま油を中火で熱し、長ねぎ、しょうがを炒め香りを立て、Aを加える。煮立てて長いもを入れ、ふたをする。ときどき上下を返し、長いもがやわらかくなるまで12〜13分煮る。にらを加え、ひと煮する。

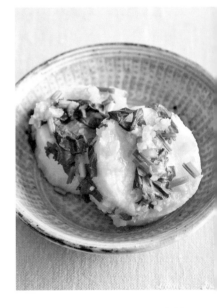

青のりをまぶした「とくさ色」の煮もの

こんにゃくの木賊煮（とくさ）

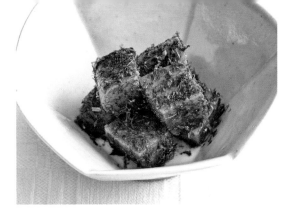

材料（1人分）

こんにゃく（黒） ……… 50g（⅕枚）
A｜だし ……………… ¼カップ
　｜しょうゆ ………… 小さじ½（3g）
青のり ……………… 少々（0.5g）

作り方［調理時間**15分**］

1 こんにゃくは1.5cm角に切り、下ゆでし、から炒りして水けをとばす。

2 鍋にA、1を入れ中火にかける。ときどき混ぜ、汁けがなくなるまで煮る。

3 バットに青のりを広げておき、2のこんにゃくを移し入れまぶす。

エネルギー	炭水化物	塩分	食物繊維
7kcal	1.8g	0.5g	1.3g

ローカロリーだからたっぷり食べられる

こんにゃくのチリソース

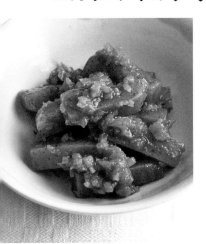

材料（1人分）

こんにゃく（黒） ……… 50g（⅕枚）
A｜玉ねぎ ………… 25g（⅛個）
　｜しょうが ……… 5g（⅓片）
　｜にんにく ……… 1g（⅕片）
ごま油 …………… 小さじ½（2g）
B｜トマトピューレ …… 大さじ1（15g）
　｜豆板醤 ………… 小さじ⅖（2g）
　｜オイスターソース …… 小さじ⅖（2g）
　｜砂糖 …………… 小さじ⅙（0.5g）
　｜水 ……………… 大さじ1

作り方［調理時間**25分**］

1 こんにゃくは3〜4cm長さ1cm角の棒状に切り、下ゆでしたあと、から炒りし水けをとばす。Aの玉ねぎ、しょうが、にんにくはそれぞれみじん切りにする。

2 フライパンにごま油を中火で熱しAを炒める。しんなりしたらこんにゃくを加えて軽く炒め、Bを加える。ときどき混ぜ、ほとんど汁けがなくなるまで煮る。

エネルギー	炭水化物	塩分	食物繊維
43kcal	6.5g	0.6g	2.1g

酢じょうゆとごま油の風味がマッチ

こんにゃくの中華風からし和え

材料（1人分）

こんにゃく（白） ……… 50g（⅕枚）
にんじん …………… 30g（⅙本）
さやいんげん ……… 30g（5本）
ロースハム ………… 10g（½枚）
A｜練りからし ……… 小さじ⅖（2g）
　｜しょうゆ ………… 小さじ½（3g）
　｜酢 ……………… 小さじ1（5g）
　｜ごま油 ………… 小さじ¼（1g）

エネルギー	炭水化物	塩分	食物繊維
60kcal	7.1g	0.7g	2.9g

作り方［調理時間**20分**］

1 こんにゃくは1cm角に切り、下ゆでする。湯をきってから炒りし、水けをとばしておく。

2 にんじんは1cm角に、いんげんは1cm幅に切り、それぞれゆでる。ハムも1cm角に切る。

3 Aを混ぜ合わせ、1、2を和える。

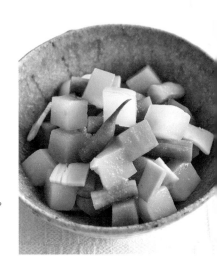

なすやきゅうりなどの淡色野菜にも抗酸化力があり、体内の活性酸素の働きを抑えたり、動脈硬化を防いだりする効果が期待できます。

さっと加熱してから和えると味がよく入る

ゆで玉ねぎの甘酢和え

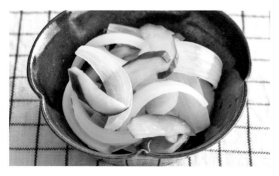

材料（1人分）

玉ねぎ	50g（¼個）	
きゅうり	20g（⅕本）	
A｜酢	小さじ2（10g）	
｜砂糖	小さじ1（3g）	
｜塩	少々（0.6g）	

作り方［調理時間**10分**］

1 玉ねぎは1.5cm幅のくし形に切る。さっとゆで冷水にとり、冷まして、水けをきる。

2 きゅうりは縦半分斜め薄切りにし、ラップに包んで電子レンジ（600W）で20秒加熱する。

3 Aを混ぜ合わせ、1、2を和える。

エネルギー	炭水化物	塩分	食物繊維
26kcal	5.5g	0.4g	1.0g

桜えびを先に炒めて香ばしく

玉ねぎの桜えび炒め

材料（1人分）

玉ねぎ	75g（⅓個）	
桜えび	大さじ1⅓（3g）	
サラダ油	小さじ½（2g）	
湯	大さじ1	
塩	少々（0.4g）	

エネルギー	炭水化物	塩分	食物繊維
45kcal	6.3g	0.5g	1.1g

作り方［調理時間**10分**］

1 玉ねぎは7mm幅のくし形に切る。

2 フライパンにサラダ油、桜えびを入れ中火で熱し、香りが立ったら1を加え、湯をふり炒める。玉ねぎが透き通ったら、塩をふる。

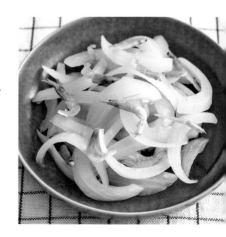

だしを吸った油揚げがジューシー

玉ねぎと油揚げの含め煮

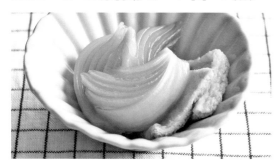

材料（1人分）

玉ねぎ	75g（⅓個）	
油揚げ	10g（¼枚）	
A｜だし	大さじ5	
｜しょうゆ	小さじ½（3g）	

作り方［調理時間**20分**］

1 玉ねぎは芯をつけたまま、大きめのくし形に切る。油揚げはひと口大に切ってひとゆでし、油抜きする。

2 鍋にAを合わせ、中火にかける。1を入れてふたをする。煮立ったら、少し火を弱め、玉ねぎがくったりするまで8〜10分煮る。

エネルギー	炭水化物	塩分	食物繊維
67kcal	6.7g	0.5g	1.2g

こんがり焼いた玉ねぎにねぎみそをのせて

玉ねぎのねぎみそ田楽

材料（1人分）

玉ねぎ（輪切り）‥‥‥‥ 75g（1.5cm厚さ1枚）
みそ ‥‥‥‥‥‥‥‥‥ 小さじ⅔（4g）
小ねぎ ‥‥‥‥‥‥‥‥ 5g（2本）

作り方［調理時間15分］

1 みそと小口切りにした小ねぎを混ぜ合わせ、電子レンジ（600W）で20秒加熱する。

2 玉ねぎはラップに包み、電子レンジで2分加熱する。やわらかくなったら、表面の水けをふきとり、魚焼きグリルで7〜8分焼いて、こんがりさせる。

3 器に2を盛りつけて、1をのせる。

エネルギー	炭水化物	塩分	食物繊維
33kcal	7.5g	0.5g	1.4g

炒り卵を和えるだけの簡単酢のもの

玉ねぎの菜種和え

材料（1人分）

玉ねぎ ‥‥‥‥‥‥‥‥ 50g（¼個）
卵 ‥‥‥‥‥‥‥‥‥‥ 15g（M玉約⅓個）**アレンジ可**
A｜酢 ‥‥‥‥‥‥‥‥ 小さじ2（10g）
　｜砂糖 ‥‥‥‥‥‥‥ 小さじ½（1g）
　｜塩 ‥‥‥‥‥‥‥‥ 少々（0.4g）

作り方［調理時間15分］

1 玉ねぎは5mm幅の細切りにし、湯を煮立て、さっとゆで冷水にとり、水けをきる。

2 卵は炒り卵にする。

3 Aを合わせ、2を混ぜ、1を和える。

エネルギー	炭水化物	塩分	食物繊維
44kcal	5.0g	0.5g	0.8g

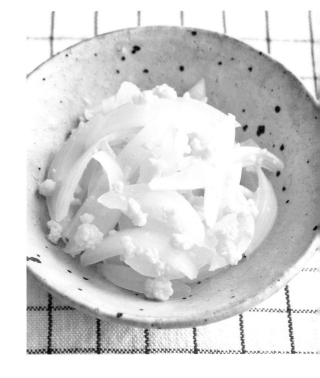

アレンジ レシピ 卵をカッテージチーズにかえて 　玉ねぎのカッテージチーズ和え

作り方 「玉ねぎの菜種和え」と同様に作る。作り方3で炒り卵にかえて、カッテージチーズ15gを加えて和える。

エネルギー	炭水化物	塩分	食物繊維
38kcal	5.2g	0.4g	0.8g

電子レンジで簡単に作れる

キャベツの
コールスローサラダ

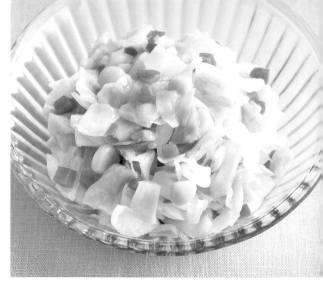

材料（1人分）

キャベツ ………………	60g（1⅕枚）
にんじん ……………	10g（1/20本）
玉ねぎ ………………	20g（1/10個）
ホールコーン ………	10g
オリーブ油 …………	小さじ½（2g）
A｜酢 ………………	小さじ2（10g）
｜塩 ………………	少々（0.4g）
｜こしょう ………	少々

作り方［調理時間**10分**（冷ます時間除く）］

1 キャベツは1〜1.5cm角に切る。玉ねぎとにんじんは、粗みじん切りにする。

2 1を合わせてラップに包んで電子レンジ（600W）で1分加熱し、ざるに広げて冷ます。

3 2をボウルに入れてホールコーンを加え、オリーブ油で和える。Aを加え、さらに和える。

エネルギー	炭水化物	塩分	食物繊維
53kcal	7.8g	0.5g	1.9g

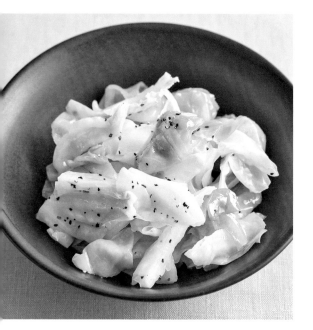

粗びき黒こしょうの風味が際立つシンプルマリネ

ゆでキャベツの
黒こしょうマリネ

材料（1人分）

キャベツ ………………	100g（2枚）
オリーブ油 …………	小さじ½（2g）**アレンジ可**
塩 ……………………	少々（0.6g）
粗びき黒こしょう ……	少々 **アレンジ可**
レモン汁 ……………	小さじ1（5g）

作り方［調理時間**10分**（冷ます時間除く）］

1 キャベツは2〜3cm角に切る。湯をくぐらせる程度に軽くゆでる。

2 キャベツをざるにあげ、湯をきり、熱いうちにオリーブ油をからめ、塩、黒こしょうをふる。冷めてからレモン汁をからめる。

エネルギー	炭水化物	塩分	食物繊維
40kcal	5.7g	0.6g	1.8g

アレンジレシピ 黒こしょう味を山椒味にかえて **ゆでキャベツの山椒マリネ**

作り方 「ゆでキャベツの黒こしょうマリネ」と同様に作る。作り方2でオリーブ油にかえてごま油小さじ½（2g）を、粗びき黒こしょうにかえて粉山椒少々を加える。

エネルギー	炭水化物	塩分	食物繊維
40kcal	5.7g	0.6g	1.8g

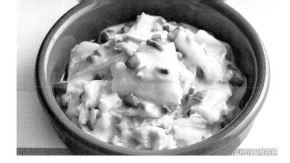

トロトロの白菜にパプリカの食感が楽しい

白菜のクリーム煮

材料（1人分）

白菜	100g（大1枚）
赤パプリカ	10g（1/15個）
マッシュルーム	20g（2個）
オリーブ油	小さじ1/2（2g）
小麦粉	小さじ1（3g）
A ローリエ	1/4枚
タイム	少々
湯	大さじ2
牛乳	1/4カップ（50g）
塩	少々（0.8g）

エネルギー	炭水化物	塩分	食物繊維
78kcal	9.1g	0.9g	2.0g

作り方［調理時間**20**分］

1 白菜は小さめのひと口大に切る。

2 赤パプリカとマッシュルームは、それぞれ粗みじん切りにする。

3 フライパンにオリーブ油を中火で熱し、2を炒める。小麦粉をふり入れて炒め、なじんだらAを加え、よく混ぜる。白菜を加えふたをし、7～8分煮る。

4 白菜がくったりしたらよく混ぜ、ひと煮する。

ほんのり甘い白菜とちくわが好相性

ゆで白菜のからし酢和え

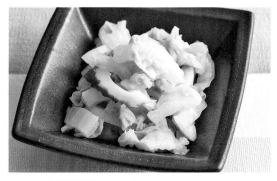

エネルギー	炭水化物	塩分	食物繊維
41kcal	6.6g	0.6g	1.0g

材料（1人分）

白菜	80g（1枚）
ちくわ	15g（2/5本弱）
A 練りからし（粉からしを練ったもの）	小さじ2/5（2g）
酢	大さじ1/2（7.5g）
砂糖	小さじ1/3（1g）
塩	少々（0.2g）

作り方［調理時間**10**分］

1 白菜はしんなりする程度にゆで、ざるにあげ、細切りにし、水けをしぼる。

2 ちくわは縦半分に切り、斜め薄切りにする。

3 Aを混ぜ合わせ、1、2を和える。

ごま油の香りが食欲をそそる

ラーパーツァイ

材料（1人分）

白菜	50g（大1/2枚）
ごま油	小さじ1/2（2g）
A 酢	大さじ1（15g）
水	小さじ1
にんにく	2g（1片）
赤唐辛子	1/2本
塩	少々（0.6g）

エネルギー	炭水化物	塩分	食物繊維
35kcal	2.9g	0.6g	1.0g

作り方［調理時間**40**分］

1 にんにくをつぶし、Aを合わせておく。

2 白菜はひと口大に切る。

3 フライパンにごま油を中火で熱し、白菜をさっと炒める。白菜に油がなじんだら火を止め、Aを加える。すぐにボウルに移し、重石をし30分おく。

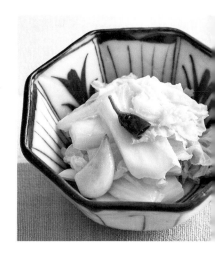

青のりとごまの香りでおいしく
レタスのもみ漬け

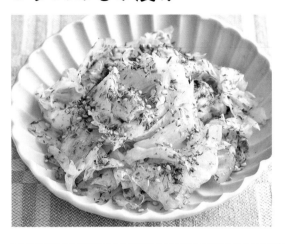

材料（1人分）

レタス	……………	80g（¼個）
A	ごま油 …………	小さじ½（2g）
	酢 ……………	小さじ1（5g）
	しょうゆ ………	小さじ½（3g）
青のり	…………	小さじ⅕（1g）
白いりごま	………	小さじ⅓（1g）

作り方［調理時間 **5**分］

1 レタスはひと口大にちぎってボウルに入れる。Aを加え、手でもんでしんなりさせる。

2 青のり、ごまを加え、菜箸で混ぜる。

エネルギー	炭水化物	塩分	食物繊維
39kcal	**3.1**g	**0.5**g	**1.4**g

だしのうまみで減塩できる
レタスの煮浸し

材料（1人分）

レタス	……………	80g（¼個）
ゆば（乾燥・平）	………	4g（1枚）
A	だし …………	¼カップ
	しょうゆ ………	小さじ⅙（1g）
	塩 ……………	少々（0.4g）
	みりん ………	小さじ⅓（2g）

エネルギー	炭水化物	塩分	食物繊維
35kcal	**3.7**g	**0.6**g	**1.0**g

作り方［調理時間 **10**分］
（ゆばをもどす時間を除く）

1 レタスはひと口大に切る。ゆばは水に浸してもどし、ひと口大に切る。

2 鍋にAを合わせ、中火にかける。ゆばを加えてふたをし、2～3分煮る。レタスを加え、ときどき混ぜてしんなりするまで煮る。

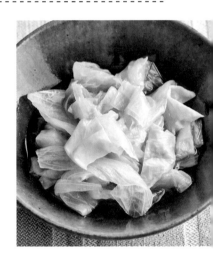

自家製ドレッシングをかけるだけ
レタスサラダ

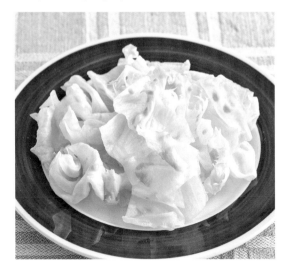

材料（1人分）

レタス	……………	50g（⅙個）
A	酢 ……………	小さじ1（5g）
	オリーブ油 ………	小さじ1（4g）
	塩 ……………	少々（0.5g）
	練りからし（粉からしを練ったもの）	小さじ⅖（2g）
	砂糖 …………	小さじ⅙（0.5g）

作り方［調理時間 **5**分］

1 レタスは2～3cm角に切り、冷水にさらしてパリッとさせ、しっかりと水けをきり、ボウルに入れる。

2 Aを混ぜ合わせて1に加え、よく和える。

エネルギー	炭水化物	塩分	食物繊維
52kcal	**2.8**g	**0.6**g	**0.6**g

梅肉の塩けが調味料がわりに

もやしの梅おかかごま油和え

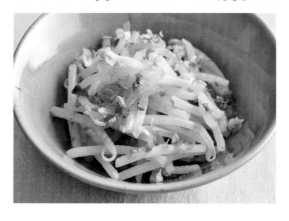

材料（1人分）

もやし	……………………	80g（⅓袋強）
A	梅肉（塩分7%）	…… 5g（小1個）
	削り節	………… 1.5g
	ごま油	………… 小さじ¼（1g）
	みりん	………… 小さじ⅓（2g）
	塩	………………… 少々（0.2g）

作り方［調理時間**10**分］

1 もやしはひげ根を取り、さっとゆで、ざるにあげる。Aを混ぜ合わせ、もやしと和える。

エネルギー	炭水化物	塩分	食物繊維
38kcal	4.2g	0.4g	1.3g

ハムのうまみを味つけに利用して

もやしハムきゅうり炒め

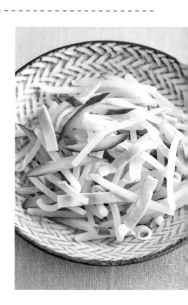

材料（1人分）

もやし	………………	80g（⅓袋強）
きゅうり	………………	20g（⅕本）
ロースハム	………	10g（½枚）
サラダ油	…………	小さじ½（2g）
湯	……………………	大さじ1
塩	……………………	少々（0.6g）
こしょう	…………	少々

エネルギー	炭水化物	塩分	食物繊維
56kcal	3.1g	0.8g	1.4g

作り方［調理時間**10**分］

1 もやしはひげ根を取る。きゅうりとハムはそれぞれ細切りにする。

2 フライパンにサラダ油を中火で熱し、もやし、きゅうりを炒める。油が回ったら湯を加えてふたをし、1分加熱する。ふたを取り、水けをとばす。ハムを加え、塩、こしょうをふり、炒める。

「しゃきしゃき」と「ふわふわ」のコントラストが楽しい

もやしの卵とじ

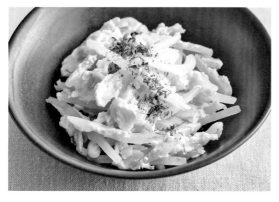

材料（1人分）

もやし	………………	50g（¼袋）
A	だし	……………… ¼カップ
	塩	………………… 少々（0.4g）
	こしょう	………… 少々
卵	……………………	25g（½個）
青のり	………………	少々

作り方［調理時間**10**分］

1 もやしはひげ根をとる。

2 鍋にAを合わせて中火にかけ、煮立ったところにもやしを加えて1〜2分煮る。卵を溶いて流し入れ、ふたをして火を通す。器に盛りつけ、青のりをちらす。

エネルギー	炭水化物	塩分	食物繊維
47kcal	2.0g	0.6g	1.0g

ごま油で炒めてから煮ることでコクが出る

なすの田舎煮

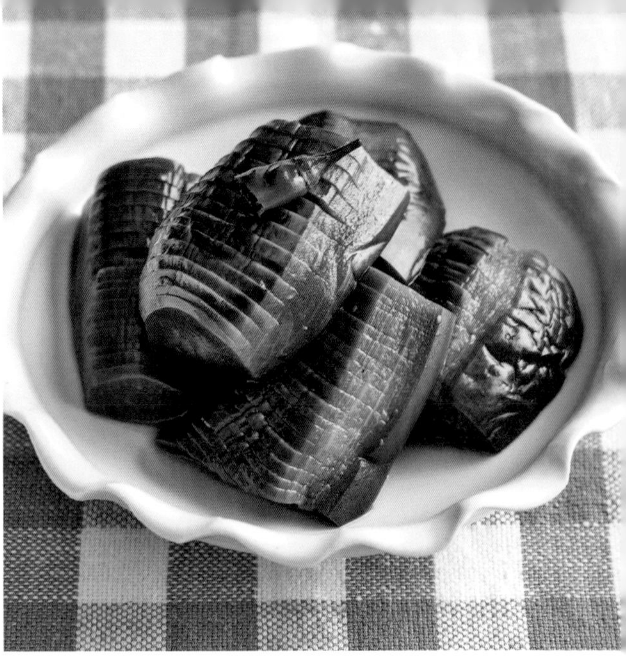

材料（1人分）

なす……100g（1½本）
赤唐辛子……少々
ごま油……小さじ½(2g)
A だし……¼カップ
　しょうゆ……小さじ⅔(4g)
　みりん……小さじ⅓(2g)

作り方［調理時間20分］

1 なすは皮を縞目にむいて、縦半分に切る。皮に細かい切り込みを入れ、ひと口大に切る。

2 フライパンにごま油、赤唐辛子を入れて中火で熱し、1を焼きつけるように炒める。こんがりとしたらAを加えてふたをし、なすがやわらかくなるまで10～12分煮る。

エネルギー	炭水化物	塩分	食物繊維
46kcal	6.8g	0.7g	2.4g

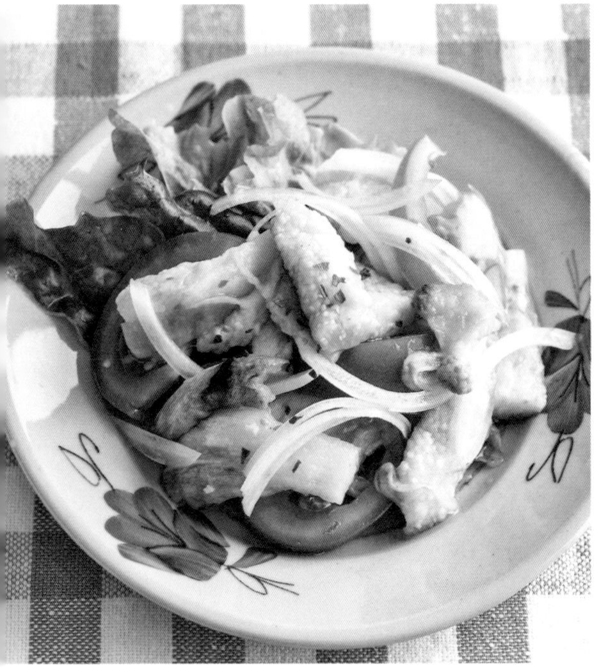

ナンプラーのドレッシングはどんな野菜にも合う

焼きなすの エスニックサラダ

材料（1人分）

なす……100g（2本）
玉ねぎ……10g（1/20個）
トマト……50g（⅓個）
A にんにく(みじん切り)……1g（⅕片）
　赤唐辛子(刻み)……少々
　酢……小さじ2（10g）
　ナンプラー……小さじ⅓(2g) アレンジ可
　砂糖……小さじ⅙(0.5g)
サニーレタス……少量

作り方［調理時間15分］

1 なすは、魚焼きグリルで皮が焦げるくらいに焼いて水にとり、皮をむきひと口大に切る。

2 玉ねぎは薄切りに、トマトはくし形に切る。

3 Aを混ぜ合わせ、1、2を和える。サニーレタスを添えて器に盛る。

エネルギー	炭水化物	塩分	食物繊維
52kcal	12.7g	0.3g	4.5g

アレンジレシピ　ナンプラーを塩とごま油にかえて　**焼きなすの韓国風サラダ**

作り方　「焼きなすのエスニックサラダ」と同様に作る。作り方3でAのナンプラーにかえて塩少々（0.3g）とごま油少々（0.5g）を加えて混ぜ合わせる。

エネルギー	炭水化物	塩分	食物繊維
51kcal	12.6g	0.2g	4.5g

たたいておくことでしっかり味がなじむ
たたききゅうりの中華風

材料（1人分）

きゅうり ‥‥‥‥‥‥‥ 60g（³⁄₅本）
ごま油 ‥‥‥‥‥‥‥ 小さじ½（2g）
塩 ‥‥‥‥‥‥‥‥‥ 少々（0.6g）
こしょう ‥‥‥‥‥‥ 少々

作り方［調理時間**5分**］

1 きゅうりは縞目に皮をむいて、すりこ木などでたたき割れ目を入れる。3〜4cm長さに切り、割れ目から手で割る。

2 ごま油をからめ、塩、こしょうで和える。

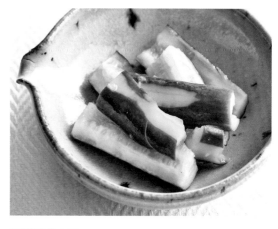

エネルギー	炭水化物	塩分	食物繊維
26kcal	1.9g	0.6g	0.7g

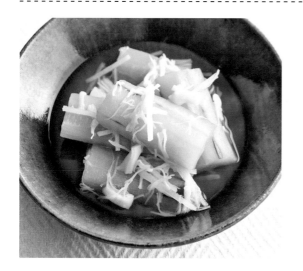

エネルギー	炭水化物	塩分	食物繊維
30kcal	3.4g	0.6g	0.9g

ほたて貝柱のだしと昆布だしがきいた上品な味
きゅうりとほたてのスープ煮

材料（1人分）

きゅうり ‥‥‥‥‥‥‥‥‥‥‥‥ 80g（⁴⁄₅本）
A ほたて貝柱水煮缶 ‥‥‥‥‥‥ 20g
　 昆布だし（とり方p.40参照）‥‥ ¼カップ
　 しょうが（せん切り）‥‥‥‥‥ 2g（薄切り2枚分）
　 塩 ‥‥‥‥‥‥‥‥‥‥‥‥‥ 少々（0.3g）
　 こしょう ‥‥‥‥‥‥‥‥‥‥ 少々

作り方［調理時間**10分**］

1 きゅうりは皮をむいて4cm長さ、縦半分に切る。

2 鍋にAを合わせ、中火にかけ煮立てる。1を入れ2〜3分、色があざやかになるまで煮る。

はちみつの甘みがクセになる
きゅうりのピクルス

材料（1人分）

きゅうり ‥‥‥‥‥‥ 40g（²⁄₅本）
にんじん ‥‥‥‥‥‥ 10g（1cm）
A 酢 ‥‥‥‥‥‥‥‥ ¼カップ（50g）
　 水 ‥‥‥‥‥‥‥‥ ⅛カップ（25g）
　 ローリエ ‥‥‥‥‥ ¼枚
　 はちみつ ‥‥‥‥‥ 小さじ⅓弱（2g）
　 塩 ‥‥‥‥‥‥‥‥ 少々（0.5g）

エネルギー	炭水化物	塩分	食物繊維
34kcal	4.9g	0.5g	0.6g

作り方［調理時間**40分**］

1 きゅうりは皮を縞目にむいて、1.5cm幅に切る。にんじんは小さな角切りにする。

2 鍋にAを合わせ、中火にかける。煮立ったら1を加え、1〜2分煮て火を止め、そのまま冷ます。30分おく。

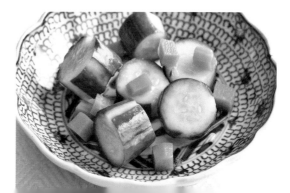

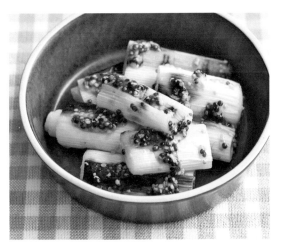

焼いて甘みが増したねぎにマスタードの酸味が合う

焼きねぎの粒マスタード和え

材料（1人分）

長ねぎ	‥‥‥‥‥‥‥‥‥	60g（³⁄₅本）
A	粒マスタード ‥‥‥	小さじ1（5g）
	酢 ‥‥‥‥‥‥‥‥	小さじ1（5g）
	しょうゆ ‥‥‥‥‥	小さじ¹⁄₆（1g）
	はちみつ ‥‥‥‥‥	小さじ¹⁄₃（2g）
	塩 ‥‥‥‥‥‥‥‥	少々（0.2g）

作り方［調理時間 **10分**］

1 長ねぎは魚焼きグリルに入る長さに切り、こんがりするまで5〜6分焼いて、3〜4cm長さに切る。Aを混ぜ合わせ、長ねぎと和える。

エネルギー	炭水化物	塩分	食物繊維
42kcal	7.4g	0.5g	1.5g

ねぎが主役の中華風炒めもの

長ねぎとザーサイのピリ辛炒め

材料（1人分）

長ねぎ	‥‥‥‥‥‥‥‥	80g（⁴⁄₅本）
ザーサイ（味つき）	‥‥‥	10g
ごま油	‥‥‥‥‥‥‥	小さじ½（2g）
赤唐辛子（小口切り）	‥‥‥	少々
塩	‥‥‥‥‥‥‥‥‥	少々

エネルギー	炭水化物	塩分	食物繊維
49kcal	7.4g	1.6g	2.7g

作り方［調理時間 **10分**］

1 長ねぎは斜め薄切りに、ザーサイは細切りにする。

2 フライパンにごま油、唐辛子を入れて中火で熱し、**1**を炒める。しんなりするまで炒め、塩をふる。

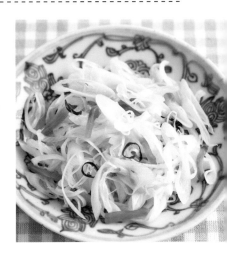

くったりねぎとしみしみ高野豆腐が好相性

長ねぎと高野豆腐の煮浸し

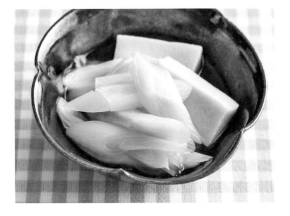

エネルギー	炭水化物	塩分	食物繊維
81kcal	10.0g	0.8g	2.2g

材料（1人分）

長ねぎ	‥‥‥‥‥‥‥‥	80g（⁴⁄₅本）
高野豆腐	‥‥‥‥‥‥	7g（½個）
A	だし ‥‥‥‥‥‥‥	½カップ
	みりん ‥‥‥‥‥‥	小さじ1（6g）
	しょうゆ ‥‥‥‥‥	小さじ¹⁄₃（2g）
	塩 ‥‥‥‥‥‥‥‥	少々（0.3g）

作り方［調理時間 **15分**］（高野豆腐をもどす時間除く）

1 長ねぎは1〜1.5cm厚さの斜め切りにする。高野豆腐は水でもどし、水けをしぼって食べやすい大きさに切る。

2 鍋にAを合わせ、中火で煮立てる。**1**を加えて落としぶたをし8〜10分、ねぎがくったりするまで煮る。

アボカドのコクとクレソンの香りでデリ風に

カリフラワーサラダ

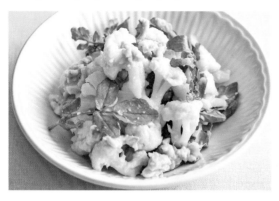

材料（1人分）

カリフラワー	…………	40g（2房）
アボカド	…………	20g（小⅙個）
A	レモン汁 …………	小さじ1（5g）
	塩 …………	少々（0.5g）
	こしょう …………	少々
クレソン	…………	3g（⅒束）

作り方［調理時間 **10分**］

1 カリフラワーは小房に分け、湯を煮立て、やわらかめにゆで、ざるにあげる。クレソンは葉先をつむ。

2 アボカドはフォークでざっとつぶし、Aを混ぜ、1を加えて和える。

エネルギー	炭水化物	塩分	食物繊維
48kcal	4.3g	0.5g	2.4g

サーモンのさしみでおいしく減塩

カリフラワーの酢みそ和え

材料（1人分）

カリフラワー	…………	50g（3房）
サーモン（さしみ用さく）	…	20g
A	みそ …………	小さじ⅔（4g）
	酢 …………	小さじ1（5g）

作り方［調理時間 **10分**］

1 カリフラワーは小房に分けて、さっとゆでざるにあげ冷ます。

2 サーモンは7～8mm角に切る。

3 Aを混ぜ合わせて、1と2を加える。

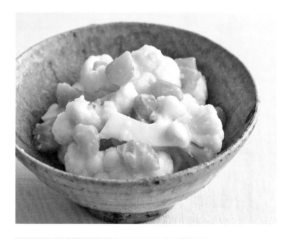

エネルギー	炭水化物	塩分	食物繊維
67kcal	3.6g	0.5g	1.7g

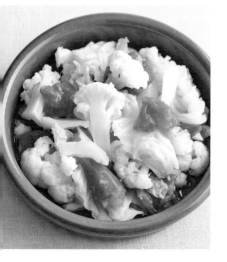

淡白なカリフラワーに昆布だしとトマトのうまみをプラス

カリフラワーのスープ煮

材料（1人分）

カリフラワー	…………	50g（3房）
キャベツ	…………	50g（1枚）
トマト	…………	50g（⅓個）
A	ローリエ …………	¼枚
	タイム …………	少々
	昆布だし（とり方p.40参照）	¼カップ
	こしょう …………	少々
	塩 …………	小さじ⅙（1g）

作り方［調理時間 **15分**］

1 カリフラワーは小房に分ける。キャベツとトマトは小さめのひと口大に切る。

2 鍋に1、Aを入れ、ふたをして中火にかける。煮立ったら火を弱め、カリフラワーがやわらかくなるまで10分煮る。

エネルギー	炭水化物	塩分	食物繊維
37kcal	8.3g	1.1g	2.9g

グアニル酸やグルタミン酸などのうまみ成分たっぷりだから、それだけで十分おいしいきのこ。しかも低カロリーでもあるので、たっぷり食べられます。

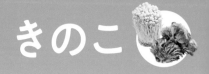

こんがり焼いたしいたけが淡白なたいとよく合う
しいたけとたいのごま油和え

材料（1人分）

しいたけ ………………	50g（5枚）
たい（さしみ用さく）……	20g
A ┬ ごま油 …………	小さじ½（2g）
├ こしょう …………	少々
└ 塩 ………………	少々（0.5g）

作り方［調理時間 **10分**］

1 しいたけは軸を落とし、魚焼きグリルで5分こんがりと焼き、縦4つ割りに切る。

2 たいは7～8mm角に切り、Aを混ぜ、**1**を和える。

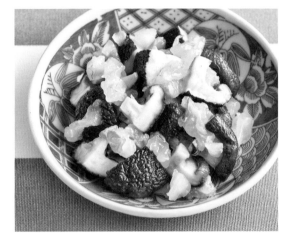

エネルギー	炭水化物	塩分	食物繊維
57kcal	3.3g	0.5g	2.5g

シャキシャキえのきにたらこの塩けをからめて
えのきたけのたらこ煮

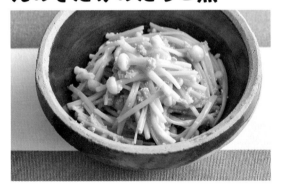

エネルギー	炭水化物	塩分	食物繊維
31kcal	4.2g	0.4g	1.6g

材料（1人分）

えのきたけ …………	40g（½袋）
たらこ ………………	5g
みりん ………………	小さじ⅓（2g）
酒 …………………	小さじ1（5g）
塩 …………………	少々（0.2g）

作り方［調理時間 **10分**］

1 えのきたけは根元を切り落とし、3cm長さに切ってほぐす。

2 たらこは薄皮を取り除いて、みりんを混ぜる。

3 鍋に**1**を入れ、酒、塩をふる。ふたをして中火にかけ、2～3分加熱する。えのきたけがしんなりしたら、**2**を加え、混ぜながら火を通す。

カルシウムもとれてヘルシー
えのきたけのじゃこ酢

材料（1人分）

えのきたけ …………	40g（½袋）
ちりめんじゃこ ………	大さじ⅗（3g）
酢 …………………	大さじ1（15g）
塩 …………………	少々（0.2g）

エネルギー	炭水化物	塩分	食物繊維
26kcal	3.4g	0.2g	1.6g

作り方［調理時間 **10分**］

1 えのきたけは根元を切り、3cm長さに切ってほぐす。

2 鍋にちりめんじゃこ、酢、塩を入れ中火にかける。煮立ったら、**1**を加える。混ぜながら、えのきたけがしんなりするまで煮る。

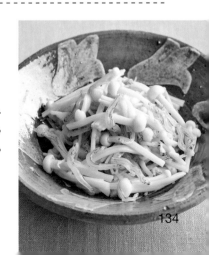

みつばの香りと、だしを吸った大根おろしが美味

なめこのおろし煮

材料（1人分）

なめこ	40g（½袋）
A | だし	¼カップ
しょうゆ	小さじ⅔（4g）
大根	50g（1.3cm）
みつばの茎	8g（8本）

作り方［調理時間 **15分**］

1 なめこはさっと洗って、軽くぬめりを取る。大根はすりおろして、汁けをきる。みつばの茎は、細かく刻む。

2 鍋にAを合わせ中火にかけ、煮立てる。なめこを加え、再び煮立ったら、大根おろし、みつばを加えひと煮する。

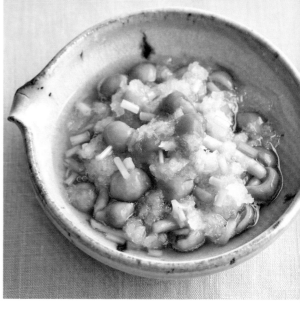

エネルギー	炭水化物	塩分	食物繊維
22kcal	5.1g	0.7g	2.3g

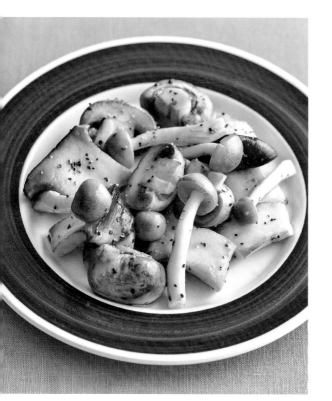

大きめに切ったきのこの食感が楽しめる

きのこの黒こしょう炒め

材料（1人分）

エリンギ	50g（大1本）
マッシュルーム	50g（3個）
しめじ	40g（¼袋）
オリーブ油	小さじ1（4g）
粗びき黒こしょう	少々
塩	少々（0.8g）**アレンジ可**

作り方［調理時間 **5分**］

1 エリンギは縦半分に切り、ひと口大に切る。マッシュルームは縦半分に切る。しめじは石づきを切り取りほぐす。

2 フライパンにオリーブ油を中火で熱し、1を入れる。ふたをしてときどき混ぜ、全体がこんがりするまで炒め、こしょう、塩をふる。

エネルギー	炭水化物	塩分	食物繊維
69kcal	6.1g	0.8g	4.1g

アレンジレシピ 塩味をしょうゆ味にかえて

きのこのしょうゆ炒め

作り方 「きのこの黒こしょう炒め」と同様の作り方で、作り方2の塩にかえて、しょうゆ小さじ1を加える。

エネルギー	炭水化物	塩分	食物繊維
73kcal	6.5g	0.7g	4.1g

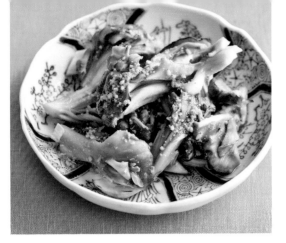

エネルギー	炭水化物	塩分	食物繊維
33kcal	4.3g	0.5g	2.1g

まいたけのうまみをごまの風味が引き立てる

まいたけのごま酢

材料（1人分）

まいたけ	50g（½袋）
A｜白すりごま	小さじ⅖（2g）
｜酢	小さじ2（10g）
｜砂糖	小さじ½（1.5g）
｜塩	少々（0.5g）

作り方 [調理時間 **10分**]

1 まいたけはひと口大に分け、アルミホイルでぴっちりと包み、魚焼きグリルで5分焼く。

2 Aを混ぜ合わせ、1を和える。

アスパラと合わせたピリ辛ナムル

しめじのナムル

材料（1人分）

しめじ	40g（¼袋）
アスパラガス	40g（3本）
A｜ごま油	小さじ¼（1g）
｜塩	少々（0.5g）
粉唐辛子	少々

エネルギー	炭水化物	塩分	食物繊維
26kcal	3.6g	0.2g	2.1g

作り方 [調理時間 **10分**]

1 しめじは石づきを切り、ほぐす。アスパラガスは斜め薄切りにする。

2 1をアルミホイルでぴっちりと包み、魚焼きグリルで5分焼く。

3 2をAで和え、粉唐辛子をふる。

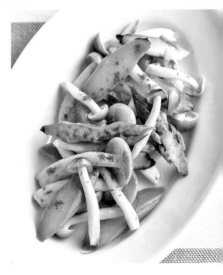

チリペッパーの辛みがアクセントに

エリンギとたこのサラダ

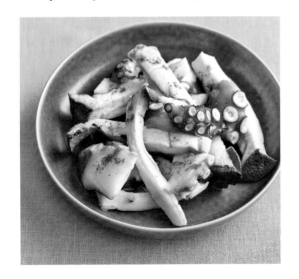

材料（1人分）

エリンギ	80g（2本）
たこ（ゆで）	40g
オリーブ油	小さじ½（2g）
酢	小さじ2（10g）
塩	少々（0.5g）
チリペッパー	少々

作り方 [調理時間 **10分**]

1 エリンギは縦半分に切り、魚焼きグリルで4～5分こんがりと焼き、食べやすい大きさに裂く。たこはひと口大に切る。

2 1にオリーブ油をからめ、塩、酢を混ぜ、チリペッパーをふる。

エネルギー	炭水化物	塩分	食物繊維
83kcal	5.1g	0.7g	2.7g

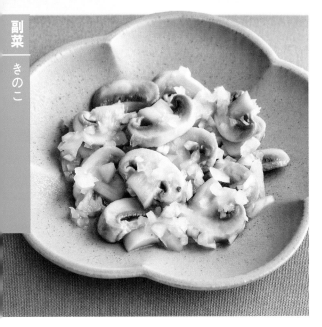

エネルギー	炭水化物	塩分	食物繊維
45kcal	3.5g	0.5g	1.8g

玉ねぎの辛みと酢の酸味がきいている

マッシュルームのマリネ

材料（1人分）

マッシュルーム	……	80g（5個）
オリーブ油	…………	小さじ½（2g）
白ワイン	…………	小さじ1（5g）
玉ねぎ	…………	15g（1/15個）
酢	…………	大さじ1（15g）
塩	…………	少々（0.5g）

作り方［調理時間**15分**（冷ます時間除く）］

1 マッシュルームは8mm幅に切り、玉ねぎは粗みじん切りにする。

2 フライパンにオリーブ油を中火で熱し、マッシュルームを入れる。すぐふたをし、2～3分加熱する。こんがりしたら、ふたをとって白ワインをふって炒める。バットに移し、玉ねぎをのせ、酢、塩をふり、冷ます。

ほんのりとしたみそ味とだしがきのこにからむ

きのこのみそ煮

材料（1人分）

まいたけ	…………	40g（2/5袋）
しいたけ	…………	20g（2枚）
しめじ	…………	20g（1/8袋）
だし	…………	大さじ2
みそ	…………	小さじ1（6g） **アレンジ可**

作り方［調理時間**10分**］

1 まいたけは食べやすい大きさに裂く。しいたけは軸を切り取り7～8mm幅に切る。しめじは石づきを切り取りほぐす。

2 鍋にだし、1を入れ、ふたをして中火にかける。しんなりしたらみそを溶き入れ、ひと煮する。

エネルギー	炭水化物	塩分	食物繊維
26kcal	5.1g	0.5g	3.3g

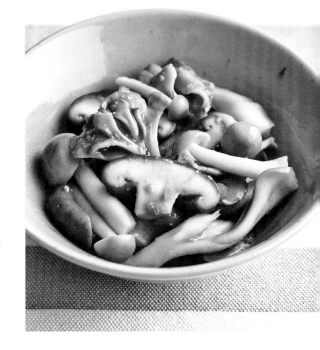

アレンジレシピ 酒粕をプラスして

きのこの粕煮

作り方 「きのこのみそ煮」と同様に作る。作り方2のみそに酒粕5gを混ぜたものを溶き入れる。

エネルギー	炭水化物	塩分	食物繊維
37kcal	6.3g	0.5g	3.6g

海藻のネバネバ成分フコイダンは食物繊維のひとつ。腸内を通るスピードがゆるやかになるため、糖質の吸収が遅くなり、急激な血糖値の上昇を抑えます。

海藻

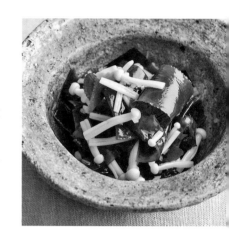

低カロリーだからたっぷり食べられる

わかめのしょうが煮

材料（1人分）

カットわかめ …………2g
えのきたけ …………20g（¼袋）
しょうが（みじん切り）…5g（⅓片）
A｜だし …………大さじ2
　｜しょうゆ …………小さじ½（3g）

エネルギー	炭水化物	塩分	食物繊維
15kcal	2.9g	0.9g	1.7g

作り方［調理時間**10分**
（わかめもどす時間除く）］

1 わかめは水でもどす。水けをきり水洗いし、再び水けをきる。えのきたけは根元を切り落とし、2cm長さに切る。

2 鍋にAを合わせ、中火で煮立てる。1としょうがを入れ、混ぜながらほとんど汁けがなくなるまで煮る。

切り干し大根の食感とほたてのうまみをプラス

わかめの酢のもの

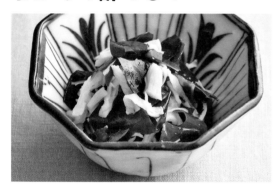

材料（1人分）

カットわかめ …………2g
切り干し大根 ………⅙カップ（5g）
ほたて貝柱水煮缶 ……10g
A｜酢 …………小さじ4（20g）
　｜だし …………小さじ2
　｜砂糖 …………少々（0.3g）

作り方［調理時間**10分**（わかめ、切り干し大根もどす時間除く）］

1 わかめは水でもどし、水けをきる。湯を煮立て、さっとゆで冷水にとり水けをきる。切り干し大根は水でもどし、水けをしぼる。

2 Aを合わせ1、貝柱を加え和える。

エネルギー	炭水化物	塩分	食物繊維
35kcal	5.3g	0.6g	1.9g

しょうがの風味がアクセント

切り昆布とツナの炒め煮

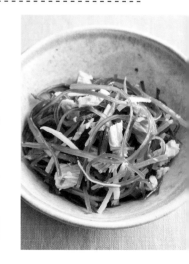

材料（1人分）

切り昆布(生／サラダ用)…50g
ツナ水煮缶 …………20g
にんじん …………10g（1/20本）
しょうが …………5g（⅓片）
サラダ油 …………小さじ½（2g）
A｜だし …………¼カップ
　｜しょうゆ …………小さじ½（3g）
　｜砂糖 …………小さじ⅓（1g）

作り方［調理時間**15分**］

1 昆布は食べやすい長さに、にんじん、しょうがはせん切りにする。

2 鍋にサラダ油を中火で熱し、1とツナを炒める。油がなじんだらAを加え、汁けがなくなるまで煮る。

エネルギー	炭水化物	塩分	食物繊維
57kcal	8.4g	1.1g	4.7g

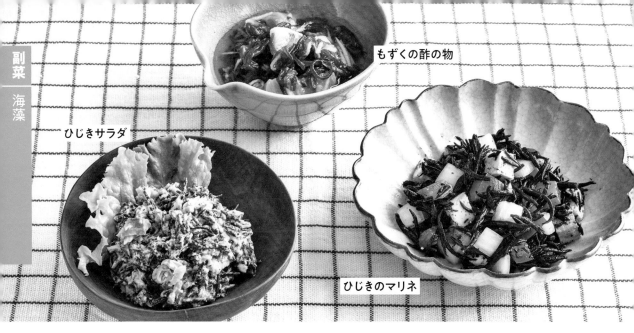

もずくの酢の物

ひじきサラダ

ひじきのマリネ

ぶりのさしみでちょっと豪華に

もずくの酢のもの

材料（1人分）

もずく ……………… 30g
きゅうり …………… 20g（⅕本）
ぶり（さしみ用さく）…… 20g
A｜だし …………… 大さじ1
　｜酢 ……………… 大さじ1（15g）
　｜塩 ……………… 少々（0.4g）
　｜おろししょうが …… 小さじ⅕（1g）

作り方［調理時間**5**分］

1　もずくは水洗いし、水けをきる。きゅうりは
　せん切りにする。ぶりは小さく切る。

2　Aを混ぜ合わせ、1を和える。

エネルギー	炭水化物	塩分	食物繊維
54kcal	1.6g	0.5g	0.6g

鮭缶のうまみとカッテージチーズのコクが合う

ひじきサラダ

材料（1人分）

ひじき（ゆで）………… 30g
A｜鮭水煮缶 ………… 20g
　｜カッテージチーズ ・・20g
　｜塩 ……………… 少々（0.2g）
　｜レモン汁 ………… 小さじ³⁄₅（3g）
リーフレタス ……… 5g（½枚）

作り方［調理時間**5**分］

1　ひじきは水けをきる。

2　Aを混ぜ合わせ、1を和える。リーフレタス
　を添えて器に盛る。

エネルギー	炭水化物	塩分	食物繊維
62kcal	4.8g	0.7g	3.6g

和えるだけの簡単レシピ

ひじきのマリネ

材料（1人分）

ひじき（ゆで）………… 30g
厚揚げ ……………… 20g（大1⁄10枚）
トマト ……………… 30g（⅕個）
玉ねぎ ……………… 15g（1⁄12個）
A｜オリーブ油 ……… 小さじ½（2g）
　｜酢 ……………… 小さじ1（5g）
　｜塩 ……………… 少々（0.5g）
　｜こしょう ………… 少々

作り方［調理時間**10**分］

1　厚揚げは1cm角に切り、ゆでる。トマト、玉
　ねぎはそれぞれ1cm角に切る。

2　Aを混ぜ合わせ、ひじき、1を和える。

エネルギー	炭水化物	塩分	食物繊維
73kcal	7.2g	0.5g	4.2g

豆類は食物繊維の宝庫で、亜鉛やクロムもとれ、血糖値をコントロールするインスリンの材料になります。主菜で豆類がとれないときは副菜でとることを心がけて。

豆類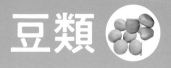

ゆで大豆は少ない調味料でも味がからみやすい

大豆わけぎ酢みそ和え

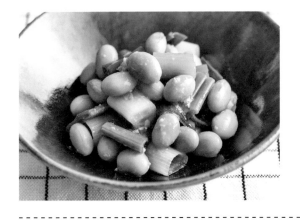

材料（1人分）

大豆（ゆで）	‥‥‥‥	25g
わけぎ	‥‥‥‥‥	30g（2本）
A	みそ ‥‥‥‥	小さじ²∕₃（4g）
	砂糖 ‥‥‥‥	小さじ¹∕₃（1g）
	酢 ‥‥‥‥‥	小さじ1（5g）

作り方［調理時間 **10**分］

1　わけぎは色よくゆで、ざるにあげ冷ます。1.5cm長さに切り、水けをしぼる。

2　Aを混ぜ合わせ1、大豆を和える。

エネルギー	炭水化物	塩分	食物繊維
63kcal	6.2g	0.5g	3.1g

ごま油&すりごまの風味とコクでおいしく

大豆、にら、トマトの中華風ごま和え

材料（1人分）

大豆（ゆで）	‥‥‥‥‥	25g
にら	‥‥‥‥‥	30g（¹∕₃束）
トマト	‥‥‥‥‥	50g（¹∕₃個）
しょうゆ	‥‥‥‥	小さじ²∕₃（4g）
ごま油	‥‥‥‥‥	小さじ¹∕₄（1g）
白すりごま	‥‥‥	小さじ¹∕₃（1g）

エネルギー	炭水化物	塩分	食物繊維
74kcal	6.2g	0.6g	3.5g

作り方［調理時間 **10**分］

1　にらは色よくゆで、冷水にとる。水けをしぼり、4cm長さに切る。トマトはひと口大に切る。

2　大豆、1を合わせ、しょうゆ、ごま油を加えてよく和え、すりごまを混ぜる。

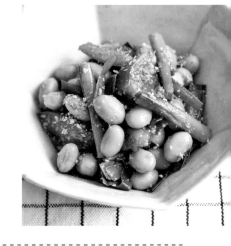

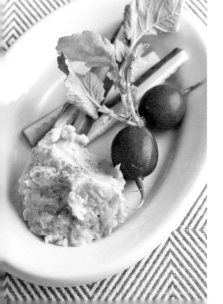

野菜につけて召し上がれ

ひよこ豆のフムス風

材料（1人分）

ひよこ豆（ゆで）	‥‥‥	30g
A	オリーブ油 ‥‥‥	小さじ¹∕₂（2g）
	レモン汁 ‥‥‥	小さじ1²∕₅（7g）
	塩 ‥‥‥‥‥	少々（0.3g）
チリペッパー	‥‥‥‥	少々
きゅうり	‥‥‥‥‥	30g（³∕₁₀本）
ラディッシュ	‥‥‥	20g（2個）

エネルギー	炭水化物	塩分	食物繊維
73kcal	10.6g	0.3g	4.1g

作り方［調理時間 **10**分］

1　豆は水からゆで1～2分煮立て、中まであたためる。湯をきり、熱いうちにつぶし、Aを加える。

2　盛りつけてチリペッパーをふり、細切りにしたきゅうり、ラディッシュを添える。

チリペッパーがトマト味を引き立てる

白いんげん豆のピリ辛トマト煮

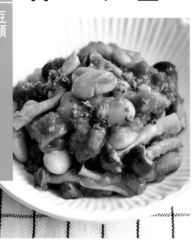

材料（1人分）

白いんげん豆（ゆで）·40g	
玉ねぎ ············ 50g（¼個）	
しめじ ············ 40g（¼袋）	
オリーブ油 ········ 小さじ½(2g)	
A｜チリペッパー ····· 少々	
｜トマト缶（カット）·50g	
｜ローリエ ········ ¼枚	
｜塩 ············ 少々（0.5g）	
｜こしょう ········ 少々	
パセリ（みじん切り）··· 少々	

作り方［調理時間15分］

1 玉ねぎはみじん切りに、しめじは石づきを落とし、ほぐす。

2 鍋にオリーブ油を中火で熱し、玉ねぎを炒める。しんなりしたら、いんげん豆、しめじ、Aを加える。ふたをし、ときどき混ぜ、ほぼ汁けがなくなるまで煮る。

3 盛りつけて、パセリをちらす。

エネルギー	炭水化物	塩分	食物繊維
106kcal	18.3g	0.4g	8.3g

カレーの風味とトマトの酸味がきいている

小豆のカレー煮

材料（1人分）

小豆（ゆで） ········ 30g	
玉ねぎ ············ 25g（⅛個）	
セロリ ············ 20g（⅒本）	
トマト ············ 50g（⅓個）	
オリーブ油 ········ 小さじ½(2g)	
ローリエ ··········· ¼枚	
カレー粉 ········· 小さじ¼(0.5g)	
水 ·············· ¼カップ	
塩 ·············· 少々（0.8g）	

エネルギー	炭水化物	塩分	食物繊維
67kcal	10.8g	0.8g	4.5g

作り方［調理時間20分］

1 玉ねぎ、セロリはみじん切りに、トマトは1cm角に切る。

2 鍋にオリーブ油を中火で熱し、玉ねぎ、セロリを炒める。しんなりしたら、小豆、ローリエ、カレー粉を加えて炒め、トマトを加えさらに炒める。分量の水、塩を加え、ときどき混ぜ、ほとんど汁けがなくなるまで煮る。

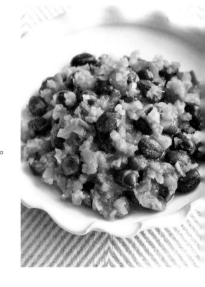

しらすと大根おろしでさっぱりと

金時豆のしらすおろし和え

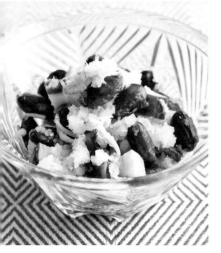

材料（1人分）

金時豆（ゆで） ······· 40g	
きゅうり ··········· 20g（⅕本）	
大根 ············· 50g（約1.3cm）	
A｜酢 ············ 小さじ1（5g）	
｜塩 ············ 少々（0.5g）	
｜砂糖 ··········· 小さじ¼(1g)	
しらす干し ········ 5g	

エネルギー	炭水化物	塩分	食物繊維
132kcal	27.5g	0.8g	6.3g

作り方［調理時間10分］

1 きゅうりは5mm厚さのいちょう切りにする。

2 大根はすりおろし、汁けをきる。

3 2にAを加え、金時豆、1を和え、しらす干しを混ぜる。

もち麦は、もっちりした大麦で、食物繊維が豊富に含まれています。ビタミンB₁も豊富なので、食後の血糖値の上昇をゆるやかにするためにも積極的にとりましょう。

※おかずにもち麦を使うときは、主食のごはんを10〜20g減らしましょう。

もち麦

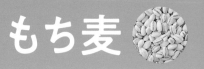

サーモンと野菜を同じ大きさに切るのがポイント

もち麦とサーモンのわさびサラダ

材料（1人分）

もち麦	15g
A サーモン（さしみ用さく）	15g
玉ねぎ	20g（1/10個）
きゅうり	20g（1/5本）
かぶ	30g（小1/2個）
B ごま油	小さじ1/2（2g）
しょうゆ	小さじ1/3（2g）
酢	小さじ1（5g）
おろしわさび	小さじ1（5g）

作り方［調理時間30分］

1 もち麦は15〜20分ゆでる。

2 Aはそれぞれ7〜8mm角に切る。混ぜ合わせたBを和える。

3 もち麦、2、わさびを合わせ、混ぜ合わせる。

エネルギー	炭水化物	塩分	食物繊維
124kcal	16.6g	0.3g	2.9g

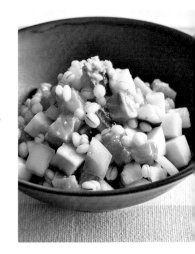

煮込むと、よりもちもちした食感に

もち麦の洋風煮込み

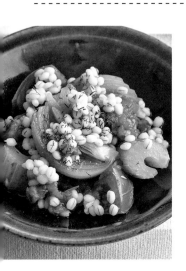

材料（1人分）

もち麦	15g
トマト	100g（2/3個）
玉ねぎ	75g（1/3個）
セロリ	40g（1/5本）
ローリエ	1/4枚
タイム	少々
ディル	少々
水	1カップ
塩	少々（0.5g）

作り方［調理時間25分］

1 トマトはひと口大に切る。玉ねぎは大きめのくし形に切る。セロリは2cm幅に切る。

2 鍋にすべての材料を入れ中火にかける。ふたをし、煮立ったら、弱火にし、15〜16分煮る。

エネルギー	炭水化物	塩分	食物繊維
99kcal	24.3g	0.5g	4.5g

ゆでたもち麦のプチプチ食感がアクセントに

もち麦の中華風和えもの

材料（1人分）

もち麦	15g
きゅうり	20g（1/5本）
にんじん	20g（1/10本）
ロースハム	10g（1/2枚）
A ごま油	小さじ1/4（1g）
しょうゆ	少々（0.5g）
オイスターソース	小さじ1/5（1g）
酢	小さじ1（5g）
こしょう	少々

作り方［調理時間30分］

1 もち麦は15〜20分ゆでる。

2 きゅうり、にんじんはせん切り、ハムは3〜4mm幅に切る。

3 1、2を合わせ、Aを順に加えよく和え、なじませる。

エネルギー	炭水化物	塩分	食物繊維
92kcal	14.7g	0.4g	2.5g

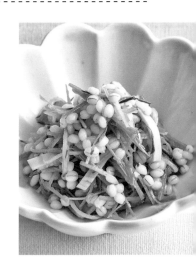

栄養管理がしやすい お弁当

外食ではエネルギーや炭水化物、塩分の量などが調整しにくいので、ランチは自分で栄養管理がしやすいお弁当がおすすめです。

バランスのよい お弁当の詰め方

ごはん：野菜：たんぱく質
＝3：2：1
の黄金比で!

Step 1
全体の半分にごはんを詰める

1段の弁当箱なら半分に、2段の弁当箱ならだいたい1段分にごはんを詰めます。このとき大事なのが弁当箱のサイズ。1日1600kcal食べていい人なら、全体の半分にごはん150gがちょうどおさまるサイズを選ぶと、全体のエネルギー量も1食分の適量に近くなります。

Step 2
残りの⅔に 野菜のおかずを 詰める

残ったスペースの⅔に、野菜のおかず（副菜）を2〜3品詰めます。毎朝一から作るのは大変なので、前日の夕飯のおかずの残りや「カット野菜」「ミニトマト」といった手軽に用意できるものを使うなど、上手に手抜きしましょう。

Step 3
残り⅓に、肉や 魚などたんぱく質の おかずを詰める

残ったスペースにたんぱく質のおかず（主菜）を詰めます。時間のあるときに作りおきしたり、前日の夕食や朝食のついでに用意したりしておくとラクチン。市販の総菜や冷凍おかずはエネルギー量や塩分が高めなので、使わないのがベターです。

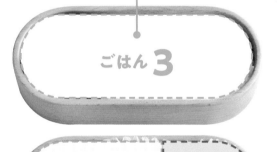

ごはん3
野菜2
たんぱく質1

● ごはん＆おかず選びのポイント ●

ごはんは玄米やもち麦に するのもおすすめ!

玄米は、白米と比べて食物繊維が多く、糖質の代謝を助けるビタミンB_1も豊富。玄米が苦手な人は、水溶性食物繊維の豊富なもち麦ごはんでも。

野菜はできるだけ いろいろな種類を

緑黄色野菜や根菜、淡色野菜、きのこなど、いろいろな食材を使うと食物繊維や抗酸化ビタミンがとれるうえ、食べごたえが出て満足度がアップします。

たんぱく質のおかずに 加工品などはなるべく避けて

ソーセージやベーコンなどの加工食品は忙しい朝に重宝しますが、塩分が高いのが難点。なるべく避けたほうがよいでしょう。かまぼこやちくわなどの練り物も同様です。

← 次のページからおすすめのお弁当レシピを紹介します。

塩分控えめでも、スパイシーなカレー味で大満足！

豚ヒレ肉の
カレーソテー弁当

エネルギー	炭水化物	塩分	食物繊維
533kcal	83.6g	2.3g	7.6g

ごはん
（パセリをちらす）

豚ヒレ肉の
カレーソテー

玉ねぎとにんじん
の酢の物

フルーツ

小松菜と油揚げ
のさっと煮

副菜1

小松菜と油揚げのさっと煮

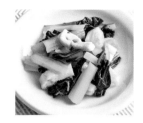

材料（1人分）

小松菜 ……………… 80g（¼束）
油揚げ ……………… 10g（¼枚）
A｜だし ……………… ¼カップ
　｜しょうゆ ………… 小さじ⅔（4g）
　｜みりん …………… 小さじ⅙（1g）

作り方［調理時間 **15分**］

1 小松菜は色よくゆで、冷水にとる。水けをしぼり、3㎝長さに切る。

2 油揚げは細切りにしひとゆでし、油抜きする。

3 鍋にAを合わせ中火で煮立てる。**2**を入れ2〜3分煮て、**1**を加え、混ぜながら汁けがなくなるまで煮る。

エネルギー	炭水化物	塩分	食物繊維
54kcal	2.8g	0.7g	1.6g

副菜2

玉ねぎとにんじんの酢のもの

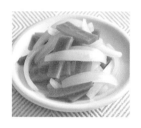

材料（1人分）

玉ねぎ ……………… 75g（⅜個）
にんじん …………… 60g（³⁄₁₀本）
A｜酢 ………………… 小さじ2（10g）
　｜塩 ………………… 少々（0.5g）
　｜砂糖 ……………… 小さじ⅙（0.5g）

作り方［調理時間 **10分**］

1 玉ねぎは5㎜幅の細切りに、にんじんは短冊切りにする。

2 **1**をさっとゆで湯をきり、Aを合わせて、和える。

エネルギー	炭水化物	塩分	食物繊維
49kcal	12.2g	0.6g	2.5g

主菜

豚ヒレ肉のカレーソテー

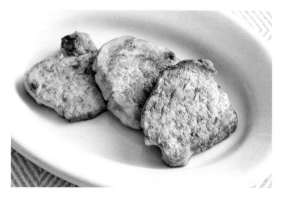

材料（1人分）

豚ヒレ肉 …………… 90g
A｜カレー粉 ………… 少々（0.5g）
　｜しょうゆ ………… 小さじ1（6g）
サラダ油 …………… 小さじ1（4g）

作り方［調理時間 **10分**］

1 豚肉は7〜8㎜厚さに切り、めん棒などで軽くたたいてAをもみ込む。

2 フライパンにサラダ油を中火で熱し、**1**をこんがりとソテーする。

エネルギー	炭水化物	塩分	食物繊維
148kcal	1.1g	1.0g	0.2g

主食

ごはん（パセリをちらす）（1人分）　150g

エネルギー	炭水化物	塩分	食物繊維
234kcal	55.7g	0.0g	2.3g

デザート

フルーツ（1人分）

オレンジ …………… 100g（¾個）

エネルギー	炭水化物	塩分	食物繊維
48kcal	11.8g	0.0g	1.0g

冷めると塩味が際立ってよりおいしく

さわらの塩焼き弁当

エネルギー	炭水化物	塩分	食物繊維
460kcal	72.1g	2.3g	7.7g

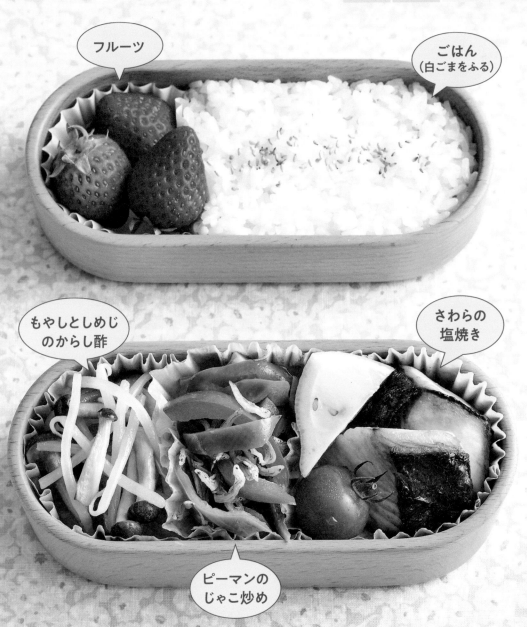

フルーツ

ごはん
（白ごまをふる）

もやしとしめじ
のからし酢

さわらの
塩焼き

ピーマンの
じゃこ炒め

副菜1
ピーマンのじゃこ炒め

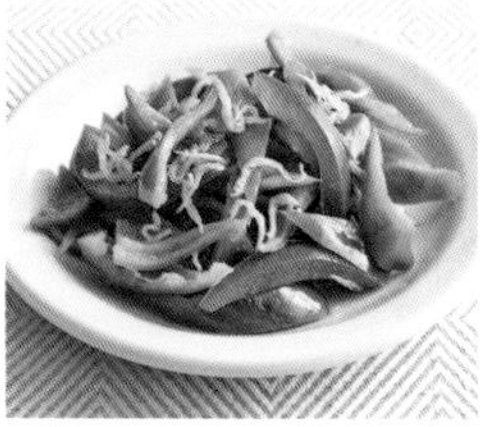

材料（1人分）

ピーマン……………60g（2個）
赤パプリカ…………20g（1/8個）
オリーブ油…………小さじ1/2（2g）
ちりめんじゃこ……大さじ3/5（3g）
塩……………………少々（0.4g）

作り方［調理時間10分］

1 ピーマン、赤パプリカは、それぞれ細切りにする。
2 フライパンにオリーブ油、ちりめんじゃこを入れて中火で炒め、じゃこがカリッとしたら1を加えて炒める。塩をふり、湯大さじ1（分量外）を加え、水けをとばすように炒める。

エネルギー	炭水化物	塩分	食物繊維
42kcal	4.5g	0.6g	1.7g

副菜2
もやしとしめじのからし酢

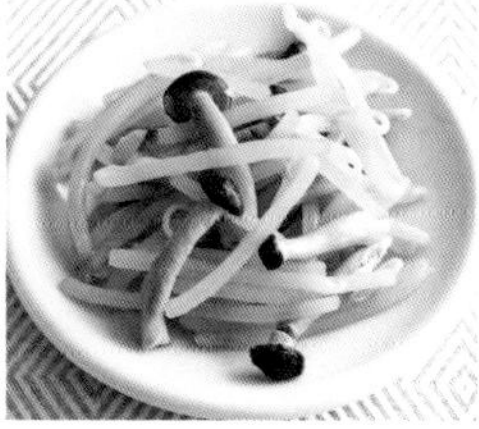

材料（1人分）

もやし………………60g（1/3袋）
しめじ………………60g（1/3袋）
A｜練りからし………小さじ2/5（2g）
｜しょうゆ…………小さじ2/3（4g）
｜酢…………………小さじ1（5g）
｜砂糖………………小さじ1/6（0.5g）

作り方［調理時間10分］

1 しめじは石づきを切り落とし、ほぐす。アルミホイルに包んで、魚焼きグリルで5分焼く。もやしはひげ根を取り、ゆでる。
2 Aを合わせ、1を和える。

エネルギー	炭水化物	塩分	食物繊維
34kcal	5.9g	0.7g	2.9g

主菜
さわらの塩焼き

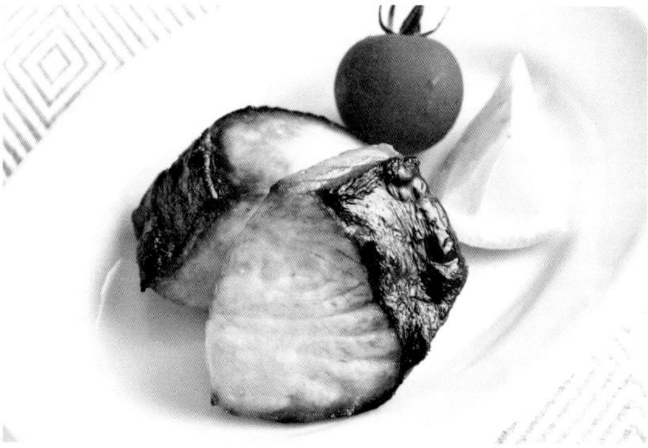

材料（1人分）

さわら………………80g
塩……………………少々（0.8g）
ミニトマト…………10g（1個）
レモン………………10g（1/16個）

作り方［調理時間10分］

1 さわらはひと口大に切り、塩をふる。
2 魚焼きグリルで7～8分、こんがりと焼く。
3 ミニトマトとレモンを添える。

エネルギー	炭水化物	塩分	食物繊維
134kcal	1.7g	1.0g	0.1g

主食
ごはん（白ごまをふる）（1人分）　150g

エネルギー	炭水化物	塩分	食物繊維
234kcal	55.7g	0.0g	2.3g

デザート
フルーツ（1人分）

いちご………………50g（3粒）

エネルギー	炭水化物	塩分	食物繊維
16kcal	4.3g	0.0g	0.7g

さつまいものひじき煮

材料＆作り方 ［調理時間 **15分**］

1 さつまいも120g（½本）は7mm幅の半月切りにし、水にさらす。

2 フライパンにごま油小さじ1½（6g）を中火で熱し、**1**、ひじき（水煮）40gを炒める。油がなじんだらだし120g、しょうゆ小さじ2⅔（16g）、砂糖小さじ⅔（2g）を加える。落としぶたをし、煮立ったら弱火にし、さつまいもがやわらかく、汁けがなくなるまで煮る。

エネルギー	炭水化物	塩分	食物繊維	保存
25kcal	3.1g	0.7g	2.0g	冷蔵で3〜4日間

かぶとエリンギのマスタード炒め

材料＆作り方 ［調理時間 **15分**］

1 かぶ200gは5mm幅の半月切りに、エリンギ120g（4本）は5mm幅の斜め切りにする。

2 フライパンにオリーブ油小さじ1½（6g）を中火で熱し、**1**を炒める。白ワイン大さじ⅘（12g）を加えてふたをし、2分蒸し煮にして火を通す。マヨネーズ（カロリーハーフ）小さじ2（8g）、粒マスタード8g、塩1.2gを加え、全体にからめるようにさっと炒める。

エネルギー	炭水化物	塩分	食物繊維	保存
53kcal	4.5g	0.4g	1.7g	冷蔵で3〜4日間

かじきの照り焼き

材料＆作り方 ［調理時間 **35分**］

1 めかじき240gはひと口大のそぎ切りにし、しょうゆ大さじ2（36g）、みりん小さじ⅔（4g）をからめて20分おく。

2 魚焼きグリルで7〜8分こんがりと焼く。

エネルギー	炭水化物	塩分	食物繊維	保存
91kcal	1.0g	1.0g	0.0g	冷蔵で3〜4日間

肉だんご

材料＆作り方 ［調理時間 **15分**］

1 玉ねぎ120g（⅗個）はみじん切りにする。

2 豚ひき肉200gに**1**、塩小さじ½強（3.6g）、タイム・オレガノ・チリペッパー・こしょう各少々を加え、よく混ぜ合わせる。小さく丸め、魚焼きグリルで5〜6分こんがりと焼く。

エネルギー	炭水化物	塩分	食物繊維	保存
70kcal	2.7g	1.0g	0.5g	冷蔵で3〜4日間

減塩 作りおきおかず

時間があるときに作りおきしておけば、
お弁当にもふだんの食事にも重宝します。

※材料はすべて作りやすい分量（4食分）※栄養価は1人分あたり

にんじんとほうれん草の煮浸し

材料＆作り方 ［調理時間 **15分**］

1 にんじん80g（⅖本）は細切りにする。ほうれん草160g（6株）は色よくゆで冷水にとり、水けをしぼり3cm長さに切る。

2 鍋にだし120g、しょうゆ小さじ2⅔（16g）、みりん小さじ⅔（4g）を合わせ、中火にかける。にんじんを入れて煮立て、ほうれん草を加える。混ぜながら、2分ほど煮立てる。

エネルギー	炭水化物	塩分	食物繊維	保存
20kcal	3.9g	0.6g	1.6g	冷蔵で3〜4日間

厚揚げおかか煮

材料＆作り方 ［調理時間 **15分**］

1 厚揚げ320g（1½枚）はひとゆでして油抜きし、1.5cm厚さのひと口大に切る。さやいんげん80g（14本）は3cm長さに切り、ゆでる。

2 鍋にだし160g、しょうゆ大さじ2⅔（48g）、砂糖小さじ⅔（2g）を合わせ、中火にかける。**1**を加え、落としぶたをしときどき混ぜ、汁けがなくなるまで煮る。削り節4gをまぶす。

エネルギー	炭水化物	塩分	食物繊維	保存
133kcal	3.2g	1.5g	1.0g	冷蔵で3〜4日間

マッシュルームとしいたけのトマト煮

材料＆作り方 ［調理時間 **15分**］

1 マッシュルーム120g（6〜7個）は4つ割りに切る。しいたけ200g（20枚）は軸を除き、4つ割りにする。玉ねぎ100g（½個）はみじん切りにする。

2 フライパンにオリーブ油大さじ½（6g）を中火で熱し、玉ねぎを炒める。しんなりしたらマッシュルームとしいたけを加え、軽く炒める。トマト缶（カット）120g、ローリエ1枚、タイム少々、塩小さじ⅓（2g）を加えふたをし、ときどき混ぜ、ほとんど汁けがなくなるまで煮る。

エネルギー	炭水化物	塩分	食物繊維	保存
46kcal	7.3g	0.4g	3.8g	冷蔵で3〜4日間

Part 4

具だくさんで満足感も栄養バランスもアップ

汁ものレシピ

加熱することでカサが減った野菜をたっぷり食べられて、
溶け出した栄養分までしっかりとれる汁もの。
ここでは和洋中エスニックさまざまな味わいの39品を紹介します。
全部飲みほしても低塩分なのにちゃんとおいしいレシピばかりです。

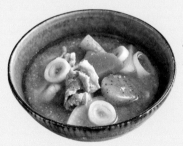

豚汁（p.154）

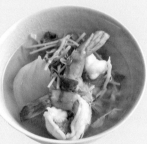

トムヤムクーン（p.158）

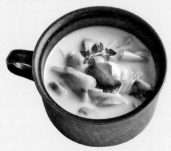

きのことねぎのスープ（p.156）

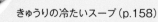

きゅうりの冷たいスープ（p.158）

汁ものでおいしく塩分を減らすコツ

動脈硬化を助長する高血圧の予防や、ごはんの食べすぎ防止のためにも、減塩は必要です。
ただし、やみくもな減塩では長続きしません。ムリなく続けるコツを知っておきましょう。

1 減塩調味料を取り入れる

味つけの濃いおかずや汁ものはごはんが進みがちなので、血糖値をコントロールするうえで、減塩は重要です。とはいえ、濃い味に慣れていた人が急に薄味にするとおいしく感じられず、食事に対する満足度が下がりがち。特に汁ものは塩分を減らすと味気なく感じやすいものです。

1日の塩分摂取量の目標は7.5g未満。これまでの摂取量から急に減らすと、食事療法は長続きしません。まずは、p.152からのレシピを参考に調味料の量を減らしてみましょう。少しずつ減らし、最終的には目標値の1日7.5g未満まで減塩します。今まで使っていた調味料を減塩タイプに変えてみるのもよいでしょう。使用量や味はそのままで、塩分を3割ほどカットできます。

▶ **減塩タイプに変えたときの食塩相当量の変化**

 こいくちしょうゆ
小さじ1（6g）の塩分
0.9g
 チェンジ → 減塩こいくちしょうゆ
小さじ1（6g）の塩分
0.5g **45%減**

 淡色辛みそ
小さじ1強（8g）の塩分
1.0g
 チェンジ → 減塩みそ
小さじ1強（8g）の塩分
0.9g **10%減**

（数値は「日本食品標準成分表2020年版（八訂）」を参考）

2 調味料は毎回計量するクセをつける

各食材の適量はある程度見た目で覚えてもよいですが（→p.19）、調味料はきちんと量ることが大切です。目分量で量るとつい使いすぎてしまい、塩分のとりすぎに。また、調味料自体にもカロリーはあるのでエネルギーのとりすぎにもつながります。計量スプーンや計量カップを使って調理するクセをつけましょう。

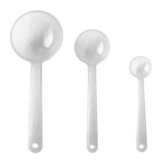

計量スプーンはすぐに出せるところにおき、毎回きちんと量ること。スプーンで計れない少量の場合はキッチンスケールを使って量る。

同じ計量器でも、調味料によってg数が変わる

同じ小さじ1でも、塩やしょうゆ、みそなどは6gなのに対し、油は4g、砂糖（上白糖）は3gです。重量は調味料によって異なりますから、注意して量りましょう。

3 素材の味を最大限に活かす

減塩に慣れてきたら、少しずつ調味料の使用量を減らして、塩分に頼りすぎない味つけにしていきましょう。昆布やかつお、香味野菜、海藻などには、その素材ならではのうまみや香りがギュッと詰まっています。素材本来の味を活かせば、塩分控えめでもおいしくいただけます。さらに汁ものの場合、こういった食材を使って具を増やせば1食あたりの汁の量も減らせます。結果的に減塩につながるというわけです。

主菜や副菜も同じです。また、仕上げにレモンやかぼすなどの柑橘類を搾って酸味を活かすのもいいでしょう。

減塩のヒント1

昆布やかつお節など
天然の素材でだしをとる

お吸いものひとつとっても、昆布やかつお節でしっかりとだしをとればしょうゆの使用量はほんの少しに抑えられます。顆粒タイプのだしの素も市販されていますが、塩分が高めのものが多いのでなるべく食材からだしをとりましょう。

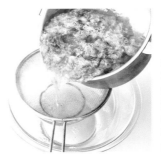

だしは、昆布やかつお節を煮出して濾すだけなので、比較的簡単にとれる。汁ものはもちろん、煮ものや煮浸しなど、その用途は幅広い。

減塩のヒント4

香味野菜で香りづけをする

ねぎのアリシンや、みょうがのαピネン、しょうがのジンゲロール、しそのペリラアルデヒドなど、辛み成分や香り成分が豊富な香味野菜は料理の味を引き立てます。使うときには、細かく刻むと香りが出やすくなります。

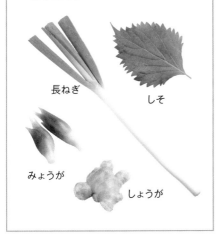

長ねぎ
しそ
みょうが
しょうが

減塩のヒント2

海藻の風味を活かす

わかめやとろろ昆布などはぜひ常備を。風味づけになるだけでなく、食物繊維もとれて一石二鳥です。また、海産乾物は保存が楽なうえ、手間なくサッと使えるのもうれしいポイント。

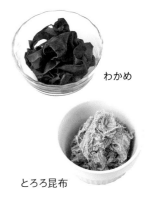

わかめ

とろろ昆布

減塩のヒント3

カレー粉や七味唐辛子などの
スパイスを使う

カレー粉も七味唐辛子も塩分はゼロ。調理の過程や、仕上げにひとふりすれば塩分少なめの味つけでも満足感はアップします。チリペッパーなどもおすすめです。

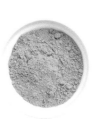

カレー粉

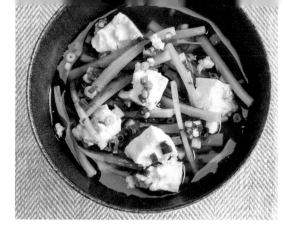

ごぼうたっぷりで食物繊維がしっかりとれる

けんちん汁

材料（1人分）

木綿豆腐…50g（⅙丁）、ごぼう…40g（⅕本）、ごま油…小さじ½（2g）、だし…½カップ、しょうゆ…小さじ⅔（4g）、小ねぎ…少々

作り方［調理時間**20分**］

1 ごぼうは細切りにする。

2 鍋にごま油を中火で熱し、**1**を炒める。なじんだら、だしを加え、ふたをし7～8分煮る。ごぼうがやわらかくなったら豆腐をくずし入れてひと煮し、しょうゆを加える。

3 器によそい、小口切りにした小ねぎをちらす。

エネルギー	炭水化物	塩分	食物繊維
84kcal	7.9g	0.7g	3.0g

酒粕のうまみとコクがきいている

粕汁

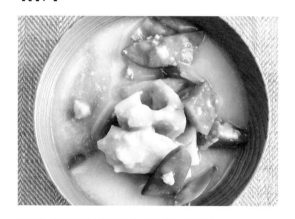

エネルギー	炭水化物	塩分	食物繊維
104kcal	10.5g	0.5g	2.1g

材料（1人分）

鶏ささみ肉…40g、れんこん…20g（2cm）、にんじん…30g（3cm）、絹さや…10g（3本）、だし…½カップ、酒粕…20g、水…大さじ1⅓、塩…少々（0.5g）

作り方［調理時間**15分**］

1 酒粕を分量の水に浸し、やわらかくする。

2 れんこん、にんじんは小さい乱切りにし、にんじんは下ゆでする。絹さやは筋を取り除き、ひと口大のそぎ切りにする。ささみは筋をひいてひと口大のそぎ切りにする。

3 鍋にだしを入れ中火で煮立てる。ささみ、れんこん、にんじんを入れふたをし3～4分煮る。火が通ったら絹さや、**1**を加えてひと煮し、塩を加える。

あさりのだしでうまみがアップ

あさり潮汁

材料（1人分）

あさり（砂抜きしたもの）…40g（殻つき100g）、昆布だし（とり方p.40参照）…½カップ、しめじ…40g（½袋）、長ねぎ…40g（⅖本）、塩…少々（0.2g）

作り方［調理時間**10分**］

1 しめじは石づきを落とし、ほぐす。長ねぎは4cm長さに切る。

2 鍋にだし、**1**を入れ、中火にかけてふたをする。4～5分煮て、あさりを加え殻が開いたら、塩を加える。

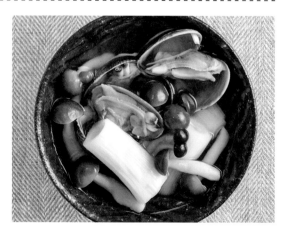

エネルギー	炭水化物	塩分	食物繊維
38kcal	6.3g	1.3g	2.4g

せん切り野菜がたくさん入ったすまし汁

沢煮椀

材料（1人分）

セロリ…10g（1/16本）、えのきたけ…20g（1/4袋）、にんじん…10g（1/20本）、絹さや…10g（3本）、切り昆布（生）…5g、だし…1/2カップ、しょうゆ…小さじ1/3（2g）、こしょう…少々

エネルギー	炭水化物	塩分	食物繊維
25kcal	6.5g	0.9g	3.5g

作り方［調理時間10分］

1 セロリ、にんじん、絹さやはせん切りにする。えのきたけは根元を切り落とし、長さを半分に切りほぐす。昆布はざっと刻む。

2 鍋にだしを入れ中火にかけ、煮立てる。2を加えひと煮立ちさせ、しょうゆを加える。器によそい、こしょうをふる。

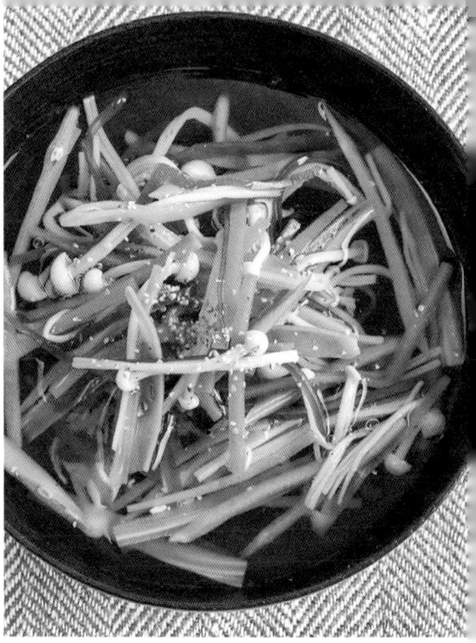

細かくすりつぶしたささみで食べごたえあり

ささみのすり流し汁

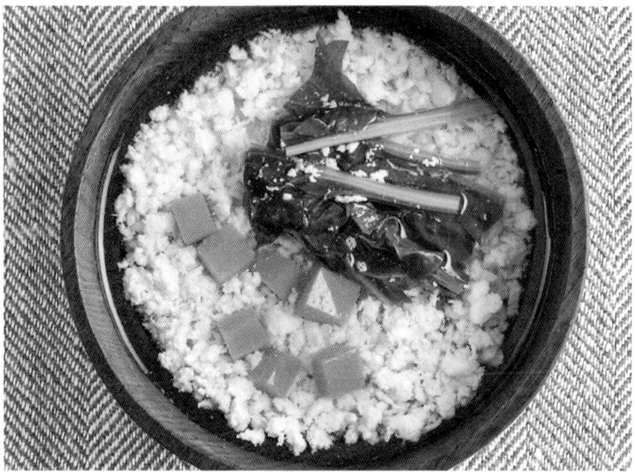

エネルギー	炭水化物	塩分	食物繊維
40kcal	2.0g	0.7g	0.6g

材料（1人分）

鶏ささみ肉…30g、だし（冷やしたもの）…1/2カップ、しょうゆ…小さじ2/3（4g）、ほうれん草…15g（1/2株）、にんじん…10g（1/20本）

作り方［調理時間20分］

1 ほうれん草は色よくゆで4cm長さに切る。にんじんは7mm角に切りゆでる。

2 ささみは筋をひいて細かく刻む。すり鉢に入れすりつぶし、ペースト状にする。冷たいだしを少しずつ加えすりのばす。

3 2を鍋に移し、中火にかけ混ぜながら煮立てる。ささみが浮き上がり、だしが澄んだら、あくを取り除き、しょうゆと1を加える。

具材がゴロゴロ入ったピリ辛スープ

南蛮汁

材料（1人分）

しいたけ…20g（2枚）、長ねぎ…40g（2/5本）、さつまいも…20g（1/10本弱）、豚もも肉薄切り…20g、だし…1/2カップ、赤唐辛子（小口切り）…少々、塩…少々（0.5g）、酢…小さじ2（10g）

作り方［調理時間15分］

1 しいたけは軸を切り取り、半分に切る。長ねぎは4cm長さに、さつまいもは5mm厚さの半月切りにする。豚肉はひと口大に切る。

2 鍋にだしを入れ中火にかけ、赤唐辛子、しいたけ、ねぎ、さつまいもを加え、ふたをして5～6分煮る。さつまいもがやわらかくなったら、豚肉を加え火を通し、あくを取り除く。塩を加えて火を止め、酢を加える。

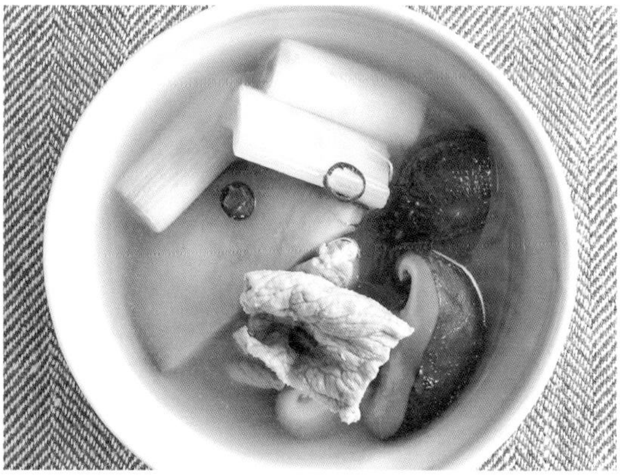

エネルギー	炭水化物	塩分	食物繊維
75kcal	11.8g	0.6g	2.6g

豚汁

ローカロリーのこんにゃくでボリュームアップ

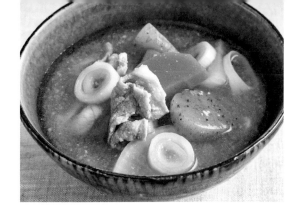

材料（1人分）

豚もも肉薄切り…30g、大根…30g（約1cm）、にんじん…20g（⅒本）、こんにゃく…20g（⅒枚）、長ねぎ…10g（⅒本）、だし…½カップ、みそ…小さじ1（6g）

作り方［調理時間**15分**］

1　豚肉はひと口大に切る。大根は5mm厚さのいちょう切り、にんじんは5mm厚さの半月切りにする。こんにゃくは5mm厚さのひと口大に切り下ゆでする。長ねぎは小口切りにする。

2　鍋にだし、大根、にんじんを入れ、中火にかけてふたをし、やわらかくなるまで7～8分

煮る。豚肉を加えて火を通し、あくを取り除き、ねぎとこんにゃくを加えひと煮し、みそを溶き入れる。

エネルギー	炭水化物	塩分	食物繊維
65kcal	5.9g	0.8g	1.9g

納豆汁

にらの香りが食欲をそそる

材料（1人分）

納豆…20g、なめこ…20g（約¼袋）、にら…10g（⅒束）、だし…½カップ、みそ…小さじ1（6g）

作り方［調理時間**10分**］

1　なめこはさっと洗う。にらは1cm長さに切る。

2　鍋にだしを入れ中火にかける。煮立ったら、なめこ、にらを加えてひと煮し、みそを溶き入れ、納豆を加える。

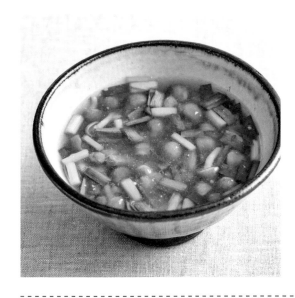

エネルギー	炭水化物	塩分	食物繊維
57kcal	5.5g	0.8g	2.6g

しじみ汁

八丁みそとしじみの相性は抜群！

材料（1人分）

しじみ（砂抜きしたもの）…12g（殻つき50g）、大根…30g（約1cm）、みつば…20g（大1束）、だし…½カップ、八丁みそ…小さじ1（6g）

作り方［調理時間**15分**］

1　大根は細切りに、みつばは5～6cm長さに切る。

2　鍋にだし、大根を入れて中火にかけ、火を通す。しじみを加え殻が開いたら、みそを溶き入れ、みつばを加えひと煮する。

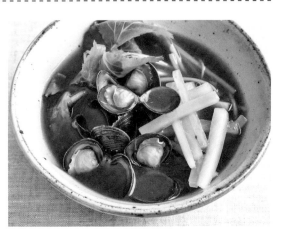

エネルギー	炭水化物	塩分	食物繊維
45kcal	5.6g	0.9g	0.8g

切り身魚が入ってボリュームあり!

たいのみそ汁

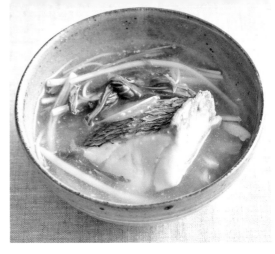

材料（1人分）

たい…30g、水菜…20g（½株）、しょうが…2g（薄切り2枚）、昆布だし（とり方p.40参照）…½カップ、みそ…小さじ1（6g）

作り方［調理時間**15分**］

1 水菜は4〜5㎝長さに切る。

2 鍋にだしを中火で煮立て、たい、しょうがを加えふたをして5〜6分煮て火を通す。**1**を加えひと煮し、みそを溶き入れる。

エネルギー	炭水化物	塩分	食物繊維
60kcal	3.3g	0.9g	0.9g

野菜を焼くことで香ばしさをプラス

焼き野菜の冷やしみそ汁

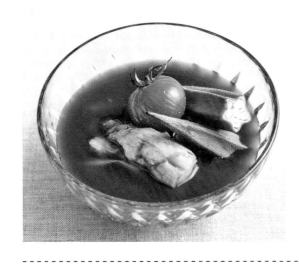

材料（1人分）

なす…60g（¾本）、オクラ…40g（3本弱）、ミニトマト…10g（小1個）、だし…½カップ、八丁みそ…小さじ1（6g）

作り方［調理時間**10分**（冷やす時間除く）］

1 鍋にだしを温め、みそを溶き入れてひと煮し、粗熱が取れたら冷蔵室で冷やす。

2 なすは魚焼きグリルで焦げるくらいに焼き、水にとり、皮をむきひと口大に切る。オクラ、ミニトマトも魚焼きグリルでさっと焼く。オクラは半分に切る。

3 器に**2**を盛り、**1**を注ぐ。

エネルギー	炭水化物	塩分	食物繊維
37kcal	8.5g	0.7g	3.8g

おからがだしを吸ってうまみたっぷり

うの花汁

材料（1人分）

油揚げ…10g（¼枚）、長ねぎ…10g（¹⁄₁₀本）、にんじん…20g（¹⁄₁₀本）、大根…30g（約1㎝）、だし…½カップ、みそ…小さじ1（6g）、おから…10g

作り方［調理時間**15分**］

1 油揚げ、長ねぎ、にんじん、大根はそれぞれ短冊切りにし、油揚げは油抜きする。

2 鍋にだし、**1**を入れ、中火にかけてふたをし、4〜5分煮る。野菜がやわらかくなったらみそを溶き入れ、おからを加えひと煮する。

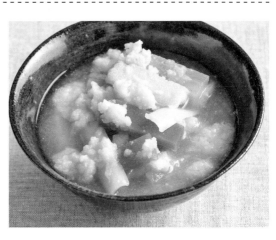

エネルギー	炭水化物	塩分	食物繊維
75kcal	6.7g	0.8g	2.8g

カレーの香りとミルクのコクでまろやかに

玉ねぎの
カレーミルクスープ

材料（1人分）

玉ねぎ…50g（¼個）、カレー粉…小さじ¼（0.5g）、オリーブ油…小さじ1（4g）、ローリエ…¼枚、A【湯…80g、固形コンソメ（減塩タイプ）…⅙個】、牛乳…大さじ2⅔（40g）、塩…少々（0.4g）、こしょう…少々

エネルギー	炭水化物	塩分	食物繊維
80kcal	6.7g	0.6g	1.0g

作り方［調理時間 **15**分］

1 玉ねぎは薄切りにする。

2 鍋にオリーブ油を中火で熱し、1をしんなりするまで炒め、カレー粉をふり、さらに炒める。ローリエ、Aを加え、ふたをする。煮立ったら弱火にし、5〜6分煮る。

3 中火に戻し、牛乳を加えひと煮し、塩、こしょうする。

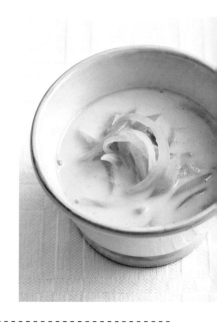

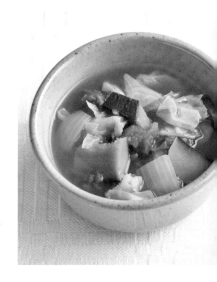

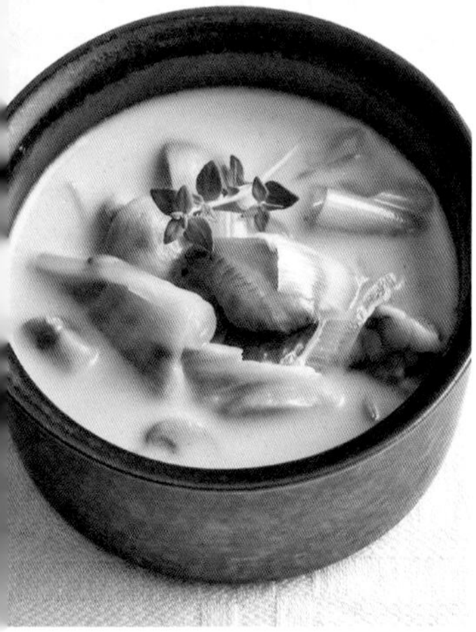

食物繊維がしっかりとれる

きのことねぎのスープ

材料（1人分）

マッシュルーム…50g（3個）、まいたけ…50g（½袋）、長ねぎ…40g（⅖本）、オリーブ油…小さじ½（2g）、A【湯…80g、固形コンソメ（減塩タイプ）…⅙個、ローリエ…¼枚、タイム…少々】、牛乳…大さじ2⅔（40g）、塩…少々（0.4g）、こしょう…少々

エネルギー	炭水化物	塩分	食物繊維
80kcal	9.4g	0.6g	3.8g

作り方［調理時間 **15**分］

1 マッシュルームは縦4つ割りにする。まいたけは小さめに裂く。長ねぎは縦半分、2cm幅に切る。

2 鍋にオリーブ油を中火で熱し、1を軽く炒めてAを加え、ふたをする。煮立ったら弱火にし、全体がくったりとするまで5〜6分煮る。

3 中火に戻し牛乳を加えひと煮し、塩、こしょうを加える。

具だくさんの食べるスープ

かぼちゃ、キャベツ、
玉ねぎ、トマトのスープ

材料（1人分）

かぼちゃ…30g、キャベツ…40g（1枚弱）、玉ねぎ…20g（⅒個）、オリーブ油…小さじ½（2g）、トマト…50g（⅓個）、A【湯…80g、固形コンソメ（減塩タイプ）…⅛個、ローリエ…¼枚、タイム…少々】、塩…少々（0.4g）

エネルギー	炭水化物	塩分	食物繊維
67kcal	12.7g	0.6g	2.6g

作り方［調理時間 **20**分］

1 かぼちゃは5mm厚さのひと口大に、キャベツ、玉ねぎは2cm角に、トマトはひと口大に切る。

2 鍋にオリーブ油を中火で熱しかぼちゃ、キャベツ、玉ねぎを炒める。しんなりしたらトマトを加えて炒め、Aを加えてふたをする。煮立ったら弱火にし、全体がくったりするまで7〜8分煮て塩を加える。

よく冷やして召し上がれ
ビシソワーズ

材料（1人分）

じゃがいも…30g（⅕個）、玉ねぎ…10g（¹⁄₂₀個）、オリーブ油…小さじ½（2g）、A【湯…¼カップ、固形コンソメ（減塩タイプ）…⅛個、ローリエ…¼枚】、牛乳…大さじ4⅔（70g）、塩…少々（0.2g）、こしょう…少々、パプリカパウダー…少々

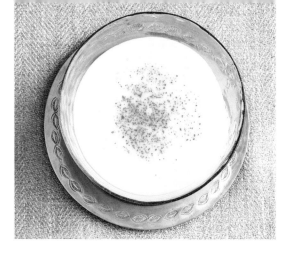

作り方［調理時間**20**分（冷やす時間除く）］

1 じゃがいもは5mm厚さの半月切りにし、水洗いする。玉ねぎは薄切りにする。

2 鍋にオリーブ油を中火で熱し、玉ねぎを炒める。しんなりしたらじゃがいもを加えて軽く炒め、Aを加える。ふたをして弱火にし、じゃがいもがやわらかく、汁けがなくなるまで煮る。

3 2の粗熱をとり、ローリエを取り除く。牛乳を加えてミキサーにかけ、なめらかなスープ状にする。塩、こしょうを加え、よく冷やす。器に注ぎ、パプリカパウダーをふる。

エネルギー	炭水化物	塩分	食物繊維
113kcal	14.7g	0.5g	4.7g

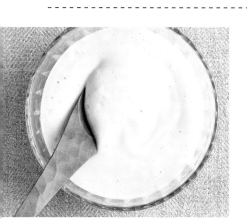

レモンの酸味がさわやか
アボカドスープ

材料（1人分）

アボカド…40g（⅕個）、レモン汁…小さじ2（10g）、A【ヨーグルト（無糖）…20g、水…大さじ2】、塩…少々（0.6g）、こしょう…少々

エネルギー	炭水化物	塩分	食物繊維
84kcal	5.2g	0.6g	2.2g

作り方［調理時間**5**分（冷やす時間除く）］

1 アボカドはひと口大に切り、レモン汁をからめる。

2 1、Aを合わせてミキサーにかけ、なめらかなスープ状にする。塩、こしょうを加えよく冷やす。

長いもの食感とみょうがの風味が絶妙
とろろ汁

材料（1人分）

長いも…50g（¹⁄₁₀本）、だし…80g、塩…少々（0.5g）、しょうゆ…少々（0.5g）、みょうが…10g（1個）、しそ…2g（1枚）

作り方［調理時間**10**分（だしを冷ます時間除く）］

1 鍋にだしを温めて塩、しょうゆを加え、人肌程度に冷ます。

2 みょうがは薄い小口切りに、しそは小さくちぎる。それぞれ冷水にさらし、水けをきる。

3 長いもはすりおろし、1でのばす。

4 3を器に入れ、2をのせる。

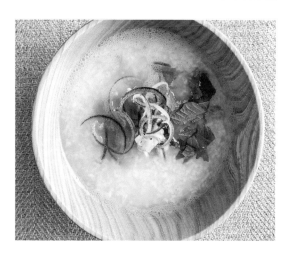

エネルギー	炭水化物	塩分	食物繊維
36kcal	7.7g	0.7g	0.8g

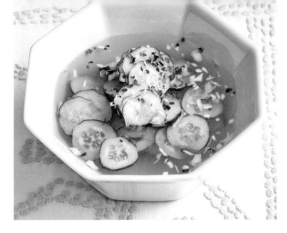

酢をきかせたサラダスープ
きゅうりの冷たいスープ

材料（1人分）

きゅうり…30g（⅓本）、A【長ねぎ（みじん切り）…10g（⅒本）、しょうが（みじん切り）…5g（⅓片）、塩…少々（0.4g）、酢…小さじ1（5g）、赤唐辛子（刻み）…少々】、固形コンソメ（減塩タイプ）…⅙個、湯…½カップ

作り方 ［調理時間**25分**（冷やす時間除く）］

1 分量の湯にコンソメを溶かし、よく冷やす。

2 きゅうりは縞目に皮をむいて、薄い小口切りにする。ボウルに入れてAを加え混ぜ、15〜20分おいてなじませる。

3 2に1を注ぎ入れる。

エネルギー	炭水化物	塩分	食物繊維
12kcal	2.4g	0.4g	0.7g

ナンプラーとレモンでエスニックな香り
トムヤムクーン

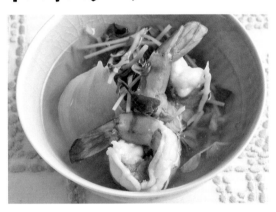

エネルギー	炭水化物	塩分	食物繊維
49kcal	5.1g	0.5g	1.7g

材料（1人分）

えび…30g、豆苗…30g（約⅓袋）、玉ねぎ…25g（⅛個）、A【湯…120g、固形コンソメ（減塩タイプ）…⅙個、赤唐辛子…½本、にんにく（薄切り）…1枚】、ナンプラー…小さじ⅙（1g）、レモン汁…小さじ2（10g）

作り方 ［調理時間**20分**］

1 えびは尾を残して殻をむき、背に切り込みを入れて背わたをとる。豆苗は4cm長さに切り、玉ねぎは芯をつけたまま、くし形に切る。

2 鍋にAを合わせ中火にかけ玉ねぎを加えふたをする。煮立ったら弱火にし、5〜6分煮る。玉ねぎがやわらかくなったら中火に戻し、えび、豆苗を加え火を通す。ナンプラーを加え火を止め、レモン汁を加える。

豆乳とだしで味わい深いスープに
豆乳スープ

材料（1人分）

鶏ひき肉（むね）…30g、豆もやし…50g（¼袋）、しょうが（せん切り）…5g（⅓片）、だし…¼カップ、豆乳…大さじ4⅔（70g）、塩…少々（0.5g）、こしょう…少々

作り方 ［調理時間**15分**］

1 豆もやしはひげ根を取る。

2 鍋にだしを中火で煮立て、ひき肉、しょうがを入れて火を通す。あくを取り除いて、1を入れ、ふたをし3〜4分煮る。豆乳を加えひと煮し、塩、こしょうをふる。

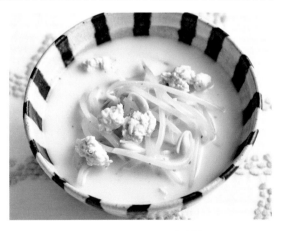

エネルギー	炭水化物	塩分	食物繊維
99kcal	4.0g	0.6g	1.4g

トマトの酸味と甘みがきいている

トマトと卵のスープ

材料（1人分）

トマト…50g（⅓個）、アスパラガス…20g（1本）、豚もも肉薄切り…20g、A【湯…½カップ、固形コンソメ（減塩タイプ）…⅙個】、溶き卵…小さじ2⅖（12g）、塩…少々（0.2g）、こしょう…少々

作り方［調理時間**15分**］

1 トマトはひと口大に切る。アスパラガスは3〜4cm長さに切る。豚肉はひと口大に切る。

2 鍋にAを合わせ、中火で煮立てる。豚肉を加え火を通し、トマト、アスパラガスを加える。煮立ったら卵を溶いて流し入れ、塩、こしょうをふる。

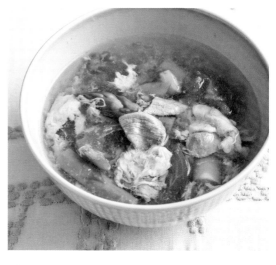

エネルギー	炭水化物	塩分	食物繊維
61kcal	4.7g	0.4g	1.1g

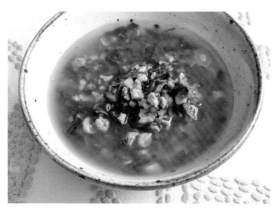

エネルギー	炭水化物	塩分	食物繊維
71kcal	2.1g	0.8g	1.0g

春菊とごま油の香りがスープのうまみを引き立てる

春菊と豚ひき肉のスープ

材料（1人分）

豚ひき肉…20g、春菊…30g（⅐束）、ごま油…小さじ½（2g）、A【湯…½カップ、固形コンソメ（減塩タイプ）…⅙個】、塩…少々（0.5g）、こしょう…少々

作り方［調理時間**15分**］

1 春菊は茎のほうから細かく刻む。

2 鍋にごま油を中火で熱し、ひき肉を炒め火が通ったら1を加え、炒める。Aを加え、煮立ったら、塩、こしょうをふる。

干しえびからしっかりだしが出る

白菜と干しえびのスープ

材料（1人分）

白菜…80g（1½枚）、干しえび…大さじ1⅓（2g）、酒…大さじ1（15g）、A【湯…½カップ、固形コンソメ（減塩タイプ）…⅙個】、塩…少々（0.5g）、こしょう…少々

作り方［調理時間**20分**］

1 干しえびは酒に浸してもどす。白菜はひと口大に切る。

2 鍋にA、1（干しえびは酒ごと）を入れて中火にかける。ふたをして7〜8分白菜がくったりするまで煮る。塩、こしょうをふる。

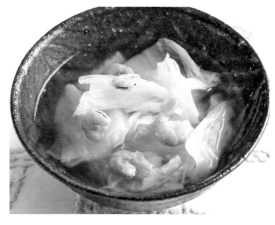

エネルギー	炭水化物	塩分	食物繊維
31kcal	3.7g	0.8g	1.0g

> 梅干しやじゃこなど、だしの出る食材と
> さば、ツナなどの缶詰を使って

即席スープ

うまみがある食材、だしが出る食材を使えば、熱湯を注ぐだけ、
または電子レンジで加熱するだけで、即席スープが簡単にできます。

そのまま食べられる食材や
だしが出る食材を器に入れて

熱湯を注ぐだけ

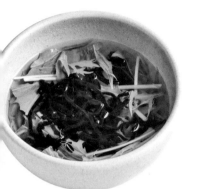

塩昆布と水菜のスープ

材料（1人分）

水菜…10g（約½株）、塩昆布…
5g、熱湯…½カップ

作り方［調理時間**5分**］

1 水菜は、3cm長さに切る。
2 器に1と塩昆布を入れ、熱
湯を注ぐ。

エネルギー	炭水化物	塩分	食物繊維
12kcal	2.4g	0.9g	1.0g

とろろ昆布と粒コーンのスープ

材料（1人分）

パセリ…3g（小1枝）、A【とろろ昆布
…5g、ホールコーン…20g、塩…少々
(0.3g)】、熱湯…½カップ

作り方［調理時間**5分**］

1 パセリはちぎる。
2 器に1とAを入れ、熱湯を注ぐ。

エネルギー	炭水化物	塩分	食物繊維
28kcal	6.1g	0.3g	2.2g

おかかと貝割れ菜のスープ

材料（1人分）

削り節…2g、貝割れ菜…10g
(⅕袋)、しょうゆ…小さじ⅔
(4g)、熱湯…½カップ

作り方［調理時間**5分**］

1 貝割れ菜は、根を切る。
2 器に1と削り節、しょうゆを入れ、
熱湯を注ぐ。

エネルギー	炭水化物	塩分	食物繊維
12kcal	0.6g	0.6g	0.2g

おかかとオクラのスープ

材料（1人分）

オクラ…20g（3本）、A【削
り節…2g、しょうゆ…小さじ
⅔(4g)】、熱湯…½カップ

作り方［調理時間**5分**］

1 オクラは小口切りにする。
2 器に1とAを入れ、熱湯を
注ぐ。

エネルギー	炭水化物	塩分	食物繊維
15kcal	1.6g	0.6g	1.0g

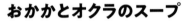

とろろ昆布とレタスのスープ

材料（1人分）

レタス…20g（1枚）、A【とろろ
昆布…5g、しょうゆ…小さじ⅓
(2g)】、熱湯…½カップ

作り方［調理時間**5分**］

1 レタスは、食べやすい大きさに
ちぎる。
2 器に1とAを入れ、熱湯を注ぐ。

エネルギー	炭水化物	塩分	食物繊維
13kcal	3.3g	0.6g	1.6g

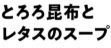
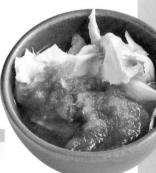

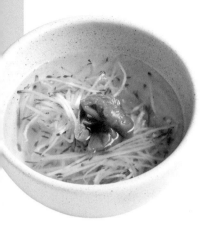

梅干しとしらす干しのスープ

材料（1人分）

A【小ねぎ（小口切り）…10g(2本)、梅干し（塩分7%）…5g(小1個)、しらす干し…大さじ⅗(3g)、しょうゆ…少々(0.5g)】、熱湯…½カップ

作り方［調理時間**5分**］

1 器にAを入れ、熱湯を注ぐ。

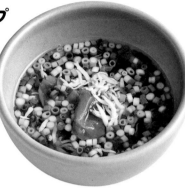

エネルギー	炭水化物	塩分	食物繊維
7kcal	0.8g	0.7g	0.4g

梅干しとせん切りきゅうりのスープ

材料（1人分）

きゅうり…20g(⅕本)、A【梅干し（塩分7%）…5g(小1個)、しょうゆ…少々(0.5g)】、熱湯…½カップ

作り方［調理時間**5分**］

1 きゅうりはせん切りにする。
2 器に**1**とAを入れ、熱湯を注ぐ。

エネルギー	炭水化物	塩分	食物繊維
4kcal	0.9g	0.6g	0.3g

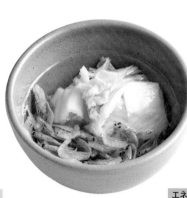

桜えびと白菜漬けのスープ

材料（1人分）

A【桜えび…5g、白菜漬け…30g、しょうゆ…少々(0.5g)、こしょう…少々】、熱湯…½カップ

作り方［調理時間**5分**］

1 器にAを入れ、熱湯を注ぐ。

エネルギー	炭水化物	塩分	食物繊維
19kcal	1.1g	0.9g	0.5g

じゃことトマトのスープ

材料（1人分）

トマト…80g(½個)、A【ちりめんじゃこ…大さじ1(5g)、しょうゆ…小さじ⅓(2g)】、熱湯…½カップ

作り方［調理時間**5分**］

1 トマトはひと口大に切る。
2 器に**1**とAを入れ、熱湯を注ぐ。

エネルギー	炭水化物	塩分	食物繊維
27kcal	4.0g	0.6g	0.8g

キムチとのりのスープ

材料（1人分）

焼きのり…3g、白菜キムチ…30g、熱湯…½カップ

作り方［調理時間**5分**］

1 焼きのりは、ちぎる。
2 器に**1**とキムチを入れ、熱湯を注ぐ。

エネルギー	炭水化物	塩分	食物繊維
17kcal	2.9g	0.9g	1.8g

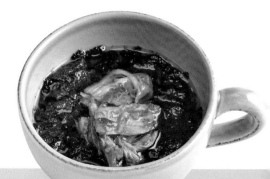

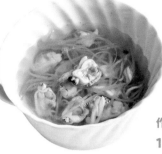

あさり缶のスープ

作り方［調理時間**5**分］

1 にんじんはせん切りにする。

2 耐熱性の器に**1**とA、熱湯を入れてふんわりとラップをかけ、電子レンジ(600W)で2分～2分30秒加熱する。

材料（1人分）

にんじん…20g（⅒本）、A【あさり水煮缶…20g、しょうゆ…少々（0.8g）、塩…少々(0.3g)】、熱湯…½カップ

エネルギー	炭水化物	塩分	食物繊維
27kcal	2.2g	0.3g	0.5g

鮭缶のスープ

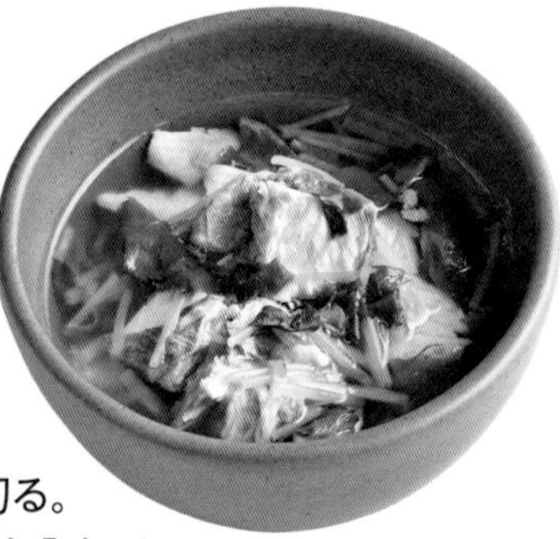

材料（1人分）

みつば…20g（大1束）、A【鮭水煮缶…40g、しょうゆ…小さじ⅓（2g）、こしょう…少々】、熱湯…½カップ

作り方［調理時間**5**分］

1 みつばは、2～3cm長さに切る。

2 耐熱性の器に**1**とA、熱湯を入れてふんわりとラップをかけ、電子レンジ(600W)で2分～2分30秒加熱する。

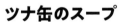

エネルギー	炭水化物	塩分	食物繊維
66kcal	0.9g	0.5g	0.5g

ツナ缶のスープ

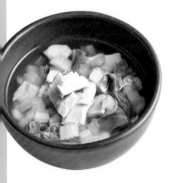

材料（1人分）

セロリ…40g（⅖本）、A【ツナ水煮缶…40g、塩…少々（0.4g）、こしょう…少々】、熱湯…½カップ

作り方［調理時間**5**分］

1 セロリは、7mm角に切る。

2 耐熱性の器に**1**、A、熱湯を入れてふんわりとラップをかけ、電子レンジ(600W)で2分～2分30秒加熱する。

エネルギー	炭水化物	塩分	食物繊維
33kcal	1.6g	0.4g	0.6g

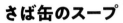

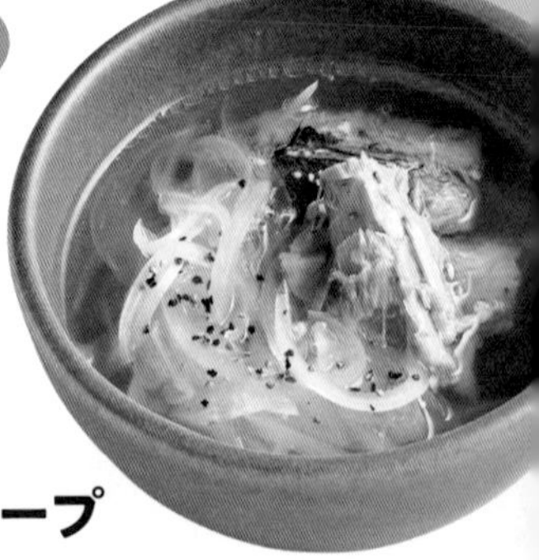

さば缶のスープ

材料（1人分）

A【さば水煮缶…40g、玉ねぎ…50g（¼個）、塩…少々（0.5g）、粗びき黒こしょう…少々】、熱湯…½カップ

作り方［調理時間**5**分］

1 Aの玉ねぎは薄切りにする。

2 耐熱性の器にA、熱湯を入れてふんわりとラップをかけ、電子レンジ(600W)で2分～2分30秒加熱する。

エネルギー	炭水化物	塩分	食物繊維
118kcal	4.4g	0.6g	0.8g

ほたて缶のスープ

材料（1人分）

長ねぎ…40g（⅖本）、A【ほたて貝柱水煮缶…20g、塩…少々（0.3g）、粉山椒…少々】、熱湯…½カップ

作り方［調理時間**5**分］

1 長ねぎは、斜め薄切りにする。

2 耐熱性の器に**1**とA、熱湯を入れてふんわりとラップをかけ、電子レンジ(600W)で2分～2分30秒加熱する。

エネルギー	炭水化物	塩分	食物繊維
31kcal	3.7g	0.5g	1.0g

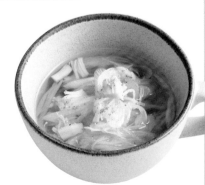

Part 5

糖質を抑えつつしっかり食べられる

主食レシピ

ごはんも麺もパンも粉ものも、
糖質を適量にキープしつつ、これまで食べていた主食と
かわらないおいしさの58レシピを紹介。
献立に取り入れるときは、副菜や汁ものを1品プラスしていただきましょう。

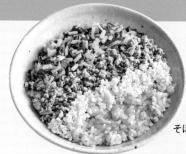

そぼろ丼（p.167）

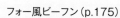
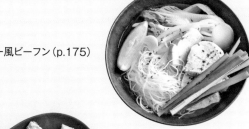

フォー風ビーフン（p.175）

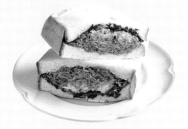

キャロットラペサンド（p.180）

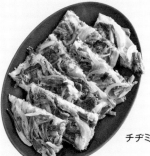

チヂミ（p.185）

主食で高血糖を抑えるコツ

主食は糖質が多く含まれますから、適量を守ることが大切。そのうえで、雑穀や野菜をプラスするなど、食べ方を工夫して高血糖を予防しましょう。

1 食べていいごはんの量は、器によそって目で覚える

主食の適量は1日の必要エネルギー量によって異なります（→ p.27）。自分の適量を知り、ふだん使っている茶碗によそってみましょう。目で見て量を覚えることで、毎日の食事で適量を守りやすくなります。

そして平皿やどんぶりにも同じ量を移し替えてみてください。ボリューム感をつかんでおけば、外食でワンプレートの料理や丼ものを注文したとき、どのくらい食べられるか＝残せばいいかの目安がわかります（→ p.21）。

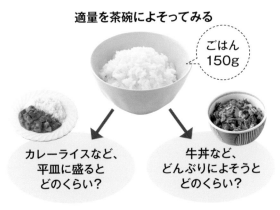

適量を茶碗によそってみる

ごはん150g

カレーライスなど、平皿に盛るとどのくらい？

牛丼など、どんぶりによそうとどのくらい？

器をかえてボリューム感をつかむ

2 ビタミンB₁が豊富な玄米・胚芽米・雑穀を選ぶ

米粒のぬかや胚芽を残して精製する玄米や、胚芽のみ残した胚芽米など、精製度の低い米には食後高血糖を防ぐ食物繊維や、糖質の代謝を促すビタミンB$_1$が豊富です。

主食を白米からこれらにかえるだけで、高血糖の改善に役立ちます。

また、押し麦（大麦）、ひえ、あわなどの雑穀にも食物繊維やビタミンB$_1$が豊富。玄米や胚芽米が苦手な人は、これらを白米に混ぜて炊くとよいでしょう。そのほか、野菜や豆類、海藻を使った混ぜごはんや炊き込みごはんにするのも◎。食物繊維の摂取量が増え、食べごたえが増します（→ p.186）。

もち麦もおすすめ

大麦の一種であるもち麦は、玄米よりも水溶性食物繊維の量が多いのが特徴。また押し麦と比べてパサパサ感がない、もちもちとした食感で食べやすいというメリットもあります。

▶ごはん1食150gあたりの食物繊維とビタミンB$_1$

	玄米	胚芽米	白米
食物繊維	2.1g	1.2g	0.3g
ビタミンB$_1$	0.24mg	0.12mg	0.03mg

▶雑穀大さじ1あたりの食物繊維とビタミンB$_1$

	もち麦（16g）	押し麦（16g）	きび（12g）	あわ（12g）
食物繊維	1.4g	2.0g	0.2g	0.4g
ビタミンB$_1$	0.03mg	0.02mg	0.04mg	0.07mg

（数値は「日本食品標準成分表2020年版（八訂）」を参考）

3 パンは**6枚切り**を**1枚半**まで食べてOK

ごはんが塩分ゼロなのに対してパンは塩分を含みますが、パンは洋風のおかずと組み合わせることが多いもの。洋風のおかずはみそ汁や煮魚など和風のおかずと比べると塩分が控えめです。食事全体で塩分のバランスがとれれば問題ないので、パンも献立に取り入れて変化をもたせましょう。1日1600kcal食べていい人なら、1食あたり6枚切りの食パン1枚半（8枚切りなら2枚）まで。食物繊維やビタミンB1の豊富なライ麦パンや全粒粉パンがおすすめです。

▶ **ライ麦パンにかえるのもおすすめ**

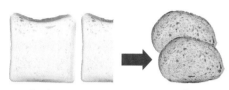

	食パン 6枚切り1.5枚 （約90g）	ライ麦パン 2枚 （約90g）
食物繊維	3.8g	5.0g
ビタミンB1	0.06mg	0.14mg

（数値は「日本食品標準成分表2020年版（八訂）」を参考）

4 **麺類**は**野菜の具たっぷり**にする

麺類の適量は約1玉（束）分なので、だいたい1人前は食べても問題ありません（→p.23）。大盛りにしたり、ラーメンの場合は替え玉を頼んだりするのはやめておきましょう。うどんや中華麺には塩分が含まれるため、食べすぎに注意すること。

食べすぎ予防には、具だくさんにするなどの工夫を。野菜をたっぷり入れ、麺より先に野菜から食べるようにすれば、食物繊維の働きで食後高血糖も予防できます。また、副菜として野菜のおかずをプラスすることも忘れずに。

フォー風ビーフン
→p.175

ビーフンは水分を含むと膨らむので、少量でも満足度が上がり、しかもカロリーを抑えられます。

そうめんチャンプルー
→p.179

にんじんをせん切りにして、そうめんと合わせることで、ボリュームアップになります。

! スープは味見程度にしておく

麺類のスープまで飲み干すと、1食で塩分摂取量が1日の上限に達してしまいます。麺にもスープはからみますから、飲み干さず味見程度でやめておきましょう。

外食のラーメン

スープまで飲み干すと塩分摂取量は **6〜7g**
↓
スープを残すと塩分摂取量は **2g** ほどに抑えられる

• Check!

外食で食べる麺類やごはんものは、ソースや具を吟味しよう

店のメニューは味つけが濃かったり、副菜として組み合わせられそうな料理がなかったりすることも。ソースやスープを吟味し、なるべくエネルギーや塩分が低く、具だくさんのものを選ぶようにしましょう。揚げもの＋麺の組み合わせは糖質・脂質が多いため避けるのが正解です。

パスタ なら
脂質が多い
クリームソース
より
↓
野菜がとれる
トマトソース

うどん・そば なら
揚げものの
天ぷらそば
より
↓
根菜たっぷりの
けんちんそば

カレー なら
揚げものの
かつカレー
より
↓
ヘルシーな
野菜カレー

ごはんには糖質が多く含まれています。決められた1食の量を守り、合わせる食材は野菜や肉、魚などをバランスよく使いましょう。

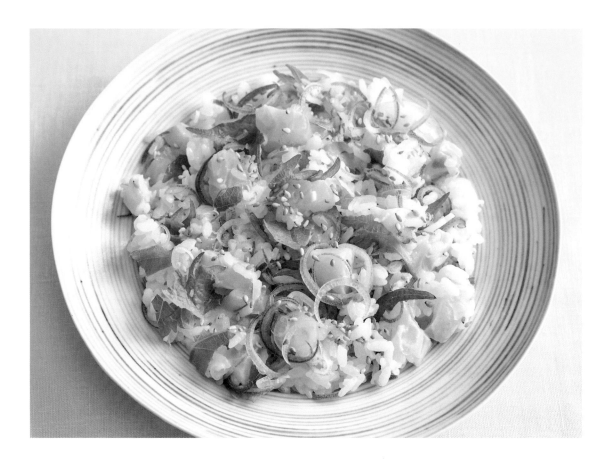

たっぷりの香味野菜を加えることでボリュームアップ

混ぜずし

材料（1人分）

温かいごはん	150g（茶碗1杯分）
たい（さしみ用さく）	60g アレンジ可
A ┌ 酢	小さじ2（10g）
└ 塩	小さじ1/6（1g）
しょうが（みじん切り）	小さじ1（5g）
みょうが	20g（2個）アレンジ可
しそ	3g（3枚）アレンジ可
白いりごま	小さじ2/5（2g）

作り方 [調理時間10分]

1 みょうがは薄い小口切りに、しそは小さくちぎる。合わせて冷水にさらし、パリッとさせ、水けをきる。

2 たいは4〜5mm厚さに切り、Aをからめる。

3 ごはんにしょうが、1、2をのせ、ごまを加え、さっくりと混ぜる。

エネルギー	炭水化物	塩分	食物繊維
330kcal	57.4g	1.1g	3.3g

アレンジレシピ たいをサーモンにかえて

サーモンの混ぜずし

作り方 「混ぜずし」と同様に作る。作り方1でみょうがのかわりに玉ねぎ25g（1/8個）を薄切りに、しそのかわりにクレソン5g（1/6束）の葉をつむ。作り方2でたいのかわりにサーモン（さしみ用さく）40gにする。

エネルギー	炭水化物	塩分	食物繊維
309kcal	58.8g	1.1g	3.2g

雑穀ごはんを使えば、白米よりも食物繊維がとれる

牛丼

材料（1人分）

温かい雑穀ごはん ………	150g（茶碗1杯分）
牛もも肉薄切り ………	40g
玉ねぎ ………	50g（¼個）
しめじ ………	30g（⅓袋）
A｜だし ………	¼カップ
｜しょうゆ ………	小さじ1（6g）
春菊 ………	20g（1/10束）
紅しょうが ………	3g

作り方［調理時間20分］

1 牛肉はひと口大に切る。玉ねぎは5mm幅の薄切り、しめじは石づきを落としてほぐす。春菊は葉先をつむ。

2 鍋にAを合わせて中火にかけ、煮立てる。牛肉を加え火を通し、あくを取り除く。玉ねぎ、しめじを加えふたをして3～4分煮る。しんなりしたら、春菊を加えひと煮する。

3 器にごはんを盛り、2をのせ、紅しょうがを添える。

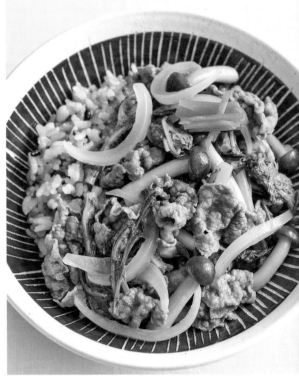

エネルギー	炭水化物	塩分	食物繊維
346kcal	61.9g	1.1g	4.8g

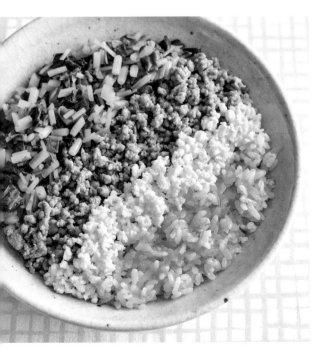

エネルギー	炭水化物	塩分	食物繊維
375kcal	60.4g	1.0g	3.5g

すりおろしにんじんをごはんに混ぜて彩りアップ

そぼろ丼

材料（1人分）

温かいごはん ………	150g（茶碗1杯分）
にんじん ………	20g（1/10本）
卵 ………	25g（M玉½個）
砂糖 ………	小さじ1/6（0.5g）
豚ひき肉 ………	40g
砂糖 ………	小さじ⅓（1g）
しょうゆ ………	小さじ1（6g）
みつば ………	30g（⅗束）

作り方［調理時間20分］

1 にんじんはすりおろし、電子レンジ（600W）で30秒加熱してごはんに混ぜる。

2 卵に砂糖を加え、炒り卵を作る。ひき肉に砂糖、しょうゆを加え混ぜ、鍋に入れ炒りつける。みつばは色よくゆで細かく刻む。

3 器に1を盛り、2を彩りよくのせる。

具を大きめに切って加えるから食べごたえあり

中華風炊きおこわ

材料（1人分）

もち米	75g
水	½カップ
豚ロース肉切り身（赤身）	40g
A しょうが（みじん切り）	5g（⅓片）
長ねぎ	10g（⅒本）
ごま油	小さじ¼（1g）
こしょう	少々
塩	小さじ⅙（1g）
れんこん	40g（⅕節）
パクチー	少々

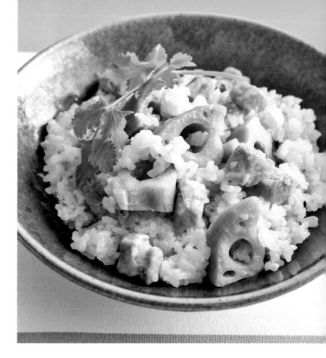

作り方［調理時間 **10分**（炊く時間除く）］

1 豚肉は1cm角に切り、Aをまぶす。れんこんは5mm厚さのいちょう切りにする。

2 もち米は炊く直前に研いで、ざるにあげ水けをきる。

3 炊飯器に2と水を入れ、1をのせて炊く。

4 炊き上がったらさっくりと混ぜ、器に盛り、パクチーを添える。

エネルギー	炭水化物	塩分	食物繊維
304kcal	54.8g	1.0g	1.8g

ごま油としょうががきいた鶏だしのお粥

もち麦中華粥

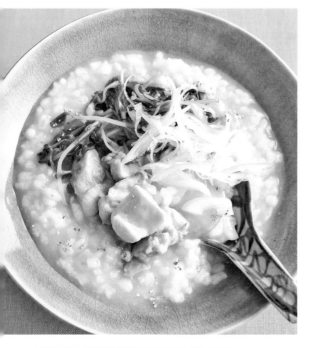

エネルギー	炭水化物	塩分	食物繊維
267kcal	40.6g	1.1g	2.0g

材料（1人分）

もち麦	10g
米	40g
水	1¼カップ（450g）
鶏もも肉（皮・脂身を除いたもの）	60g
A 塩	小さじ⅙（1g）
ごま油	小さじ½（2g）
しょうが	2g（薄切り2枚）
豆苗	30g（3/10袋）
長ねぎ	10g（⅒本）
粗びき白こしょう	少々

作り方［調理時間 **50分**］

1 もち麦はさっと洗い、米は研いでざるにあげ水けをきる。鍋にもち麦と水を入れ中火にかける。ふたをし煮立ったら弱火にし、30分炊く。

2 鶏肉はそぎ切りにし、Aを混ぜる。1に加えさらに10分炊く。

3 豆苗は根を切る。長ねぎは斜め薄切りにして水にさらし、水けをきる。

4 米がふっくらとやわらかくなったら、豆苗を加えひと煮する。器に盛り長ねぎをのせ、こしょうをふる。

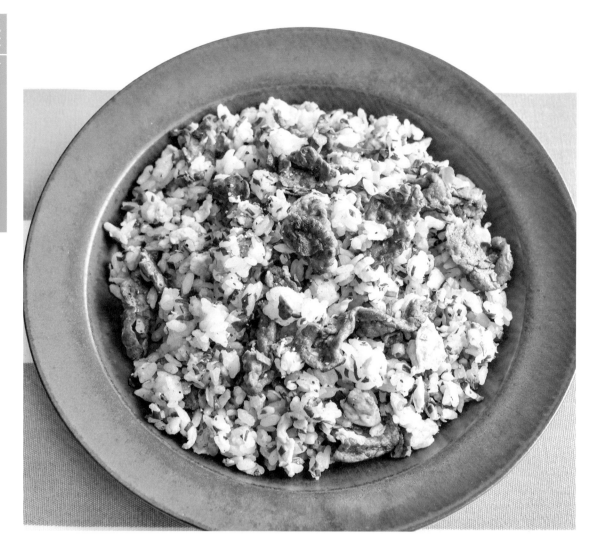

ほうれん草を細かく刻んで彩り豊かに

牛肉とほうれん草のチャーハン

材料（1人分）

温かいごはん	………	150g（茶碗1杯分）
牛もも肉薄切り	………	40g **アレンジ可**
卵	………	50g（M玉1個）
ごま油	………	小さじ½（2g）
しょうゆ	………	小さじ1（6g）
ほうれん草	………	30g（1株）**アレンジ可**
粗びき黒こしょう	……	少々

作り方［調理時間**15分**］

1　牛肉はひと口大に切る。ほうれん草は細かく刻む。

2　フライパンにごま油を中火で熱し、牛肉を炒める。こんがりしたら卵を溶いて加え、すぐごはんを加え手早く炒め合わせる。全体がパラリとしたら、しょうゆを回し入れ、ほうれん草を加えてさっと炒め、こしょうをふる。

エネルギー	炭水化物	塩分	食物繊維
403kcal	57.6g	1.1g	3.1g

アレンジレシピ　具をツナとレタスにかえて　　**ツナチャーハン**

作り方　「牛肉とほうれん草のチャーハン」と作り方は同じ。作り方1で牛肉のかわりにツナ水煮60gをほぐし、ほうれん草のかわりにレタス50g（2½枚）を小さくちぎって使う。

エネルギー	炭水化物	塩分	食物繊維
359kcal	57.4g	1.3g	2.6g

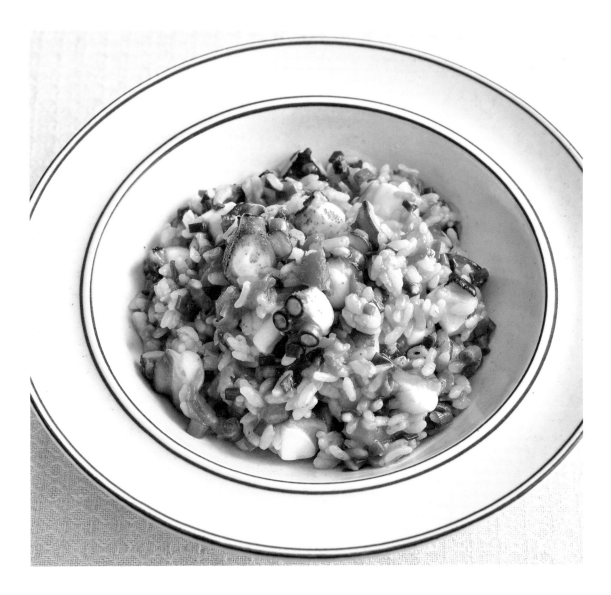

トマトリゾット

材料（1人分）

温かいごはん	100g（茶碗軽く1杯分）
にんにく（みじん切り）	2g（⅖片）
トマト	100g（⅔個）**アレンジ可**
オリーブ油	小さじ½（2g）
たこ（ゆで）	80g
小ねぎ	30g（6本）
塩	少々（0.8g）
チリペッパー	少々

作り方［調理時間**15分**］

1 トマトとたこは1cm角に切る。小ねぎは小口切りにする。

2 フライパンにオリーブ油、にんにくを入れて中火で炒め、トマトを加え炒める。トマトがくずれたらごはんを加えよく混ぜ、なじんだらたこと小ねぎ、塩を加えひと煮し、チリペッパーをふる。

エネルギー	炭水化物	塩分	食物繊維
278kcal	44.2g	1.3g	3.4g

アレンジレシピ トマトを牛乳にかえて

ミルクリゾット

作り方 「トマトリゾット」と作り方は同じ。作り方**2**でトマトのかわりに牛乳大さじ3⅓（50g）を加え、煮立ったらごはんを加える。

エネルギー	炭水化物	塩分	食物繊維
289kcal	41.9g	1.4g	2.4g

カレー粉は塩分がほぼゼロなのがうれしい

ドライカレー

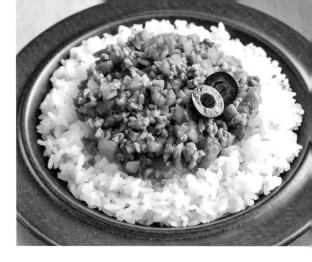

材料（1人分）

温かいごはん	150g（茶碗1杯分）
豚ひき肉	60g
にんにく（みじん切り）	2g（⅖片）
玉ねぎ	25g（⅛個）
セロリ	20g（⅕本）
オリーブ油	小さじ½（2g）
塩	少々（0.6g）
カレー粉	小さじ1（2g）
トマト缶（カット）	50g
ピーマン	20g（小½個）
ブラックオリーブ	3g（1個弱）

作り方［調理時間**20分**］

1 玉ねぎ、セロリ、ピーマンは粗みじん切りする。

2 フライパンにオリーブ油、にんにくを入れて中火で熱し、ひき肉を炒める。ぽろぽろになったら、玉ねぎ、セロリを加え炒める。塩、カレー粉を加え軽く炒めて香りを立て、トマト缶を加える。ときどき混ぜ、ほとんど汁けがなくなるまで煮てピーマンを加え混ぜる。

3 器にごはんを盛り、2 をのせ、オリーブを添える。

エネルギー	炭水化物	塩分	食物繊維
416kcal	63.8g	1.0g	5.1g

昆布だしとしょうゆで和風仕上げ

ハッシュドビーフ

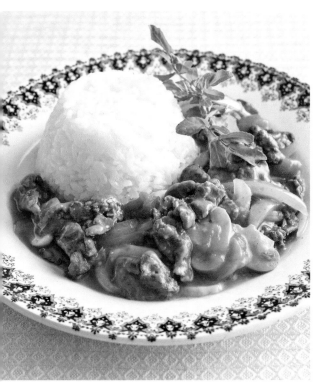

材料（1人分）

温かいごはん	150g（茶碗1杯分）
にんにく（みじん切り）	2g（⅖片）
牛もも肉薄切り	60g
玉ねぎ	100g（½個）
オリーブ油	小さじ½（2g）
マッシュルーム	50g（大2½個）
小麦粉	小さじ2⅓（7g）
A｜ローリエ	¼枚
｜トマト	50g（⅓個）
｜昆布だし（とり方p.40参照）	½カップ
｜しょうゆ	小さじ1（6g）
｜ケチャップ	小さじ⅗（3g）
｜こしょう	少々
クレソン	少々

作り方［調理時間**25分**］

1 牛肉は1㎝幅に切る。玉ねぎは5㎜幅の細切りに、マッシュルームは薄切り、Aのトマトは1㎝角に切る。

2 フライパンにオリーブ油、にんにくを入れ中火で熱し、牛肉、玉ねぎ、マッシュルームを炒める。しんなりしたら、小麦粉を入れさらに炒める。なじんだらAを加えて混ぜる。とろりとするまで混ぜながら7～8分煮込む。

3 器にごはんを盛り 2 をかけ、クレソンを飾る。

エネルギー	炭水化物	塩分	食物繊維
421kcal	76.1g	1.3g	5.8g

大根とにんじんのなますが味のアクセントに

ビビンパ

材料（1人分）

温かい雑穀ごはん	………	150g（茶碗1杯分）
牛もも肉薄切り	………	40g
A しょうゆ	………	小さじ1（6g）
砂糖	………	小さじ⅙（0.5g）
ごま油	………	小さじ½（2g）
ほうれん草	………	50g（小2株）
にんじん	………	20g（⅒本）
酢	………	小さじ1（5g）
大根	………	30g（約1㎝）
酢	………	小さじ2（10g）
白菜キムチ	………	20g
白いりごま	………	小さじ⅔（2g）

作り方 ［調理時間 **15分**］

1　にんじん、大根はせん切りにし、それぞれ酢を混ぜる。ほうれん草は色よくゆで、4〜5㎝長さに切る。

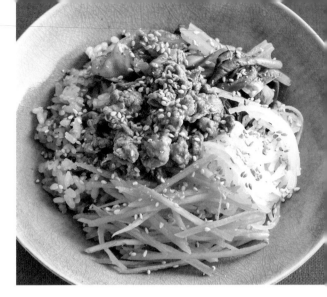

2　牛肉はひと口大に切り、Aを混ぜる。フライパンに入れ中火で炒りつけ、火を通す。

3　器にごはんを盛り1, 2、キムチをのせ、ごまをふる。

エネルギー	炭水化物	塩分	食物繊維
438kcal	80.3g	1.5g	5.7g

目玉焼きをくずしながら具にからめて

ガパオ

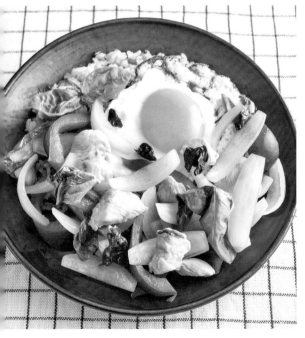

材料（1人分）

温かい雑穀ごはん	………	150g（茶碗1杯分）
鶏むね肉（皮・脂身を除いたもの）	…	40g
A にんにく（つぶす）	………	2g（⅖片）
赤唐辛子	………	少々
サラダ油	………	小さじ½（2g）
玉ねぎ	………	50g（¼個）
赤パプリカ	………	20g（⅐個）
しょうゆ	………	小さじ1（6g）
砂糖	………	小さじ⅓（1g）
バジル	………	5g（約10枚）
卵	………	50g（M玉1個）
サラダ油	………	小さじ½（2g）

作り方 ［調理時間 **20分**］

1　鶏肉はひと口大のそぎ切りに、玉ねぎは1㎝幅のくし形に、赤パプリカは乱切りにする。

2　フライパンにサラダ油を中火で熱して卵を割り入れ、目玉焼きを作り、取り出す。

3　フライパンにAを合わせ、中火にかけ、1を炒める。しょうゆ、砂糖を加え炒め合わせ、バジルを加える。

4　器にごはんを盛り3をかけ、2をのせる。

エネルギー	炭水化物	塩分	食物繊維
467kcal	72.2g	1.1g	3.9g

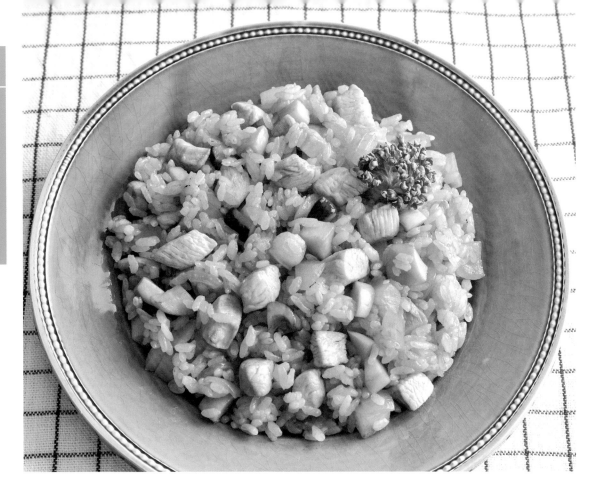

鶏肉も野菜もきのこもサイコロ状にカット

チキンライス

材料（1人分）

温かいごはん	150g（茶碗1杯分）
A 鶏むね肉（皮・脂身を除いたもの）	80g
玉ねぎ	50g（¼個）
セロリ	20g（⅕本）
エリンギ	50g（1½本）
トマト	100g（⅔個）
サラダ油	小さじ½（2g）
B トマトピューレ	小さじ2（10g）
ケチャップ	小さじ2（10g）
しょうゆ	小さじ1（6g）
こしょう	少々
パセリ	少々

作り方［調理時間 **15分**］

1 Aはすべて1cm角に切る。

2 フライパンにサラダ油を中火で熱し、鶏肉、玉ねぎ、セロリ、エリンギを炒める。火が通ったら、トマト、Bを加え炒め合わせ、なじんだらごはんを加え炒め合わせる。

3 器に盛り、パセリを添える。

エネルギー	炭水化物	塩分	食物繊維
424kcal	**75.6**g	**0.7**g	**8.3**g

アレンジレシピ チキンライスに卵をのせて　　**オムライス**

作り方 「チキンライス」と作り方は同じ。フライパンにサラダ油を中火で熱し、卵50g（1個）でスクランブルエッグを作る。これを作り方3の盛りつけ時にのせる。

エネルギー	炭水化物	塩分	食物繊維
497kcal	**72.8**g	**0.9**g	**6.6**g

日本そば以外の麺類には、塩分が含まれています。汁そばの場合、具だくさんにし、野菜から食べるようにしましょう。スープは全部飲まず味見程度に。

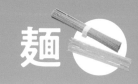
麺

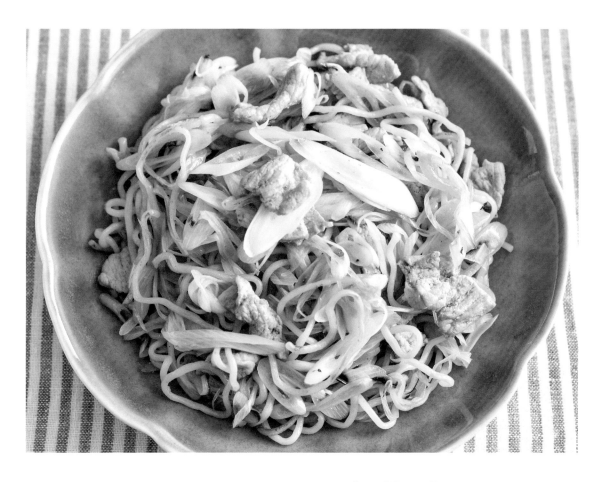

ねぎの香りとシャキシャキ感がたまらない

塩焼きそば

材料（1人分）

中華蒸し麺 ·············	120g（約1玉）
豚もも肉薄切り ·········	60g アレンジ可
長ねぎ（白い部分） ·····	150g（1½本）アレンジ可
ごま油 ·················	小さじ1（4g）
塩 ····················	小さじ⅙（1g）アレンジ可
こしょう ··············	少々

作り方［調理時間 **15分**］

1 豚肉はひと口大に切る。長ねぎは斜め薄切りにする。

2 フライパンにごま油小さじ½を熱し、麺をこんがりと炒め取り出す。

3 フライパンにごま油小さじ½を足し、**1**を炒め、塩、こしょうを加える。**2**を戻し炒め合わせる。

エネルギー	炭水化物	塩分	食物繊維
354kcal	55.4g	0.9g	7.5g

アレンジレシピ **塩味をしょうゆ味にかえて**　　**しょうゆ焼きそば**

作り方　「塩焼きそば」と作り方は同じ。作り方**1**の豚肉を牛もも肉薄切り40gに、長ねぎを小ねぎ100g（10本）にかえる。作り方**3**の塩にかえてしょうゆ小さじ1を加える。

エネルギー	炭水化物	塩分	食物繊維
317kcal	50.9g	1.3g	6.5g

ビーフンは膨らむから、少ない量でも大満足

フォー風ビーフン

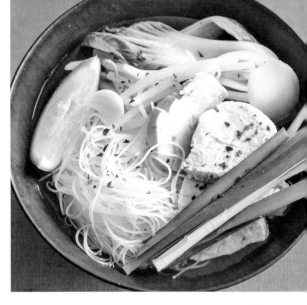

材料（1人分）

ビーフン	70g
鶏むね肉（皮・脂身を除いたもの）	100g
A｜昆布だし（とり方 p.40参照）	¾カップ
｜ナンプラー	小さじ⅔（4g）
｜にんにく	2g（薄切り2枚）
｜しょうが	5g（薄切り1枚）
もやし	40g（⅕袋）
チンゲン菜	50g（½株）
にら	20g（⅕束）
ライム	10g（⅛個）
赤唐辛子（刻み）	少々

作り方［調理時間 20分］

1　鍋にAを合わせ、中火で煮立てる。鶏肉を入れてふたをし、7～8分煮る。

2　もやしはひげ根を取る。チンゲン菜は食べやすい大きさに切る。にらは7～8cm長さに切る。

3　ビーフンは湯でもどす。

4　1から鶏肉を取り出し1cm厚さに切る。残った煮汁を煮立て3、チンゲン菜を入れ、ひと煮する。

5　器に4を入れ、さっとゆでたもやし、にら、鶏肉をのせ、ライムを搾り、唐辛子をちらす。

エネルギー	炭水化物	塩分	食物繊維
387kcal	62.2g	0.5g	2.5g

食べる直前に混ぜて味をいきわたらせて

まぐろのビビン麺

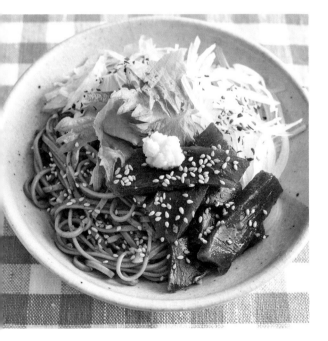

材料（1人分）

そば（乾）	70g
A｜コチュジャン	小さじ⅗（3g）
｜ごま油	小さじ½（2g）
｜しょうゆ	小さじ⅓（2g）
｜酢	大さじ1（15g）
｜長ねぎ（みじん切り）	小さじ2（10g）
｜粉唐辛子	小さじ¼（0.5g）
まぐろ赤身（さしみ用さく）	60g
玉ねぎ	25g（⅛個）
しそ	5g（5枚）
レタス	20g（1枚）
白いりごま	小さじ⅔（2g）
赤唐辛子（刻み）	少々
おろししょうが	小さじ1（5g）

作り方［調理時間 15分］

1　まぐろは5mm厚さに切る。玉ねぎは薄切りに、レタスは細切りに、しそはひと口大にちぎる。

2　そばはゆでて冷水にとり、しっかり水けをきる。Aを混ぜ合わせ、そばを加えて和える。

3　器に2を盛り1をのせる。ごま、唐辛子をちらし、おろししょうがを添える。

エネルギー	炭水化物	塩分	食物繊維
351kcal	55.6g	1.4g	5.6g

具だくさんで食べごたえあり!

ナポリタン

材料（1人分）

スパゲッティ	60g
鶏ささみ肉	40g
玉ねぎ	50g（¼個）
ロースハム	20g（1枚）
ピーマン	40g（1個）
トマト	100g（⅔個）
サラダ油	小さじ½（2g）
A｜トマトピューレ・ケチャップ	各小さじ2（10g）
｜塩	少々（0.4g）
｜こしょう	少々

作り方［調理時間 **15**分］

1 ささみは筋をひいて小さめのそぎ切りに、玉ねぎは1cm幅のくし形に、ハム、ピーマンは5mm角に、トマトは1cm角に切る。

2 スパゲッティは袋の表示通りにゆで（ただし塩は入れない）、湯をきる。

3 フライパンにサラダ油を中火で熱し、ささみ、玉ねぎを炒める。玉ねぎが透き通ったらトマ

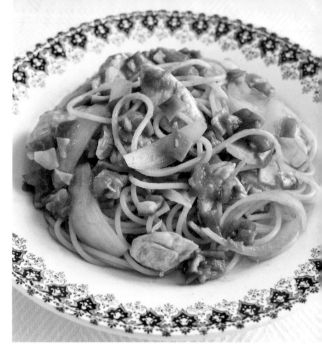

ト、Aを加え、汁けがなくなるまで炒める。2、ハム、ピーマンを加えて軽く炒め、なじませる。

エネルギー	炭水化物	塩分	食物繊維
367kcal	59.1g	1.2g	6.3g

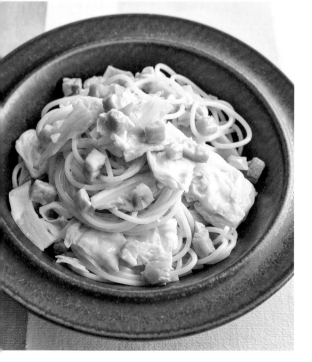

エネルギー	炭水化物	塩分	食物繊維
361kcal	54.5g	1.2g	5.1g

さしみ用のサーモンは、さっと和えるだけでOK

ミルクスパゲッティ

材料（1人分）

スパゲッティ	60g
サーモン（さしみ用さく）	40g
キャベツ	100g（2枚）
にんにく（つぶす）	2g（¼片）
オリーブ油	小さじ½（2g）
塩	小さじ⅙（1g）
牛乳	約½カップ（100g）

作り方［調理時間 **15**分］

1 キャベツは3cm角に切る。

2 サーモンは1cm角に切る。

3 スパゲッティは袋の表示通りにゆで（ただし塩は入れない）、湯をきる。

4 フライパンにオリーブ油、にんにくを入れ中火で熱し、キャベツを軽く炒める。塩をふり、牛乳を加え2〜3分煮立て、煮詰める。

5 火を止め、2、3を加えからめる。

ハーブの香りとトマトの酸味でおいしく

ボロネーゼ

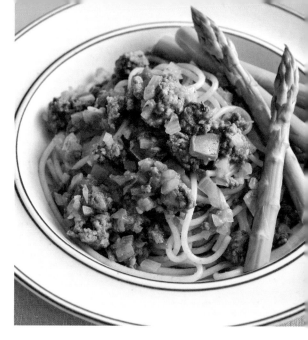

材料（1人分）

スパゲッティ	60g
牛ひき肉	40g
にんにく	2g（¼片）
玉ねぎ	50g（¼個）
オリーブ油	小さじ1（4g）
トマト	100g（⅔個）
A 塩	小さじ¼（1.5g）
こしょう	少々
ローリエ	¼枚
タイム	少々
アスパラガス	30g（2本）

作り方［調理時間**20**分］

1 にんにく、玉ねぎはみじん切りに、トマトは1cm角に切る。

2 スパゲッティを袋の表示通りにゆで（ただし塩は入れない）、湯をきる。

3 フライパンにオリーブ油を中火で熱し、にんにく、ひき肉、玉ねぎの順に炒める。トマトとAを加え、トマトがくずれてほとんど汁けがなくなるまで煮る。

4 **2**を**3**に加えよくからめて器に盛り、ゆでて半分に切ったアスパラガスを添える。

エネルギー	炭水化物	塩分	食物繊維
390kcal	54.9g	1.6g	5.6g

ショートパスタを使ってボリュームを出す

エリンギとたこのショートパスタ

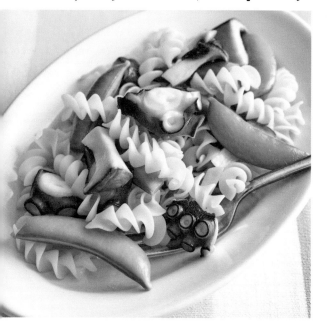

材料（1人分）

ショートパスタ（フジッリ）	60g
A にんにく（つぶす）	2g（¼片）
赤唐辛子	少々
オリーブ油	小さじ½（2g）
エリンギ	40g（大1本）
スナップえんどう	80g（6本）
たこ（ゆで）	80g
白ワイン	小さじ2（10g）
塩	小さじ⅙（1g）

作り方［調理時間**15**分］

1 エリンギ、たこは食べやすい大きさに切る。スナップえんどうは筋を取り除く。

2 パスタは袋の表示通りにゆで（ただし塩は入れない）、湯をきる。

3 フライパンにAを合わせて中火にかけ、香りを立てる。**1**を入れ、白ワインを加え、ふたをして2～3分加熱する。ふたを取り、**2**を加え軽く炒め合わせ、塩をふる。

エネルギー	炭水化物	塩分	食物繊維
365kcal	56.4g	1.5g	7.6g

だしのきいたカレーつゆがうどんによくからむ
カレーうどん

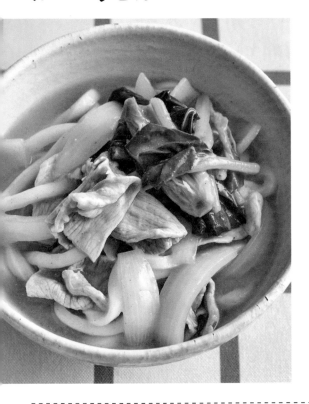

材料（1人分）

ゆでうどん	…………	240g
A	カレー粉 ………	小さじ1（2g）
	小麦粉 …………	小さじ2⅓（7g）
だし	………………	¾カップ
豚もも肉薄切り	………	60g
玉ねぎ	……………	50g（¼個）
しょうゆ	…………	小さじ1（6g）
ほうれん草	…………	50g（小2株）

作り方［調理時間**20分**］

1　豚肉はひと口大に切る。玉ねぎは1㎝幅のくし形に切る。ほうれん草は色よくゆで3〜4㎝長さに切る。

2　Aを合わせて鍋にふるい入れ、弱火でから炒りする。香りが立ち、さらさらになったら、だしを加えよく混ぜて溶く。混ぜながら煮立て、豚肉と玉ねぎを加え、4〜5分煮て火を通す。

3　しょうゆを加え、うどんを入れてひと煮する。

4　3を器によそい、ほうれん草をのせる。

エネルギー	炭水化物	塩分	食物繊維
364kcal	65.3g	1.9g	6.2g

グリルで焼いた具材が香ばしい
鶏南蛮そば

材料（1人分）

そば（乾麺）	…………………	70g
鶏もも肉（皮・脂身を除いたもの）	…	60g
長ねぎ	…………………	80g（⅘本）
しいたけ	……………	40g（2枚）
A	だし …………………	¾カップ
	しょうゆ …………	小さじ1（6g）
	みりん ……………	小さじ⅓（2g）

作り方［調理時間**25分**］

1　鶏肉、長ねぎ、しいたけは魚焼きグリルで5〜6分こんがりと焼いて火を通す。鶏肉は7〜8㎜幅に、長ねぎとしいたけは、食べやすい大きさに切る。

2　そばはゆでて冷水で洗い、水けをきる。

3　鍋にAを合わせ、中火で煮立て、1を加えひと煮する。

4　そばを熱湯にくぐらせて温め、器に盛る。3の具をのせ、熱い汁を張る。

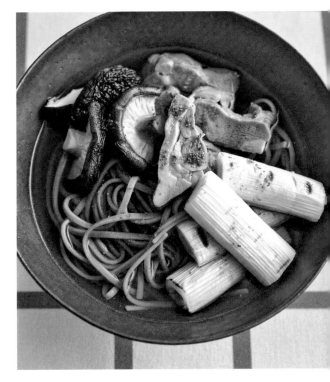

エネルギー	炭水化物	塩分	食物繊維
360kcal	57.8g	1.5g	6.6g

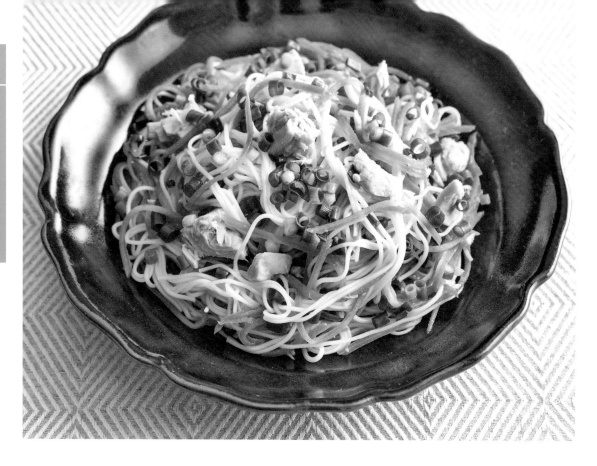

ツナのうまみと塩けがきいている

そうめんチャンプルー

材料（1人分）

そうめん(乾麺) ………	50g
ツナ水煮缶 …………	40g
にんじん …………	50g (¼本)
小ねぎ …………	30g (9本)
サラダ油 …………	小さじ½(2g)
塩 …………	小さじ⅙(1g) アレンジ可

エネルギー	炭水化物	塩分	食物繊維
241kcal	43.6g	1.7g	3.8g

作り方［調理時間 **10分**]

1 にんじんはせん切りに、小ねぎは小口切りにする。

2 そうめんはゆでて、水洗いし、水けをきる。

3 フライパンにサラダ油を中火で熱し、缶汁をきったツナ、にんじん、そうめんを軽く炒めて塩をふり、小ねぎを混ぜる。

減塩のコツ

水煮缶のうまみを十分に生かす

ツナやさばなどの水煮缶には、素材のうまみが凝縮されています。そのうまみと塩けが料理に活かせるので、調味料は味を調える程度でOK。

アレンジ
レシピ **カレー味をプラス**

作り方 「そうめんチャンプルー」と作り方は同じ。作り方3で塩をふるときに、カレー粉小さじ¼(0.5g) も一緒にふる。

そうめんチャンプルー カレー味

エネルギー	炭水化物	塩分	食物繊維
238kcal	42.8g	1.3g	3.5g

パン自体に塩分が含まれているので、全体的に塩分量は高くなりがち。合わせる具材や調味料で塩分を調節し、上手に献立に組み込んでいきましょう。

パン

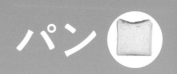

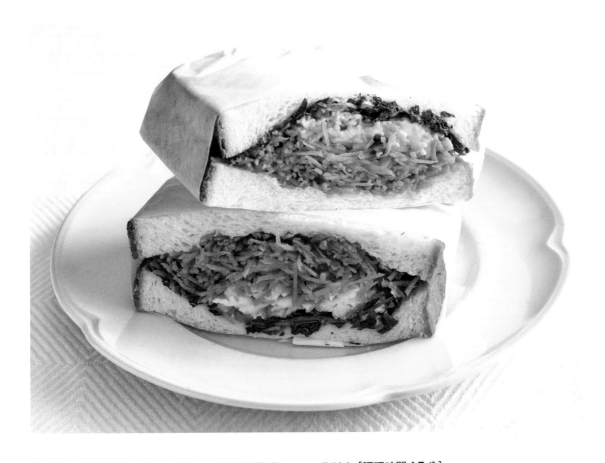

炒り卵とせん切りにんじん、クレソンの相性抜群!

キャロットラペサンド

材料（1人分）

食パン（8枚切り）	90g（2枚）
にんじん	50g（¼本）
クレソン	20g（⅔束）
卵	50g（M玉1個）
サラダ油	小さじ½（2g）
こしょう	少々

アレンジ可（にんじん・クレソン）

作り方［調理時間**15分**］

1. にんじんはせん切りにし、クレソンは葉をつみ、茎は食べやすい長さに切る。

2. フライパンにサラダ油を中火で熱し、卵を流し入れて大きく混ぜ、ふんわりと火を通す。

3. パンににんじん、卵をのせ、こしょうをふり、クレソンを重ね、もう1枚のパンではさむ。オーブンペーパーで押さえつけるようにギュッと包んでしばらくおく。ペーパーごと半分に切って器に盛る。

エネルギー	炭水化物	塩分	食物繊維
330kcal	47.0g	1.4g	5.5g

アレンジレシピ | にんじんとクレソンをトマトとリーフレタスに | **卵トマトサンド**

作り方 「キャロットラペサンド」と作り方は同じ。作り方1のにんじんをトマト100g（⅔個）の輪切りに、クレソンをリーフレタス10g（1枚）をひと口大に切ったものにかえる。

エネルギー	炭水化物	塩分	食物繊維
334kcal	47.1g	1.3g	5.0g

簡単に作れて、忙しい朝にぴったり!

ハムトースト

材料（1人分）

食パン（8枚切り）……90g（2枚）
ロースハム …………20g（1枚）
きゅうり ……………60g（⅗本）
マヨネーズ …………大さじ1（12g）
練りからし …………小さじ⅕（1g）

作り方［調理時間**10分**］

1 パンは焼き目がつく程度にトーストする。

2 きゅうりは4〜5mm厚さに切る。

3 パンにマヨネーズとからしを塗り、ハム、**2** をはさむ。

エネルギー	炭水化物	塩分	食物繊維
356kcal	44.8g	1.9g	4.5g

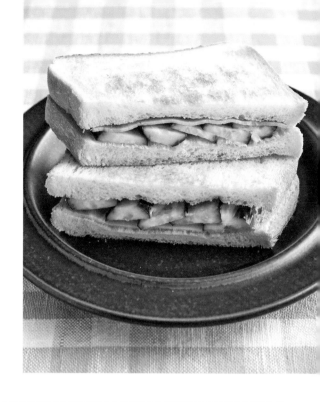

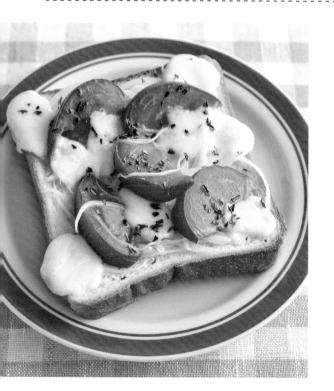

ボリュームがあり、お腹も大満足

ピザトースト

材料（1人分）

食パン（6枚切り）……60g（1枚）
トマト ………………50g（⅓個）
玉ねぎ ………………25g（⅛個）
モッツァレラチーズ …20g
オリーブ油 …………小さじ1（4g）
粗びき黒こしょう ……少々
オレガノ ……………少々

作り方［調理時間**10分**］

1 トマトは5mm幅のくし形に切る。玉ねぎは薄切りにする。

2 パンに**1**をのせ、チーズをちぎってのせる。オリーブ油、黒こしょう、オレガノをかけ、オーブントースターで5〜6分、チーズがとけるまで焼く。

エネルギー	炭水化物	塩分	食物繊維
267kcal	32.7g	1.1g	3.4g

減塩のコツ

トマトは加熱すると甘くなる

トマトは加熱すると、生で食べるより甘みが増します。ピザトーストのような調味料をほとんど使わなくても、モッツァレラチーズのコクと、トマトの甘みだけで十分に満足できる味わいになります。

栄養バランスのとれたマフィンサンド

エッグマフィン

材料（1人分）

イングリッシュマフィン … 70g（1個）
トマト …………………… 40g（1cm厚さの輪切り1枚）
レタス …………………… 10g（½枚）
ロースハム ……………… 20g（1枚）
卵 ………………………… 50g（M玉1個）
サラダ油 ………………… 小さじ½（2g）
粗びき黒こしょう ……… 少々

作り方［調理時間15分］

1 マフィンは厚みに切り込みを入れ2枚にして、焼き目がつく程度にトーストする。

2 フライパンにサラダ油を中火で熱し、卵を割り入れ目玉焼きを作る。

3 マフィンにちぎったレタス、ハム、トマト、目玉焼きの順にのせ、黒こしょうをふり、もう1枚のマフィンではさむ。

エネルギー	炭水化物	塩分	食物繊維
297kcal	31.5g	1.5g	1.3g

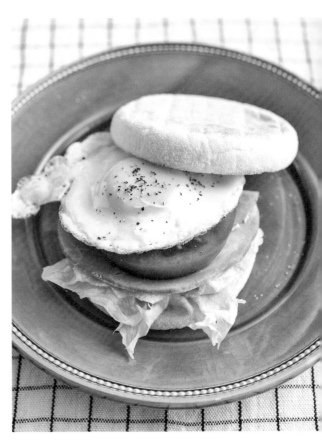

低脂肪のカッテージチーズでツナマヨ風に

ツナチーズマフィン

材料（1人分）

イングリッシュマフィン … 70g（1個）
A｜ツナ水煮缶 ………… 40g
　｜カッテージチーズ …… 40g
　｜こしょう …………… 少々
　｜レモン汁 …………… 小さじ1（5g）
　｜おろしにんにく ……… 少々（0.3g）
リーフレタス …………… 15g（½枚）
パセリ（刻み）…………… 少々

作り方［調理時間10分］

1 マフィンは厚みに切り込みを入れ2枚にして、焼き目がつく程度にトーストする。

2 Aをよく混ぜ、ペースト状にする。

3 マフィン2枚ともにレタス、2を等分にのせ、パセリをちらす。

エネルギー	炭水化物	塩分	食物繊維
227kcal	30.1g	1.4g	0.8g

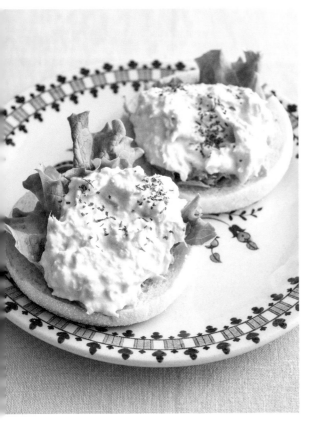

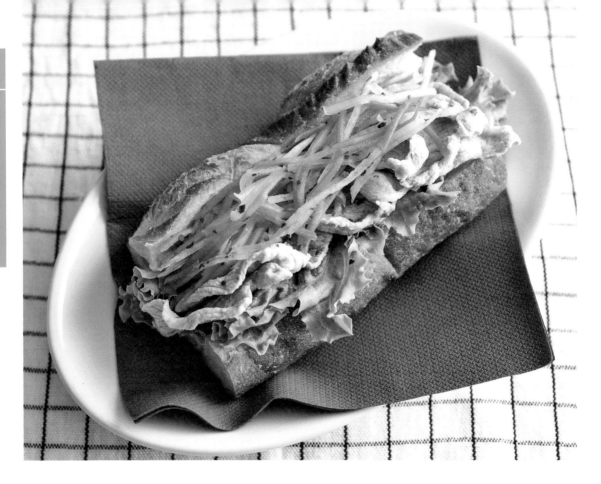

噛みごたえがあるベトナム風サンドイッチ

バインミー

材料（1人分）

バゲット	………………	90g
豚もも肉薄切り	………	60g **アレンジ可**
大根	………………	30g（約1㎝）
にんじん	……………	20g（¹⁄₁₀本）
リーフレタス	………	10g（⅓枚）
A｜酢	………………	小さじ1（5g）
｜ナンプラー	………	小さじ⅓（2g）
｜赤唐辛子（刻み）	…	少々

エネルギー	炭水化物	塩分	食物繊維
348kcal	55.5g	1.8g	3.5g

作り方［調理時間**10分**］

1 豚肉はゆでる。

2 大根、にんじんは細切りにし、Aで和える。

3 バゲットに切り込みを入れ、リーフレタス、**1**、**2**をはさむ。

血糖値を上げないコツ

毎食小さじ1の酢を使うことを習慣に

酢の「酢酸」には、食後の血糖値の上昇をおだやかにする効果があります。「酢酸」は食事と一緒にとることで効果を発揮するので、小さじ1の酢を毎食使うとよいでしょう。

アレンジレシピ ｜ 豚肉をさばにかえて

さばのバインミー

作り方 「バインミー」と作り方は同じ。作り方**1**の豚肉を魚焼きグリルで5～6分焼いたさば40gにかえる。

エネルギー	炭水化物	塩分	食物繊維
361kcal	55.5g	1.8g	3.5g

小麦粉を使った料理は糖質を多く含むので、主食として献立に取り入れます。食べてよい量を守り、野菜などの具材をできるだけ多くしてボリュームを出しましょう。

粉もの

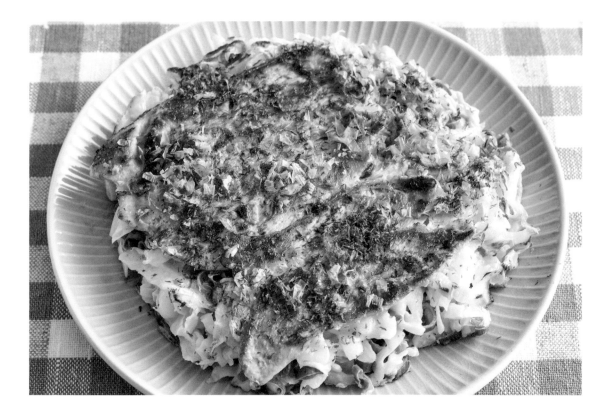

ソースのかわりに酢じょうゆでさっぱりと

お好み焼き

材料（1人分）

A	小麦粉	½カップ弱（50g）
	卵	25g（M玉½個）
	水	¼カップ
キャベツ		100g（1枚強）
わけぎ		50g（約3本）
豚もも肉薄切り		60g
サラダ油		小さじ½（2g）
青のり		少々（0.5g）
削り節		1g（小¼袋）
B	酢	大さじ1（15g）
	しょうゆ	小さじ1（6g）

アレンジ可

作り方［調理時間**20分**］

1 キャベツは細切りに、わけぎは小口切りにする。

2 ボウルにA、1を合わせ、よく練り混ぜる。

3 フライパンにサラダ油を中火で熱し、2を入れ厚さ2cmほどの円形にととのえる。豚肉を広げのせ、ふたをし弱火で7〜8分焼く。返してさらに4〜5分焼いて火を通す。

4 器に盛り、Bを合わせて塗り、青のり、削り節をちらす。

エネルギー	炭水化物	塩分	食物繊維
347kcal	47.8g	1.1g	4.7g

アレンジレシピ **キャベツとわけぎをねぎにかえて** **ねぎ焼き**

作り方 「お好み焼き」と作り方は同じ。作り方1のキャベツとわけぎを、2〜3mm幅の小口切りにした長ねぎ150g（1½本）にかえる。

エネルギー	炭水化物	塩分	食物繊維
346kcal	47.2g	1.1g	4.0g

具だくさんで食べごたえあり

チヂミ

材料（1人分）

A	小麦粉	½カップ弱（50g）
	卵	50g（1個）
	塩	小さじ⅙（1g）
	水	½カップ
玉ねぎ		50g（¼個）
にんじん		30g（⅐本）
にら		50g（½束）
牛もも肉薄切り		40g
サラダ油		小さじ1（4g）
酢		小さじ2（10g）
赤唐辛子（刻み）		少々

作り方 ［調理時間 **20**分］

1 玉ねぎ、にんじんは細切り、にらは3cm長さに切る。牛肉はひと口大に切る。

2 Aを合わせ、よく混ぜ1を加えよく混ぜる。

3 フライパンにサラダ油を中火で熱し、2を流し入れ、フライパンいっぱいに広げる。ふた

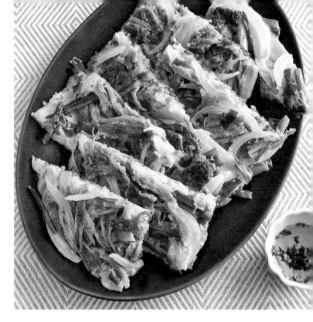

をし、弱火にし5～6分焼く。返してさらに3～4分焼いて火を通す。

4 切り分けて盛り、唐辛子を加えた酢を添える。

エネルギー	炭水化物	塩分	食物繊維
373kcal	**47.6**g	**1.2**g	**4.4**g

もちもちのぎょうざとやさしい味のスープ

スープぎょうざ

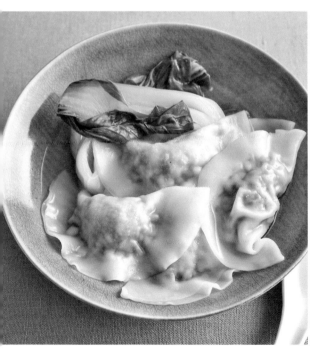

材料（1人分）

ぎょうざの皮	36g（6枚）
豚ひき肉	40g
塩	少々（0.8g）
にら	30g（⅓束）

| A | 固形コンソメ（減塩） | ⅙個 |
| | 湯 | 150g |

塩	少々（0.2g）
こしょう	少々
しょうが	少々
長ねぎ	10g（1/10本）
チンゲン菜	50g（½株）

作り方 ［調理時間 **15**分］

1 にらは小口切りにし、ひき肉、塩と合わせ、よく混ぜる。

2 しょうがは薄切り、長ねぎは斜め切りにする。

3 1を6等分し、ぎょうざの皮で包む。

4 鍋にAを合わせ中火にかける。塩、こしょう、2を入れ煮立てる。3を入れ3～4分煮て火を通し、チンゲン菜を食べやすい長さに切って加え、ひと煮する。

エネルギー	炭水化物	塩分	食物繊維
199kcal	**24.2**g	**0.8**g	**2.6**g

満足度アップ＆
食物繊維もとれる！

具だくさんごはん

混ぜごはんや炊き込みごはんにすることで、ごはんだけより多くの食物繊維をとることができます。
炊いたごはんに混ぜるだけや、炊飯器まかせで完成するものばかりなので、簡単です。

炊きたてごはんに
混ぜるだけ **混ぜごはん**

わかめとじゃこの混ぜごはん

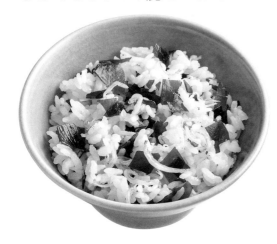

材料（1人分）

カットわかめ …………2g
ちりめんじゃこ ………大さじ1（5g）
温かいごはん …………150g（茶碗1杯分）

作り方 [調理時間 **10分**（わかめをもどす時間除く）]

1 カットわかめは水でもどし、ゆでて刻む。
　ちりめんじゃこは、さっとゆでる。

2 温かいごはんに1をよく混ぜる。

エネルギー	炭水化物	塩分	食物繊維
247kcal	56.7g	0.8g	3.1g

ひじきとしば漬けの混ぜごはん

材料（1人分）

ひじき（水煮） …………20g
しば漬け …………10g
温かいごはん ………150g（茶碗1杯分）

作り方 [調理時間 **5分**]

1 しば漬けは、細かく刻む。

2 温かいごはんに、しば漬け
　とひじきをよく混ぜる。

エネルギー	炭水化物	塩分	食物繊維
246kcal	59.3g	0.6g	5.3g

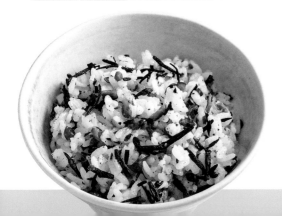

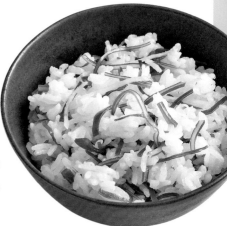

切り昆布の
混ぜごはん

材料（1人分）

切り昆布（生） ……………20g
しょうが（せん切り） ………5g（⅓片）
ごま油 ………………………小さじ½（2g）
温かいごはん …………150g（茶碗1杯分）

作り方 [調理時間 **10分**]

1 昆布はざっと刻んで、しょうがと一緒
　にごま油で軽く炒める。

2 温かいごはんと1をよく混ぜる。

エネルギー	炭水化物	塩分	食物繊維
277kcal	65.2g	0.2g	10.2g

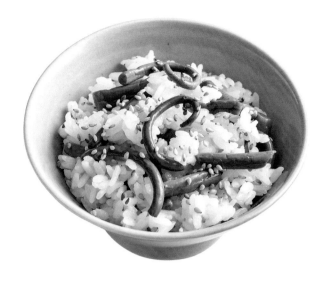

ぜんまいの混ぜごはん

材料（1人分）

ぜんまい（水煮）‥‥‥‥50g
ごま油‥‥‥‥‥‥‥‥小さじ½（2g）
白いりごま‥‥‥‥‥‥小さじ⅔（2g）
温かいごはん‥‥‥‥150g（茶碗1杯分）

作り方［調理時間 **10分**］

1 ぜんまいは食べやすく切り、ごま油で
炒め、ごまを混ぜる。

2 温かいごはんと**1**を混ぜ合わせる。

エネルギー	炭水化物	塩分	食物繊維
273kcal	58.2g	0.0g	4.4g

たけのこと豆板醤の混ぜごはん

材料（1人分）

たけのこ（ゆで）‥‥‥‥‥50g（小½個）
豆板醤‥‥‥‥‥‥‥‥‥小さじ⅓強（1.5g）
ごま油‥‥‥‥‥‥‥‥‥小さじ½（2g）
温かいごはん‥‥‥‥‥150g（茶碗1杯分）

作り方［調理時間 **10分**］

1 たけのこは薄切りにし、さっとゆでる。ごま
油でさっと炒め、豆板醤を加えて炒める。

2 温かいごはんに**1**を混ぜる。

エネルギー	炭水化物	塩分	食物繊維
269kcal	58.6g	0.3g	4.1g

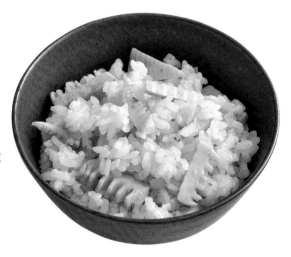

もやしとザーサイの混ぜごはん

材料（1人分）

もやし‥‥‥‥‥‥‥‥50g（½袋）
ザーサイ（味つき）‥‥‥‥10g
温かいごはん‥‥‥‥‥150g（茶碗1杯分）

作り方［調理時間 **10分**］

1 もやしは、ひげ根を取り、ゆでる。ザ
ーサイはみじん切りにする。

2 温かいごはんと**1**をよく混ぜる。

エネルギー	炭水化物	塩分	食物繊維
245kcal	57.6g	1.4g	3.6g

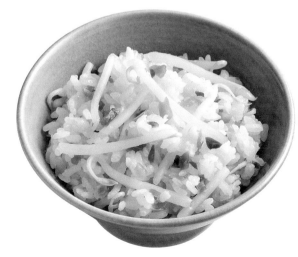

しいたけとおかかの混ぜごはん

材料（1人分）

しいたけ ……………… 40g（4枚）
削り節 ………………… 1.5g（小⅓袋）
温かいごはん ……… 150g（茶碗1杯分）

作り方［調理時間**10分**］

1 しいたけは軸を除き、魚焼きグリルで5分程度焼き、小さく切る。

2 温かいごはんに**1**、削り節をよく混ぜる。

エネルギー	炭水化物	塩分	食物繊維
249kcal	58.3g	0.0g	4.3g

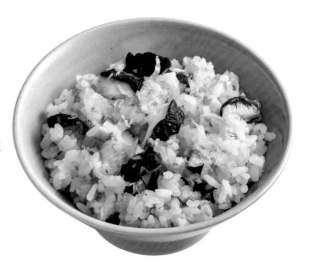

きゅうりとしらすの混ぜごはん

材料（1人分）

きゅうり …………………………40g（⅖本）
しらす干し …………………… 大さじ2（10g）
温かいごはん ………………… 150g（茶碗1杯分）

作り方［調理時間**5分**］

1 きゅうりは皮を縞目にむき、たたいて割りほぐす。

2 温かいごはんに、**1**、しらす干しをよく混ぜる。

エネルギー	炭水化物	塩分	食物繊維
250kcal	56.9g	0.4g	2.7g

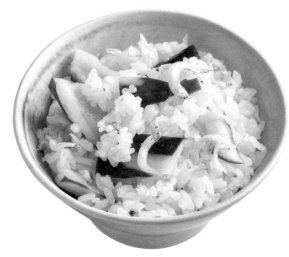

切り干しと桜えびの混ぜごはん

材料（1人分）

切り干し大根 ………………… ⅙カップ（5g）
桜えび ………………… 大さじ⅖（2g）
温かいごはん ………… 150g（茶碗1杯分）

作り方［調理時間**10分**（切り干し大根をもどす時間除く）］

1 切り干し大根は水でもどし、細かく刻む。桜えびはから炒りする。

2 温かいごはんに、**1**をよく混ぜる。

エネルギー	炭水化物	塩分	食物繊維
254kcal	59.2g	0.1g	3.4g

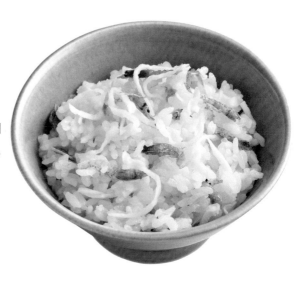

油揚げの混ぜごはん

材料（1人分）

油揚げ ･･････････････････20g（½枚）
小ねぎ ･･････････････････10g（3本）
温かいごはん ････････････150g（茶碗1杯分）

作り方［調理時間10分］

1 油揚げは油抜きし、魚焼きグリルでこんがり焼き、5㎜角に切る。小ねぎは小口切りにする。

2 温かいごはんに、**1**をよく混ぜる。

エネルギー	炭水化物	塩分	食物繊維
312kcal	56.3g	0.0g	2.9g

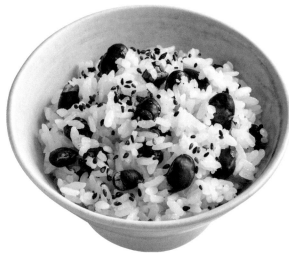

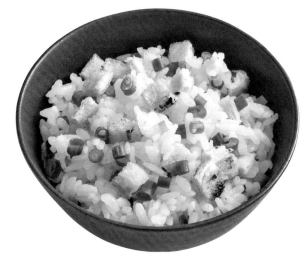

炒り黒豆の混ぜごはん

材料（1人分）

黒豆（いり） ････････････････20g
黒いりごま ･･････････････小さじ⅔（2g）
温かいごはん ･･････････････150g（茶碗1杯分）

作り方［調理時間5分］

1 温かいごはんに、黒豆と黒ごまをよく混ぜる。

エネルギー	炭水化物	塩分	食物繊維
320kcal	62.0g	0.0g	6.9g

あおさの混ぜごはん

材料（1人分）

あおさ ･････････････小さじ1（2g）
たくあん ････････････5g
温かいごはん ･･････150g（茶碗1杯分）

作り方［調理時間5分］

1 たくあんはみじん切りにする。

2 温かいごはんに、**1**、あおさをよく混ぜる。

エネルギー	炭水化物	塩分	食物繊維
239kcal	56.8g	0.3g	3.1g

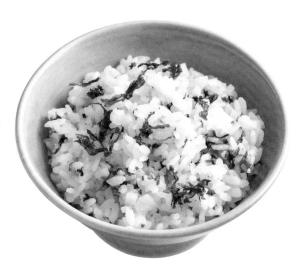

牛肉とごぼうの炊き込みごはん

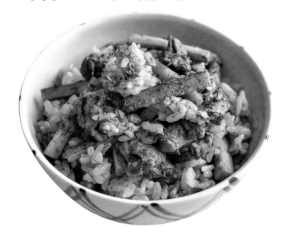

材料（1人分）

米	75g
ごぼう	50g（¼本）
牛もも肉薄切り	60g アレンジ可
しょうが	5g（⅓片）
水	½カップ
しょうゆ	小さじ1（6g）アレンジ可
青のり	少々

作り方［調理時間 **10分**（炊く時間除く）］

1 米は研いでざるにあげ、水けをきる。

2 ごぼうは3cm長さの細切りに、牛肉はひと口大に切る。しょうがはみじん切りにする。

3 炊飯器に米を入れ、水、しょうゆの順に入れる。2を広げのせ、炊く。炊き上がったら、全体を混ぜる。器に盛り、青のりをふる。

エネルギー	炭水化物	塩分	食物繊維
344kcal	63.0g	1.0g	3.4g

アレンジレシピ①

豆腐とごぼうの炊き込みごはん

作り方 「牛肉とごぼうの炊き込みごはん」と同じで、作り方2の牛肉のかわりに、ひと口大に切った木綿豆腐50g（⅙丁）を、作り方3のしょうゆのかわりにみそ小さじ⅔（4g）を加える。

エネルギー	炭水化物	塩分	食物繊維
335kcal	68.3g	0.7g	4.3g

アレンジレシピ②

鮭缶とごぼうの炊き込みごはん

作り方 「牛肉とごぼうの炊き込みごはん」と同じで、作り方2の牛肉のかわりに、ほぐした鮭水煮缶60gを、作り方3のしょうゆのかわりに塩少々（0.4g）を加える。

エネルギー	炭水化物	塩分	食物繊維
381kcal	66.3g	0.8g	3.4g

梅じゃこ豆もやしごはん

材料（1人分）

米	75g
梅干し（塩分7%）	15g（大2個分）
ちりめんじゃこ	大さじ1（5g）
豆もやし	50g アレンジ可
水	½カップ

エネルギー	炭水化物	塩分	食物繊維
295kcal	62.6g	1.4g	2.0g

作り方［調理時間 **10分**（炊く時間除く）］

1 米は研いでざるにあげ、水けをきる。

2 もやしはひげ根を取る。

3 炊飯器に米を入れ、水を入れる。梅干しをちぎって加え、じゃこ、2をのせて炊く。炊き上がったら全体を混ぜる。

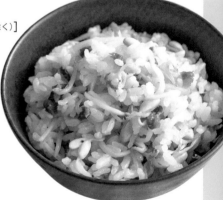

アレンジレシピ①

梅じゃこ大根ごはん

作り方 「梅じゃこ豆もやしごはん」と同じ。作り方3で豆もやしのかわりに、1cm角に切った大根50g（約1cm）を加える。

エネルギー	炭水化物	塩分	食物繊維
288kcal	63.5g	1.4g	1.5g

アレンジレシピ②

梅じゃこ里いもごはん

作り方 「梅じゃこ豆もやしごはん」と同じ。作り方3で豆もやしのかわりに、5mm幅のいちょう切りにした里いも50g（1個）を加える。

エネルギー	炭水化物	塩分	食物繊維
357kcal	80.4g	1.4g	4.1g

Part 6

簡単にできる優秀おやつ

デザートレシピ

手作りスイーツなら、脂質や糖質が少なく、
カロリーが低いものが簡単にできます。
フルーツや野菜を使ったり、牛乳やヨーグルトを使ったりした
和洋中のデザート24品を紹介します。

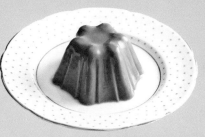

コーヒーババロア（p.194）

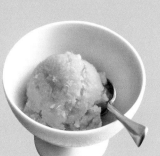

かぼちゃオレンジアイス（p.198）

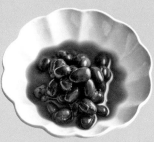

小豆のはちみつ煮（p.197）

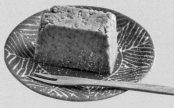

抹茶いもようかん（p.199）

甘いものを食べるときのポイント

糖尿病だからといって、甘いものが食べられないわけではありません。
血糖値をコントロールしながら楽しめるよう、ポイントを押さえておきましょう。

 ## 理想は**1品80kcal以下!**

1日の必要エネルギーの中におさまるなら甘いものを食べても大丈夫。目安は果物1食分くらいと考え、1品あたり80kcal以下に抑えるのがベストです。本書で紹介するデザートレシピはほとんどが80kcal以下ですが、市販品を買うときは、栄養成分表示を確認しましょう。

▶1日の必要エネルギー量の中で食べる

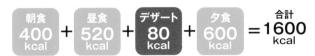

朝食	昼食	デザート	夕食	合計
400 kcal	520 kcal	80 kcal	600 kcal	1600 kcal

 ## 果物やヨーグルトを使うのもおすすめ

食物繊維や各種ビタミンが豊富な果物と、たんぱく質やカルシウムがとれるヨーグルト（無糖）は、糖尿病の人が1日に食べていい食材の例にもともと含まれています（→p.19）。これらをそのままデザートがわりにしてもいいですし、手作りデザートの材料に使ってもOK。このあと紹介するレシピにも使用しているので、参考にしてみてください。

！ 人工甘味料は使わない

0kcalの人工甘味料などが市販されていますが、腸内環境を乱す危険性があるため、順天堂医院ではおすすめしていません。こういったものが使われている市販のデザートもなるべく避けましょう。

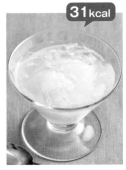
31kcal
グレープフルーツゼリー
→p.195

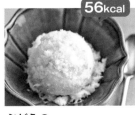
56kcal
ぶどうのフローズンヨーグルト
→p.196

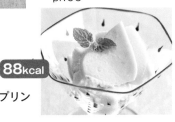
88kcal
マンゴープリン
→p.194

・Check!

缶詰、ジュース、ドライフルーツは嗜好品。食べすぎに注意を

果物の缶詰やジュースは糖質を多く含みます。特にジュースは加工の過程で食物繊維が少なくなっています。ドライフルーツは干すことで鉄分などが濃縮される一方、甘みも増します。いずれも食べすぎに注意しましょう。

レーズン（30g）
97kcal

オレンジジュース
（1杯200ml）
92kcal

白桃の缶詰
（100g）
82kcal

3 朝か昼に食後のデザートとして食べる

たとえば、「ごはんを茶碗に軽く1杯」と「まんじゅう1個」はエネルギー量がだいたい同じですが、でんぷんが主成分のごはんと、砂糖が多く含まれるまんじゅうでは、後者のほうが血糖値の上がり方が急激。特に空腹時に食べると血糖値が上がりやすくなります。

デザートを食べるタイミングは、果物と同じく朝食か昼食の後にしましょう（→p.27）。

4 好きなものを食べてOK。ただし、量と頻度に注意

血糖値に加えてコレステロールも高い人の場合、洋菓子よりも、エネルギー量と脂質がともに少ない和菓子のほうがおすすめです。

とはいえ、好きなものを食べられないとそれだけでストレスがたまるもの。食事療法を長く続けていくには、たまの楽しみくらい、食べたいものを食べてかまいません。

ただし、量と頻度には工夫が必要です。自分がふだん食べているデザートが何kcalくらいするのかはざっくりと知っておき、なるべく「1日80kcal以下」に抑える努力をしましょう。今まで毎日食べていたなら1日おきにする、食べる量を今までの半分にするなど、できそうなところから始めてみましょう。

▶おやつ1個分のエネルギー量の目安

 洋菓子

	エネルギー量
ショートケーキ（1個110g）*1	350kcal
アップルパイ（1個100g）	294kcal
ミルクチョコレート（1枚50g）	276kcal
ベイクドチーズケーキ（1個80g）	239kcal
カスタードプリン（1個150g）*2	174kcal
イーストドーナッツ（1個45g）	171kcal
ワッフル／カスタード入り（1個40g）	96kcal
コーヒーゼリー（1個110g）	48kcal

*1 いちごのエネルギー量は含まない。
*2 カラメルソースのエネルギー量は含まない。

和菓子

	エネルギー量
今川焼／あずきあん（1個90g）	198kcal
どらやき（1個60g）	175kcal
大福もち（1個70g）	156kcal
きんつば（1個60g）	156kcal
みたらし団子（1本80g）	155kcal
くずもち（1人前150g）	140kcal
八つ橋（1切れ30g）	117kcal
水ようかん（1切れ60g）	101kcal

（数値は「日本食品標準成分表2020年版（八訂）」を参考。g数は目安量）

▶量や頻度を減らす工夫

STEP 1
1週間に食べていい回数を決める
例 週3日までにする

➡

STEP 2
食べたらカレンダーに印をつける

➡

STEP 3
食べていい回数分の印がついたら次は翌週のお楽しみにする

今まで無意識に食べていた人は、食べたことをきちんと記録すると、量や頻度を減らしやすくなります。カレンダーや手帳など、目につくところに書き込みましょう。

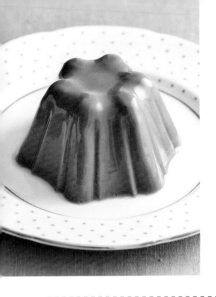

濃厚で満足感あり
コーヒーババロア

材料（作りやすい分量・6人分）

粉ゼラチン	……………	5g
冷水	………………	大さじ3
A	牛乳	……………… 1¼カップ(250g)
	インスタントコーヒー	… 大さじ1⅓(20g)
	砂糖	……………… 大さじ4½(40g)
卵黄	………………	18g(1個)

エネルギー	炭水化物	塩分	食物繊維
65kcal	8.6g	0.1g	0.0g

（1人分あたり）

作り方
[**調理時間15分**]
（冷やし固める時間除く）

1 粉ゼラチンは冷水にふり入れ、ふやかす。

2 鍋にA、1を合わせ、煮立てないように煮溶かす。

3 ボウルに卵黄を入れ、2を少しずつ加え卵黄を溶きのばすようによく混ぜる。好みの型に入れ、固まるまで冷やす。

材料（作りやすい分量・4人分）

粉ゼラチン	……………	5g
冷水	………………	大さじ3
にんじん	…………	75g(⅓本)
砂糖	………………	大さじ3⅓(30g)
水	………………	¾カップ
コアントロー※	………	大さじ1(15g) ※使わなくても可

作り方 [**調理時間20分**]（冷やし固める時間除く）

1 粉ゼラチンは冷水にふり入れ、ふやかす。

2 にんじんは2〜3mm厚さの半月切りにし、一度ゆでこぼしたあと、やわらかくなるまでゆでる。粗熱をとり、砂糖と分量の水を合わせ、ミキサーにかけ、ジュース状にする。

3 2をボウルに入れ、1を湯せんで溶かして加え混ぜ、コアントローを加えて混ぜる。グラスなど好みの型に入れ、固まるまで冷やす。

洋酒の香りがきいた低カロリーの野菜ゼリー
にんじんゼリー

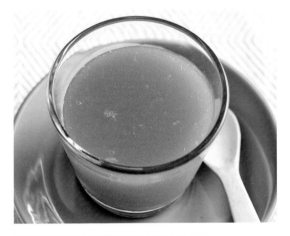

エネルギー	炭水化物	塩分	食物繊維
49kcal	9.2g	0.0g	0.5g

（1人分あたり）

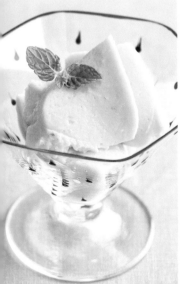

果肉の自然な甘みが際立つ
マンゴープリン

材料（作りやすい分量・8人分）

粉ゼラチン	……………	5g
冷水	………………	大さじ3
マンゴー	………………	300g(大1個)
A	生クリーム	……… ½カップ(100g)
	砂糖	……………… 大さじ3⅓(30g)
	ラム酒※・レモン汁	… 各大さじ1(15g)
ミント	………………	少々

※使わなくても可

エネルギー	炭水化物	塩分	食物繊維
88kcal	10.9g	0.0g	0.5g

（1人分あたり）

作り方
[**調理時間20分**]
（冷やし固める時間除く）

1 粉ゼラチンは冷水にふり入れ、ふやかす。

2 マンゴーは約2cm角に切り、Aと合わせミキサーにかける。

3 2をボウルに移し、1を湯せんで溶かし、加え混ぜる。バットに入れ、固まるまで冷やす。食べやすい大きさにくずしながら器に盛り、ミントを飾る。

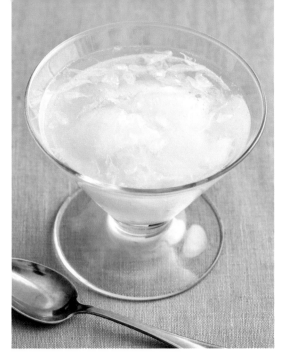

ふるふる食感のひんやりデザート
グレープフルーツゼリー

材料（作りやすい分量・6人分）

粉ゼラチン	………	5g
冷水	………	大さじ3
グレープフルーツ	……	180g（小1個）
A	水	1¼カップ
	砂糖	大さじ2強（20g）
レモン汁	………	大さじ2（30g）
ラム酒※	………	小さじ1（5g）

※使わなくても可

作り方［調理時間**15分**（冷やし固める時間除く）］

1 粉ゼラチンは冷水にふり入れ、ふやかす。

2 グレープフルーツは果肉をほぐす。

3 鍋にA、**1**を合わせ、煮立てないように、煮溶かす。粗熱をとりレモン汁、ラム酒、**2**を加え混ぜる。

4 好みの型に入れ、固まるまで冷やす。

エネルギー	炭水化物	塩分	食物繊維	
31kcal	6.6g	0.0g	0.2g	（1人分あたり）

ラム酒漬けのいちごソースが大人の味
ブラマンジェ いちごソース

材料（作りやすい分量・6人分）

粉ゼラチン	………	5g
冷水	………	大さじ3
牛乳	………	1½カップ（300g）
砂糖	………	大さじ4½（40g）
アーモンドエッセンス	‥	少々
〈ソース〉		
いちご	………	150g（7個）**アレンジ可**
A	ラム酒※	小さじ1（5g） ※使わなくても可
	砂糖	小さじ1（3g）

作り方［調理時間**15分**（冷やし固める時間除く）］

1 いちごは縦半分に切り、Aをからめて冷やしておく。

2 粉ゼラチンは冷水にふり入れ、ふやかす。

3 鍋に牛乳、砂糖、**2**を合わせ、煮立てないように煮溶かす。火を止め、アーモンドエッセ

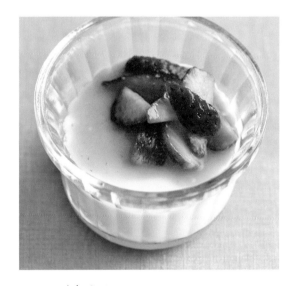

ンスを加える。

4 好みの型に入れ、固まるまで冷やす。食べるときに**1**をのせる。

エネルギー	炭水化物	塩分	食物繊維	
71kcal	11.7g	0.1g	0.4g	（1人分あたり）

アレンジレシピ｜いちごソースをオレンジソースにかえて｜ **ブラマンジェ オレンジソース**

作り方 「ブラマンジェ いちごソース」と同様に作る。作り方**1**でいちごのかわりにほぐしたオレンジの果肉120g（⅘個）を使う。

エネルギー	炭水化物	塩分	食物繊維	
73kcal	11.9g	0.1g	0.2g	（1人分あたり）

口直しにぴったりのさっぱり味!

トマトのシャーベット

材料（作りやすい分量・3人分）

トマト ……………… 150g（1個）
はちみつ …………… 小さじ2強（15g）
ラム酒※ ……………… 小さじ1（5g）

※使わなくても可

作り方 [調理時間 **10分**（凍らせる時間除く）]

1 トマトは2cm角に切って、ミキサーにかけ、なめらかなジュース状にし、はちみつ、ラム酒を混ぜる。

2 冷凍室に入れ、ときどき混ぜながら凍らせる。

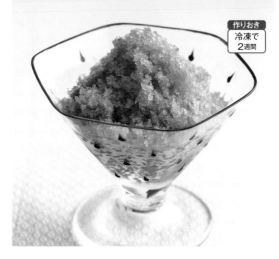

エネルギー	炭水化物	塩分	食物繊維	
30kcal	6.5g	0.0g	0.5g	（1人分あたり）

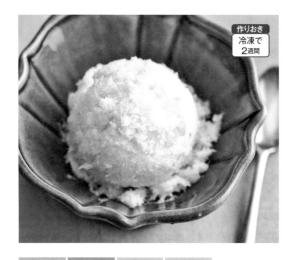

エネルギー	炭水化物	塩分	食物繊維	
56kcal	8.3g	0.1g	0.2g	（1人分あたり）

ぶどうが皮ごと食べられる

ぶどうのフローズンヨーグルト

材料（作りやすい分量・3人分）

ヨーグルト（無糖） ……………… 150g
ぶどう（種なし、皮ごと食べられるもの）‥ 100g（⅓房）
白ワイン※ ……………………… 大さじ2（30g）
レモン汁 ……………………… 大さじ1（15g）

※使わなくても可

作り方 [調理時間 **5分**（凍らせる時間除く）]

1 すべての材料を合わせて、ミキサーにかける。

2 冷凍室に入れ、ときどき混ぜながら凍らせる。

しょうががきいたさわやか風味

しょうがとりんごのシャーベット

材料（作りやすい分量・3人分）

りんご ……………… 150g（½個）
おろししょうが ……… 大さじ1（15g）
レモン汁 …………… 大さじ1（15g）
水 ………………… ¼カップ

作り方 [調理時間 **5分**（凍らせる時間除く）]

1 すべての材料を合わせて、ミキサーにかける。

2 冷凍庫に入れ、ときどき混ぜながら凍らせる。

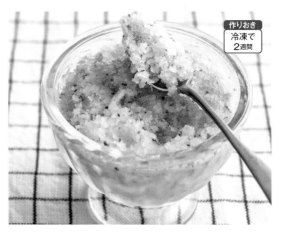

エネルギー	炭水化物	塩分	食物繊維	
30kcal	8.6g	0.1g	0.7g	（1人分あたり）

ほんのりはちみつ味のふっくら小豆

小豆のはちみつ煮

作りおき
冷蔵で
2週間

材料（作りやすい分量・4人分）

小豆 ……………… 50g
はちみつ ………… 大さじ1⅓(25g)
塩 ………………… 少々 (0.4g)

作り方 [調理時間**80分**]

1 小豆はやわらかくゆでる。

2 ひたひたくらいまで湯を捨て、はちみつを加えて5〜6分煮る。塩を加え火を止める。

エネルギー	炭水化物	塩分	食物繊維	
59kcal	12.6g	0.1g	3.1g	（1人分あたり）

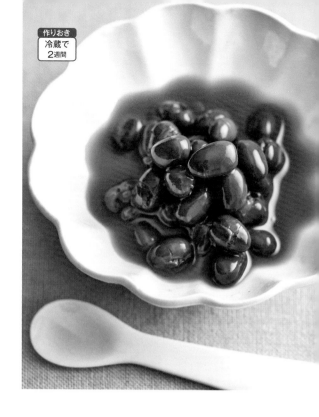

なすが「洋梨」のような食感に!

なすのコンポート

材料（作りやすい分量・3人分）

なす ……………… 180g (大2個)
A 水 ……………… ½カップ
　 白ワイン※ ……… 大さじ3⅓(50g) アレンジ可
　 砂糖 …………… 大さじ2 (18g)
レモン汁 ………… 大さじ1 (15g)

※使わなくても可

作り方 [調理時間**50分** (冷やす時間除く)]

1 なすは皮をむき、水に20分さらす。

2 鍋にAを合わせ中火にかける。1を入れ落としぶたをし、煮立ったら弱火にしやわらかくなるまで15〜20分煮る。

3 火からおろしレモン汁を加え、冷やす。

エネルギー	炭水化物	塩分	食物繊維	
60kcal	10.1g	0.0g	1.3g	（1人分あたり）

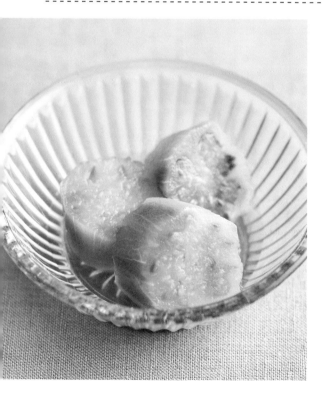

アレンジ
レシピ
白ワインを赤ワインにかえて
なすの赤ワイン煮

作り方 「なすのコンポート」と作り方は同じ。作り方**2**で、鍋に入れるAの白ワインを赤ワイン大さじ3⅓(50g)にかえる。

エネルギー	炭水化物	塩分	食物繊維
47kcal	9.7g	0.0g	1.3g

（1人分あたり）

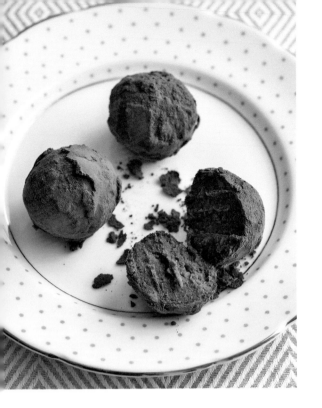

ポテトとは思えない不思議スイーツ
じゃがいもトリュフ

材料（作りやすい分量・2人分）

じゃがいも ………… 80g（½個）
A｜砂糖 ………………… 大さじ1強（10g）
　｜ココア ……………… 大さじ1（6g）
　｜ラム酒※ ………… 小さじ1（5g）
ココア ………………… 小さじ2（4g）

※使わなくても可

作り方［調理時間 **15分**］

1 じゃがいもはひと口大に切り、やわらかくゆでる。湯をきり、熱いうちにつぶし、Aを混ぜる。

2 ひと口大に丸めて、ココアをまぶす。

エネルギー	炭水化物	塩分	食物繊維	
73kcal	13.1g	0.0g	4.3g	（1人分あたり）

かぼちゃのほくほくした食感が残る
かぼちゃオレンジアイス

材料（作りやすい分量・3人分）

かぼちゃ …………… 90g（小⅒個）**アレンジ可**
オレンジ …………… 90g（⅗個）
レモン汁 …………… 大さじ1（15g）

作り方［調理時間 **20分**（凍らせる時間除く）］

1 かぼちゃはひと口大に切りやわらかくゆでる。湯をきり、なめらかにつぶす。

2 オレンジは果肉をほぐす。

3 1、2、レモン汁を混ぜる。冷凍室に入れ、ときどき混ぜながら凍らせる。

エネルギー	炭水化物	塩分	食物繊維	
39kcal	10.1g	0.0g	1.4g	（1人分あたり）

作りおき 冷凍で2週間

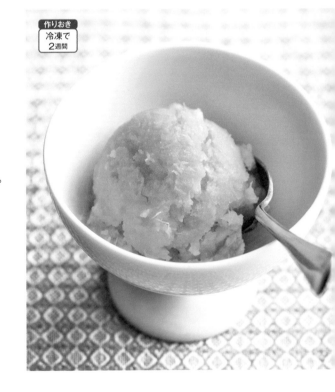

アレンジレシピ かぼちゃをさつまいもにかえて 　　**さつまいもオレンジアイス**

作り方 「かぼちゃオレンジアイス」と作り方は同じ。作り方1のかぼちゃをさつまいも90g（⅓本）にかえる。

エネルギー	炭水化物	塩分	食物繊維
53kcal	13.5g	0.0g	1.0g

（1人分あたり）

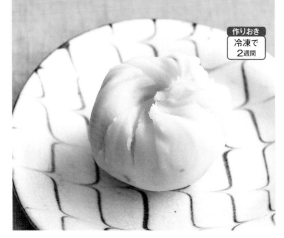

作りおき
冷凍で
2週間

エネルギー	炭水化物	塩分	食物繊維	
82kcal	17.7g	0.0g	0.9g	(1人分あたり)

ひと手間でお店みたいな和菓子に
いもきんとん

材料（作りやすい分量・3人分）

さつまいも …………… 120g（½本）
砂糖 ………………… 小さじ5（15g）
ラム酒※ …………… 小さじ1（5g）※使わなくても可

作り方［調理時間15分］

1 さつまいもは、やわらかくゆでる。熱いうちにつぶし、砂糖、ラム酒を加えて混ぜる。

2 3等分にしてそれぞれラップに包み、形をととのえる。

さつまいもの甘さが生きている
大学いも風

材料（作りやすい分量・2人分）

さつまいも …………… 60g（¼本）
メープルシロップ …… 大さじ1（15g）
黒いりごま …………… 少々

作り方［調理時間5分］

1 さつまいもはラップで包み、電子レンジ（600W）で2分～2分30秒加熱する。

2 ひと口大に切り、メープルシロップをからめ、ごまをふる。

エネルギー	炭水化物	塩分	食物繊維	
64kcal	14.7g	0.0g	0.8g	(1人分あたり)

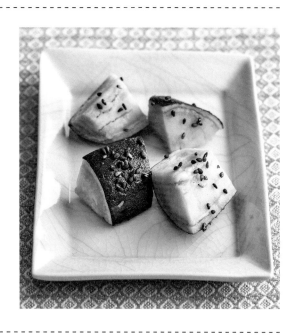

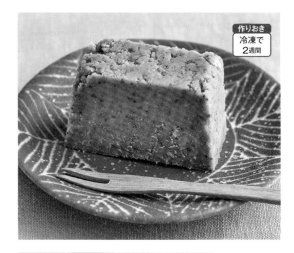

作りおき
冷凍で
2週間

エネルギー	炭水化物	塩分	食物繊維	
67kcal	17.1g	0.0g	1.6g	(1人分あたり)

抹茶のほろ苦さがきいた大人味
抹茶いもようかん

材料（作りやすい分量・3人分）

さつまいも …………… 120g（½本）
砂糖 ………………… 大さじ1強（10g）
抹茶 ………………… 小さじ1（4g）

作り方［調理時間15分］（冷ます時間除く）

1 さつまいもはやわらかくゆでる。熱いうちにつぶし、砂糖、抹茶を加え混ぜる。

2 好みの型に詰めて、完全に冷ます。

ぷるぷるの食感がクセになる
くずもち

材料（作りやすい分量・2人分）

くず粉 ·························	25g
水 ·························	120g
黒砂糖 ·················	7g（小さじ⅔）
きな粉 ·················	小さじ1（4g）

作り方 ［調理時間 **20分**］

1 くず粉に水を少しずつ加えて溶き、茶こしなどを使い、鍋にこし入れる。中火にかけ、鍋底からしっかり混ぜながら煮立て、もち状の生地に練り上げる。火からおろし、鍋に水適量（分量外）を静かに注ぎ入れる。

2 鍋から生地を取り出し、水けをきる。切り分けて盛りつけ、黒砂糖、きな粉をかける。

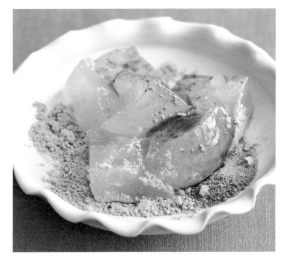

エネルギー	炭水化物	塩分	食物繊維	
66kcal	14.4g	0.0g	0.4g	（1人分あたり）

甘酸っぱいソースが美味
白玉マーマレードソース

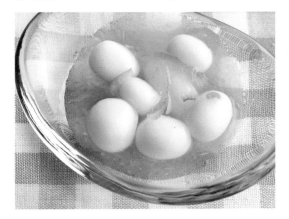

材料（作りやすい分量・2人分）

白玉粉 ·························		25g
水 ·························		20～30g
A	マーマレード（低糖タイプ）··	大さじ1弱（20g）
	湯 ·················	大さじ2
	ラム酒※ ·················	小さじ1（5g）

※使わなくても可

作り方 ［調理時間 **15分**］

1 白玉粉に分量の水を少しずつ加え、なめらかに練る。

2 鍋に湯を煮立て**1**を小さく丸めて入れる。浮き上がってきてから、20～30秒ゆで、冷水にとる。

3 Aを混ぜ合わせ、ソースを作る。

4 **2**の水けをきって盛りつけ、**3**をかける。

エネルギー	炭水化物	塩分	食物繊維	
69kcal	14.8g	0.0g	0.2g	（1人分あたり）

もちもちのいちご大福風
いちご白玉

材料（作りやすい分量・2人分）

白玉粉 ·············	25g
砂糖 ·············	小さじ1⅔（5g）
水 ·················	20～30g
いちご ·············	60g（小3個）

エネルギー	炭水化物	塩分	食物繊維
63kcal	15.1g	0.0g	0.5g

（1人分あたり）

作り方 ［調理時間 **20分**］

1 白玉粉と砂糖に分量の水を少しずつ加え、なめらかに練る。

2 いちごのヘタをとり、**1**で包む。

3 鍋に湯を煮立て、生地が透き通った感じになるまでゆで、冷水にとる。水けをきって盛りつける。

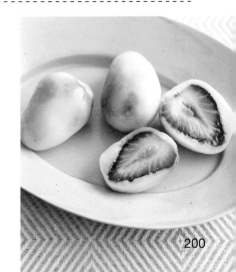

甘さ控えめだけど濃厚な味わい

杏仁豆腐

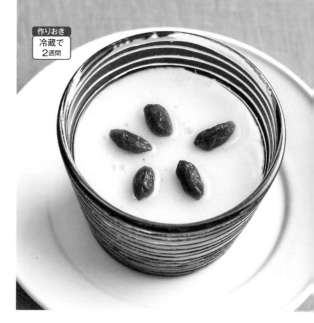

作りおき
冷蔵で
2週間

材料（作りやすい分量・8人分）

粉寒天	4g
水	1カップ
砂糖	50g
牛乳	1カップ弱(200g)
A｜無糖練乳	50g
｜アーモンドエッセンス	少々
｜ラム酒※	大さじ1 (15g)
B｜クコの実	8g
｜砂糖	大さじ5½(50g)
｜水	1カップ

※使わなくても可

作り方［調理時間 **10分** （冷やし固める時間除く）］

1 鍋に水を入れて粉寒天を加え、混ぜる。中火にかけ、混ぜながら煮溶かし、2分煮立てる。

2 砂糖、牛乳を加えひと煮し、火からおろし、Aを加える。型に入れ、固まるまで冷やす。

3 鍋にBを合わせ、ひと煮立ちさせてから冷やす。食べるときに**2**にかける。

エネルギー	炭水化物	塩分	食物繊維	
106kcal	21.3g	0.1g	0.0g	（1人分あたり）

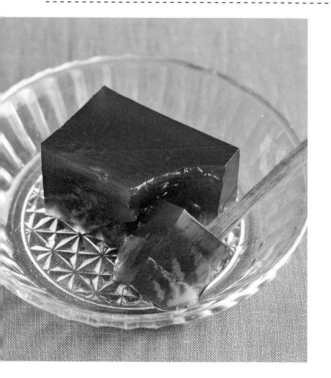

黒糖の甘みをしょうがが引き立てる

黒糖かん

材料（作りやすい分量・8人分）

粉寒天	4g
水	2カップ
黒砂糖(粉末)	大さじ9 (80g)
しょうが汁	小さじ1 (5g)

作り方［調理時間 **10分** （(冷やし固める時間除く)）］

1 鍋に分量の水を入れて粉寒天を加え、よく混ぜる。中火にかけ、混ぜながら溶かし、2分煮立てる。

2 黒砂糖を加えて煮溶かし、火を止め、しょうが汁を加える。

3 好みの型に入れ、固まるまで冷やす。

エネルギー	炭水化物	塩分	食物繊維	
35kcal	9.0g	0.0g	0.0g	（1人分あたり）

アレンジ
レシピ 　牛乳をプラス

黒糖ミルクかん

作り方 「黒糖かん」と同様に作る。作り方**1**で水の量を1カップにし、作り方**2**で黒砂糖を煮溶かしたら、牛乳200g（1カップ弱）を加えて火を止める。

エネルギー	炭水化物	塩分	食物繊維
37kcal	9.2g	0.0g	0.0g

（1人分あたり）

食材別索引

おもに使われている材料別にレシピを探せる索引です。家にある食材から献立を考えるときなどに活用してください。食材名は肉、魚介などのカテゴリごとに、五十音順に並べています。

監修
順天堂大学名誉教授
河盛 隆造

順天堂大学医学部附属
浦安病院栄養科課長
髙橋 德江

Staff

調理	検見﨑聡美
調理アシスタント	大木詩子
栄養価計算	薮田亜子
撮影	田中宏幸
スタイリング	しのざきたかこ
装丁・本文デザイン	周玉慧
イラスト	小野寺美恵
校正	草樹社、遠藤三葉
撮影協力	UTUWA
編集協力	オフィス201

最新改訂版

順天堂医院が教える

毎日おいしい糖尿病レシピ420

2023年1月31日　　第1刷発行

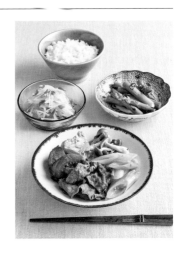

発行人	土屋　徹
編集人	滝口勝弘
企画編集	田村貴子
発行所	株式会社Gakken
	〒141-8416　東京都品川区西五反田2-11-8
印刷所	大日本印刷株式会社
DTP製作	株式会社グレン

●この本に関する各種お問い合わせ先
本の内容については、下記サイトのお問い合わせフォームよりお願いします。
　https://www.corp-gakken.co.jp/contact/
在庫については　Tel 03-6431-1250（販売部）
不良品（落丁、乱丁）については　Tel 0570-000577
　学研業務センター　〒354-0045　埼玉県入間郡三芳町上富279-1
上記以外のお問い合わせ　Tel 0570-056-710(学研グループ総合案内)

©Gakken